职业卫生与
职业医学实验指导

主　编　白玉萍　刘　楠
副主编　王　茜　孟春燕

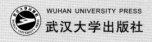
武汉大学出版社

图书在版编目（CIP）数据

职业卫生与职业医学实验指导/白玉萍,刘楠主编.—武汉：武汉大学出版社,2019.6
　ISBN 978-7-307-20684-7

Ⅰ.职… Ⅱ.①白… ②刘…Ⅲ.①劳动卫生—高等学校—教学参考资料 ②职业病—高等学校—教学参考资料　Ⅳ.R13

中国版本图书馆 CIP 数据核字（2019）第 023985 号

责任编辑：杨晓露　　　责任校对：李孟潇　　　整体设计：马　佳

出版发行：武汉大学出版社　　（430072　武昌　珞珈山）
（电子邮箱：cbs22@whu.edu.cn　网址：www.wdp.com.cn）
印刷：武汉图物印刷有限公司
开本：787×1092　1/16　印张：21.75　字数：513 千字　插页：1
版次：2019 年 6 月第 1 版　　2019 年 6 月第 1 次印刷
ISBN 978-7-307-20684-7　　定价：45.00 元

版权所有，不得翻印；凡购我社的图书，如有质量问题，请与当地图书销售部门联系调换。

前　　言

　　本书融入了编者多年的教学和科研经验，增加了部分与实验配套的视频课件内容（视频由教师自备），提高了学生的听觉和视觉效果，提高了整体实验教学水平，其内容充分体现了思想性、科学性、启发性、先进性和适用性。本书从内容上设计了现场调查、现场采样、实验室分析、案例分析等六种实验类型，按实验性质又分为验证性实验、综合性实验、设计性实验、实训性实验、开放性实验五种类型。实验内容着眼于学生的基本动手能力、综合分析能力、实验设计能力、检测结果评价能力等综合素质的培养。在老师讲授和操作指导下，辅以视频课件的观看，学生将受到系统的职业卫生与职业医学实验方法和技术的基本训练，所获得的实验知识和实验技能系统、先进、实用，对其将来从事职业卫生工作及预防医学研究具有重要作用。

　　该书实用性较强，既可以供预防医学专业学生使用，还可供从事职业卫生技术服务、政府部门对企业职业卫生监督管理及从事职业卫生与职业医学研究等方面的工作人员参考。

　　参加本书编写的有沈福海、金玉兰、李清钊、郑国颖、王茜、蔚岩、孟春燕、蒋守芳等老师，在此表示衷心的感谢！由于编者水平所限，疏漏和错误在所难免，恳请各位专家和读者提出宝贵意见。

华北理工大学公共卫生学院
2018 年 5 月

目 录

第一单元 验证性实验 ……………………………………………………………… 1

实验一 职业卫生学调查与职业病危害因素识别 ……………………………… 3
项目一 职业卫生学调查 …………………………………………………… 3
项目二 机械制造业职业病危害因素识别(观看视频) …………………… 9
项目三 炼铁工艺过程职业病危害因素识别(观看视频) ……………… 18

实验二 工作场所空气中有害物质的检测方法 ………………………………… 26
项目一 工作场所空气中有害物质监测的采样规范 ……………………… 26
项目二 职业卫生检测工作规范 …………………………………………… 32
项目三 工作场所空气中铅及其化合物的测定 …………………………… 38
项目四 工作场所空气中苯、甲苯、二甲苯和乙苯的测定 ……………… 43
项目五 工作场所空气中粉尘浓度与分散度的测定 ……………………… 50
项目六 工作场所空气中超细颗粒和细颗粒总数量浓度的测定 ………… 56

实验三 生物材料中有毒有害物质(或代谢物)的检测 ………………………… 62
项目一 全血中多种微量元素的ICP-MS测定方法 ……………………… 68
项目二 尿中 δ-氨基-γ-酮戊酸(δ-ALA)含量的测定 …………………… 72

实验四 外周血淋巴细胞染色体分析 …………………………………………… 75

实验五 尘肺阅片技术 …………………………………………………………… 78

实验六 职业生理与心理学测试 ………………………………………………… 81
项目一 能量代谢率、劳动时间率和体力劳动强度指数测定 …………… 81
项目二 职业紧张调查与神经行为功能测试 ……………………………… 88

实验七 物理因素的测量及对人体影响的测试 ………………………………… 104
项目一 工作场所WBGT指数测量 ………………………………………… 104
项目二 工作场所噪声的测量 ……………………………………………… 107
项目三 工作场所振动的测量 ……………………………………………… 112
项目四 工作场所1Hz~100kHz电场和磁场的测量 ……………………… 116
项目五 工作场所紫外辐射的测量 ………………………………………… 120
项目六 排风罩的风量、风速的测量 ……………………………………… 122
项目七 物理因素对人体健康影响的检查 ………………………………… 126

目录

第二单元　职业中毒案例讨论 ………………………………………………… 135

第三单元　综合性实验 ………………………………………………………… 141
　实验一　化纤生产过程职业病危害因素检测与评价 ……………………………… 143
　实验二　有机硅生产过程职业病危害因素检测与评价 …………………………… 144

第四单元　设计性实验 ………………………………………………………… 145
　实验一　陶瓷制造业职业危害因素检测方案的设计 ……………………………… 147
　实验二　纺织工健康问卷的设计 …………………………………………………… 149

第五单元　实训性实验 ………………………………………………………… 151
　实验一　个体防护用品使用与维护 ………………………………………………… 153
　实验二　应急救援设施的使用及维护 ……………………………………………… 154

第六单元　开放性实验 ………………………………………………………… 155
　实验一　粉尘中游离二氧化硅含量的测定——焦磷酸质量法 …………………… 157
　实验二　工作场所空气中金属及其化合物的测定 ………………………………… 160
　实验三　工作场所空气中锰及其化合物的测定——火焰原子吸收光谱法 ……… 164
　实验四　工作场所空气中钾、钠及其化合物的测定——火焰原子吸收光谱法 … 167
　实验五　工作场所空气中戊烷、己烷、庚烷、辛烷和壬烷的测定 ………………… 170
　实验六　工作场所空气中氯乙烯、二氯乙烯、三氯乙烯和四氯乙烯的热解吸气
　　　　　相色谱法 ……………………………………………………………………… 176
　实验七　工作场所空气中氯甲烷、二氯甲烷、三氯甲烷和四氯化碳的测定 …… 180
　实验八　工作场所空气中萘、萘烷和四氢化萘的溶剂解吸-气相色谱法 ………… 185
　实验九　蒽、菲和3,4-苯并(a)芘的高效液相色谱法 …………………………… 188
　实验十　杀螟松、倍硫磷、亚胺硫磷和甲基对硫磷的溶剂解吸-气相色谱法 …… 192
　实验十一　工作场所空气中一氧化碳和二氧化碳的测定 ………………………… 196
　实验十二　工作场所空气中一氧化氮和二氧化氮的盐酸萘乙二胺分光光度法 … 200
　实验十三　氨的纳氏试剂分光光度法 ……………………………………………… 203
　实验十四　氰化氢和氰化物的异烟酸钠-巴比妥酸钠分光光度法 ………………… 206
　实验十五　工作场所空气中氯气的甲基橙分光光度法 …………………………… 209
　实验十六　工作场所空气中氯化氢和盐酸的离子色谱法 ………………………… 212
　实验十七　工作场所空气中二氧化硫的测定 ……………………………………… 215
　实验十八　三氧化硫和硫酸的测定 ………………………………………………… 221
　实验十九　硫化氢的硝酸银比色法 ………………………………………………… 225
　实验二十　工作场所空气中二硫化碳的测定 ……………………………………… 228
　实验二十一　工作场所空气中臭氧和过氧化氢的测定 …………………………… 233
　实验二十二　血中铅的石墨炉原子吸收光谱法 …………………………………… 239

实验二十三　尿中汞的冷原子吸收光谱测定方法（酸性氯化亚锡还原法） ………… 244

附录1　职业卫生检测工作流程图及原始记录表格 ………………………………………… 247
　　附件1　职业卫生检测工作流程图 ……………………………………………………… 247
　　附件2　现场调查记录表 ………………………………………………………………… 251
　　附件3　现场采样和检测计划表 ………………………………………………………… 255
　　附件4　现场采样记录表 ………………………………………………………………… 256
　　附件5　现场测量记录表 ………………………………………………………………… 258
　　附件6　实验室分析记录表 ……………………………………………………………… 271
　　附件7　检测报告样式 …………………………………………………………………… 293
　　附件8　检测报告的内容 ………………………………………………………………… 294
　　附件9　检测结果报告单 ………………………………………………………………… 296

附录2　《职业卫生档案》建立要求及格式 …………………………………………………… 305

附录3　《职业健康监护档案》建立说明及格式 ……………………………………………… 332
　　附件1　职业健康监护档案汇总表 ……………………………………………………… 333
　　附件2　档案袋封面格式 ………………………………………………………………… 334

附录4　职业接触生物限值 …………………………………………………………………… 338

参考文献 ……………………………………………………………………………………… 339

第一单元　验证性实验

实验一　职业卫生学调查与职业病危害因素识别

项目一　职业卫生学调查

生产过程、劳动过程和生产环境中存在的各种职业性有害因素，在一定条件下，可对作业工人的身体健康产生不良影响。职业卫生调查是识别和评价职业性有害因素及实施职业卫生服务和管理的重要手段。对职业性有害因素的识别和评价，首先需要通过对生产工艺过程、劳动过程和作业环境进行调查，以确切了解有害因素的性质、品种、来源及职业人群的接触情况。

一、职业卫生调查形式

职业卫生调查可分为职业卫生基本情况调查、专题调查和事故调查三大类。

(一) 职业卫生基本情况调查

1. 调查目的

职业卫生基本情况调查的目的是掌握所管辖地区或系统内各企业，尤其是工矿企业的职业卫生状况和需求，建立所管辖单位的职业卫生档案。

2. 对象及要求

对所管辖的所有工矿企业，必须按单位逐一进行调查，认真填写统一表格并复核后，按计算机编码要求，进行地区及专业系统列表列编。调查资料逐级汇总上报，每3年复核一次。在日常职业卫生工作中，应随时将环境检测和健康检查的结果、职业病发病情况以及生产和企业变迁情况录入职业卫生档案，以备查阅、分析。

3. 调查内容

职业卫生基本情况调查内容包括以下几项：

(1) 调查单位基本情况：单位名称、地址、历史、隶属关系、性质、机构设置、男女职工人数、产品种类、有害职业的分类、接触有害因素的人数、产值以及利税情况等。

(2) 主要产品和工艺流程：记录使用的原料名称、中间产物、产品及年产量、生产设备机械化或自动化程度，并绘制工艺流程图。

(3) 主要工作场所的劳动条件：主要车间、工段和工种是否按照卫生要求进行合理布局，采光照明是否符合要求，车间微小气候状况是否符合卫生要求，相邻车间有无相互影响等。

(4)劳动组织及班次：劳动者与用人单位的关系、每周工作日数、每日工作时间、加班加点情况及在外有无兼职等。

(5)职业性有害因素及接触人数。

(6)职业环境及接触者的健康状况：职业性因素对健康影响的早期表现、职业病、工作有关疾病和工伤的发生频率和分布情况，以及以往环境监测和健康监护资料等。

(7)防护设备及其使用维修情况：针对职业性有害因素所采用的建筑设计和职业卫生防护设备，如通风、防尘排毒系统、噪声及其他物理因素的防护，高温作业防护，以及个人防护用品的品种和数量、使用、维修等情况。

(8)生活福利和医疗服务情况：生活卫生设备中有无浴室、更衣室、休息室、女工卫生室、厕所、医疗室等。

(9)劳动者的反映：听取劳动者对职业性有害因素危害身体健康的反映，特别是对具有刺激性或易于引起急性反应的毒物，劳动者可提供许多有价值的情况和线索。

4. 调查方法

职业卫生基本情况调查常通过听、看、问、测、查、算的方式进行。

(1)听：听取介绍；

(2)看：现场观察和查看有关资料；

(3)问：口头询问；

(4)测：环境监测和生物监测；

(5)查：健康检查；

(6)算：资料分析。对调查取得的资料进行综合评价，提出改进建议，并建立健全职业卫生档案。

(二)职业卫生专题调查

1. 调查目的

专题调查是对某一系统(行业)或某一有害因素的职业卫生基本情况的调查。目的在于探究职业性有害因素对职工健康的影响，或就其他具体情况(如病因探讨，患病率分析，早期监测指标筛选，预防措施效果评价和卫生标准研制或验证等)进行专项调查研究。

2. 专题调查

所辖地区内存在下列情况之一者，应考虑进行专题调查：

(1)某一系统(行业)在所辖地区占比重较大；

(2)某一有害因素的危害性较突出，接触人群较多；

(3)采用新技术、新工艺而出现新的有害因素者；

(4)已有的有害因素出现新的职业病损者。

3. 调查项目

专题调查的项目可视实际需要加以选择。

(1)有害因素与健康关系的调查：揭示接触水平-反应关系；

(2)工作有关疾病调查：探讨某些职业性有害因素与导致非特异性疾患高发或加剧的

因果关系；
　　（3）工作场所监测方法研究：确定测定方法的灵敏度、特异度及质量控制要求；
　　（4）生物检测研究：阐明指标的敏感性、特异性、预示值、符合率，以及在早期检测职业性病损中的意义；
　　（5）预防措施效果的卫生学评价：对采取预防措施前后的工作环境、职工健康艰苦状况进行分析比较，分析投入效益等。

（三）职业卫生事故调查

　　一般属于计划外应急性调查。发生急性事故性损害（如职业病危害事故、安全事故）时，职业卫生医师应会同临床医师参加抢救；医疗卫生机构（包括厂矿医院或诊所）应按《企业职工伤亡事故报告和处理规定》和《放射性同位素与装置放射防护条例》等规定以及《职业病危害事故调查处理办法》及《职业病报告办法》，立即向所在地人民政府卫生行政部门和法律、法规规定的其他部门报告；医疗卫生机构应会同有关部门深入现场进行调查，查明事故发生原因，提出抢救和预防的对策，防止类似事故再发生。
　　在现场，必须详细了解事故发生的全过程和有关的规章制度，包括事故发生时的气象条件、设备运转情况、作业状况、操作规程及防护措施等；通过中毒病人或班组人员，了解事故发生过程及前后细节，以及同类生产的其他作业场所是否发生过类似事故。当现场未经清理时，应迅速检测生产环境中各种可疑有害因素的浓度或强度；如现场已遭破坏，必要时，应采用模拟现场试验估测接触浓度或强度。经皮肤吸收的毒物，应尽可能进行皮肤污染的测定；如有可能，检测的生物检测指标，应及时采样测定。
　　最后，根据调查资料，做出综合判断，提出处理意见及防止事故再度发生的对策和措施，用书面形式上报上级机关并分发有关部门，以吸取教训。

二、职业卫生调查步骤

　　除事故调查外，职业卫生基本情况调查与专题调查的工作步骤基本相似，但专题调查安排更周密。完整的专题调查可分为准备、实施和总结三阶段。

（一）准备阶段

1. 制订计划
计划内容包括：
(1) 调查目的、试图寻求的答案和可能遇到的困难；
(2) 调查对象、对照的选择，样本大小和抽样原则；
(3) 调查方法；
(4) 调查项目、观察指标和检查测定方法，所需器材、经费和人力；
(5) 人员培训，调查队伍组织领导及协作关系；
(6) 现场联系及时间安排；
(7) 预期结果；

(8) 数据处理，资料整理、分析和总结。

2. 查阅文献

围绕调查内容和目的，认真查阅国内外有关文献，充分掌握现有资料，借鉴别人经验，使调查工作更有的放矢，效率更高。有条件者，可考虑运用现代文献检索、国际互联网等，以便更准确及时地了解全世界有关职业卫生与职业病方面的资料，查找到最新的文献。还可随时与世界各地的职业卫生与职业病专家讨论专题的有关内容。

3. 拟订表格

应根据调查目的、内容及统计方法，周密设计调查表格的项目及形式。每一调查项目都必须用意明确，而非可有可无。调查表格的完善与否在很大程度上反映了调查计划的完善与否。因此，拟好的表格最好先进行试点调查，并根据试调查效果做必要修改，使其更趋完善。为便于计算机处理，调查项目应尽可能量化，可在表格偏旁位置预留空格，以便填入各项目的量值。另外，为验证调查对象回答内容的可靠性，可在询问项中（如主观症状中）随机穿插与接触-反应（效应）完全无关的内容，作为干扰性项目。整理分析时，分别算出"症状分"与"干扰分"，供判断参考。调查表的内容一般包括：

(1) 调查表的名称；

(2) 一般项目：姓名、性别、出生年月、出生地、民族、文化程度、工作单位名称、职业、车间、工种及家庭住址；

(3) 调查项目：根据调查目的而定，一般包括职业史及接触史、疾病史、目前健康状况、不良生活方式、环境监测、针对该项调查的体检和化验项目；

(4) 调查者对调查结果的可信度估计；

(5) 结束部分：包括调查人签字和调查日期。

4. 对象选择

根据调查目的，选择不同对象。一般原则是：

(1) 根据研究目的，确定样本大小和抽样方法；

(2) 以密切接触有害因素的人群为观察对象，并选择同等条件非接触人群为对照组；

(3) 在评价检测指标对反应环境浓度或机体反应的灵敏性和可靠性时，尽可能分别选择接触高、中、低浓度（或强度）的接触者为对象；

(4) 凡同时接触可干扰效应的其他因素者，不应列为对象；

(5) 慢性职业病调查应特别注意潜伏期，现有接触人群或曾经接触者，均应列为调查对象；

(6) 对照的选择应注意可比性，即性别、年龄、工龄等，应合乎统计学要求。

5. 试点调查

在正式调查全面展开前，最好先进行一次完全按照计划的小型试点调查。其目的是：

(1) 检查所预定计划是否完善，切实可行；

(2) 及时发现问题，如调查表格项目是否合适，测定仪器功能是否完好，以及调查对象是否合作等；

（3）锻炼和考核整个调查队伍，积累经验，估计不同检查者之间的差异，进一步统一方法，缩小误差，提高工作效率和质量。

（二）实施阶段

在试点调查的基础上，总结经验教训，按照计划，全面展开工作。在这一阶段应特别注意现场调查的质量控制。最好制定调查工作手册，内容包括调查人员工作须知、调查项目的各项标准及操作规程等，调查员必须严格遵守调查工作手册中所定的各项规章。专题调查组要建立各级分工负责的组织网络，如组成"项目负责人→现场调查监督人→调查员、摘抄员、检验员"三级工作网。调查中随时抽查原始记录，及时复核补漏，汇总和整理调查资料。此外，尚需掌握工作进度，注意工作中密切配合与协调，确保按质量如期完成调查任务。

（三）总结阶段

1. 资料整理与统计

（1）资料检查：检查调查表格中的原始资料，内容包括：①资料的完整性，即全部项目必须符合调查设计的要求并逐项填齐；②资料的可靠性，即调查方法正确、疾病诊断明确、测定数据准确等；③资料筛选的原则性，即资料剔除不能带有主观性，取舍要有一定的原则。

有下列情况之一者应予以剔除：①项目不全；②记录欠正确；③对照人群曾接触被调查的有害因素；④接触人群曾接触足以影响调查结果的其他因素。

（2）资料整理：按以下步骤进行整理和分析：①在同质基础上，按调查设计分组；②按分组要求拟订整理表，对资料进行归并、组合；③资料分析，按统计学原则，根据资料特征及分析目的，选用合适的统计方法和参数，探讨各自变量与因变量之间的联系及强度，并阐明混杂效应及程度。

2. 调查汇总

根据调查结果写出全面总结，向所调查企业和有关上级部门汇报。报告应针对所发现的问题作出卫生学评价，提出切实可行的干预措施建议，力争把通过调查所得到的科学结论，反馈到企业职业卫生工作中去。

3. 论文撰写

作为一项科学研究，应结合调查发现，进一步复习有关文献，深化感性认识，把调查报告提炼成一篇或几篇科学论文。科学论文一般由以下几部分组成：

（1）题目：尽可能地反映研究的对象、方法和内容。

（2）摘要和关键词：在摘要中简明扼要地介绍调查的目的、对象与方法、主要内容和结果。关键词要简洁明了，其目的亦是为了介绍论文的主要内容。

（3）前言：说明该项研究内容的国内外概况、该项调查研究的动因。

（4）调查对象和方法。

(5) 结果：描述观察到的事实、现象和所获测试数据。

(6) 讨论：对观察到的事实和现象进行综合分析、解释、论证和概括，说明事实和现象之间的联系，并与已报道的资料进行比较，将调查结果资料提高到理论高度。

(7) 近期重要的有关参考文献：指出引证资料和论点的出处，为读者进一步阅读提供线索。

项目二　机械制造业职业病危害因素识别(观看视频)

一、目的

(1)通过观看视频(教师自备)了解机械制造生产工艺过程存在的职业性有害因素;
(2)学会职业性有害因素识别的方法。

二、主要内容

(一)生产工艺过程及产生的职业病危害因素

机械制造工业包括各种类型机械和机器的制造,如运输机械、重型机械、机床工具、农业机械、航空航天器械及各种精密仪器等。各种机械制造工业的基本生产过程可概括为:铸造、锻压、热处理、机械加工、装配。机械制造工艺过程见图1.1.1。

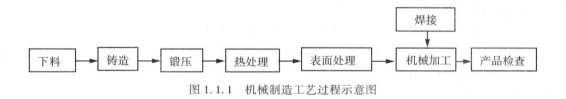

图1.1.1　机械制造工艺过程示意图

1. 铸造与锻压
1)铸造

铸造是指将熔融的金属浇注到砂型或其他物质制成的模型里,以铸成机械零件毛坯。基本工序包括:用石英砂、陶土等各种成型原料经碾碎、过筛、混合等过程配制型砂。按要求的铸件形状做出木模或金属模,放入砂箱后,充填型砂捣实,取出模样而制成砂型,制备型芯放到型砂中,以使铸件内部留出空腔,在炉内熔化制型金属,用机械或人工包运至砂型处浇注,浇注后的砂箱经冷却后,用人工和机械方法将铸件由砂型中打出,称为落砂。落砂后,把铸件上的砂土与毛刺清除掉,称为清砂。之后还要将铸件进行修整。铸造工艺过程见图1.1.2。

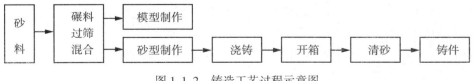

图1.1.2　铸造工艺过程示意图

2) 锻压

锻压是锻造和冲压的总称。锻压是对坯料施加外力，使坯料产生部分或全部的塑性变形，从而获得锻件的加工方法。锻压主要设备有圆锯切割机、切边压力机、中频加热炉、热模锻压力机、摩擦压力机、冲床、剪床打砂机等。

锻造原料（钢锭）经圆锯切割机将原料切成料段，操作工手工上料，将切好的料段放入传送带，进入中频加热炉加热到800~1200℃，开始进行锻打，先粗段，再精锻成型、冲孔、等温退火、打砂，最后装盒。

3) 工艺简介

锻压工艺过程见图1.1.3。

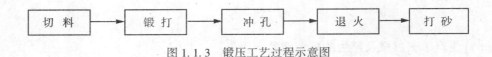

图 1.1.3　锻压工艺过程示意图

4) 有害因素识别

圆锯切割机在进行切料过程中产生噪声，工人手工将料段加入传送带，由于距噪声源较近，明显受到噪声的危害；料段进入中频加热炉加热至800~1200℃，产生金属氧化物烟尘和少量无机含碳化合物等，在产生烟尘的区域设置了除尘罩，同时，中频加热炉及锻压机加热过程会产生高温和工频电磁场，料段经锻压机（600T、1600T、2500T）进行锻压过程、冲压机冲孔过程会产生较大脉冲噪声和高温，噪声强度可达102dB，其噪声有脉冲噪声、稳态噪声、非稳态噪声，夏季温度指数可达30℃；在打砂工序，坯料冷却后，经皮带输送至皮带尾，操作工手工将坯料投进打砂机的过程会产生强烈的金属撞击声，打砂过程为密闭化打砂，噪声强度在80dB左右，金属粉尘经脉冲除尘器进行除尘，逸散在车间空气的粉尘量较少；此外，天车运行过程中警示音噪声强度可达90dB左右，虽然声音为间歇性，但两次警示音之间间隔不到1s，增加了整个车间的背景噪声。总之，有如下有害因素：

（1）锻造车间主要有金属粉尘、噪声、高温、工频电场和氧化铁。
（2）钢锭在切割、加热过程、坯件打砂过程均可产生金属粉尘；
（3）上料操作工会接触噪声、粉尘；
（4）中频加热炉操作工会接触噪声、金属粉尘、高温、工频电磁场；
（5）锻压机操作工会接触噪声、金属粉尘、高温；
（6）打砂操作工会接触噪声、金属粉尘。

金属粉尘颗粒大、比重大，经除尘器进行除尘，车间空气中的粉尘可控制在职业接触限值以下，因此锻压车间操作工主要职业病危害因素为噪声，夏季会接触高温。

2. 机械加工

机械加工是利用各种机床对锻压后的金属零件毛坯进行的车、刨、钻、磨、铣等冷加工过程。

1) 工艺简介

毛坯原料进行齐头打孔，再进行粗车、精车(铣去外表黑皮)，用风枪清理铁屑，再进行滚齿加工、倒棱、滚压、铣单键、修边去刺、定期品检，然后钻透油孔，目视化检查后装盘。机械加工工艺过程如图 1.1.4 所示。

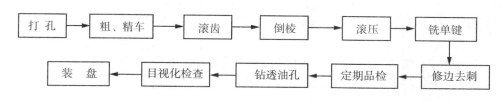

图 1.1.4 机械加工工艺过程示意图

2) 有害因素识别

在打孔、粗、精车、清理铁屑、滚齿加工、倒棱、滚压、铣单键等过程中均会产生噪声和金属屑粉尘，但由于在加工过程中加入了大量的切削液，金属粉尘基本不会飘浮在工作场所空气中，但切削液在使用过程中要经历泵循环、喷射与高速旋转的刀具或工件激烈撞击和高温蒸发等过程形成油雾，逸散在工作场所空气中，机加工岗位的工人主要接触噪声和油雾。

选用的切削液（W960）为乳化剂、极压润滑剂、防锈剂、消泡剂、杀菌防霉剂混配而成，主要化学成分为聚乙烯醇、甘油、非离子性表面活性剂和阴离子性表面活性剂(烷基苯磺酸钠、十二烷基硫酸钠)、钼酸钠等，均为无毒、无味、对人体无侵蚀性产品。

3. 壳体加工

壳体加工是将变速箱壳体通过铣床按照工艺设计对工件进行铣削、钻削和镗孔加工的过程。

1) 工艺简介

壳体进行自动铣床加工，先铣侧孔，再铣端面，然后进清洗机清洗、吹干、吹屑，再试漏，最后目视确认检查。壳体加工工艺过程如图 1.1.5 所示。

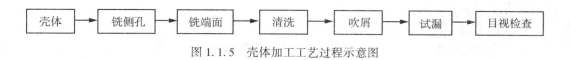

图 1.1.5 壳体加工工艺过程示意图

2) 有害因素识别

自动铣床在洗工件的过程中产生噪声，噪声强度为 84~85dB；用空气对壳体进行吹屑清孔的过程中产生高频气流噪声，噪声强度可达 107dB，工人每小时操作 5~6 次，每次 2 分钟左右。工人在送入与取放变速箱壳体进出铣床、吹屑、检查等的整个铣削过程均会接触噪声。自动铣床在铣工件的过程中会产生噪声。

工人主要工作内容为将变速箱外壳送入铣床的过程，用气枪清理孔隙，目视检查等，工作中主要接触噪声，噪声以高频噪声为主，噪声强度 8 小时连续等效 A 声级在 90dB

左右。

4. 热处理

热处理工艺主要是使金属零件在不改变外形的条件下，改变金属的性质（硬度、韧度、弹性、导电性等），达到工艺上所要求的性能，从而提高产品质量。

热处理工艺很多，较复杂，主要有正火、淬火、退火、回火和渗碳等基本过程。

1）工艺简介

工件先进行前清洗、脱脂、预氧化，再进入渗碳炉，渗碳炉炉门前有火帘，进入前火帘先开启，以确保渗碳在无氧真空状态下进行，工件进入渗碳炉，完成后，再根据工艺不同进行打砂或者抛丸。热处理工艺过程如图1.1.6所示。

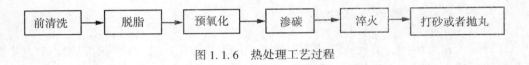

图1.1.6 热处理工艺过程

2）职业病危害因素识别

清洗液主要是重油清洗剂，主要为淬火油成分，均为无毒或低毒溶剂，清洗和脱脂为自动控制，无固定岗位，巡检工每1小时巡检一次，接触时间较短。

打砂机、抛丸机等设备运行时会产生粉尘和噪声，打砂工和抛丸工在打砂和抛丸过程中会接触噪声和金属粉尘；渗碳炉运行时产生高温，高频淬火机运行时产生高温和高频电磁场，热处理工（淬火工）会接触高温、热辐射和高频电磁场；在渗碳过程中使用丙烷、空气混合气、氮气作保护气。丙烷在与空气反应过程中会产生少量的一氧化碳，氮化过程会产生氨气。

热处理工序中，工人主要接触粉尘、噪声、高频电磁场、一氧化碳、氨气和氮氧化物等。

5. 驱动盘焊接

驱动盘焊接是将驱动盘齿圈经过滚齿、倒角去刺、镗孔、清洗等加工后与盘体进行焊接的过程。

1）生产工艺

原料齿圈进行滚齿加工，再进行倒角去刺，清洗后进行高频淬火，再清洗后进行紫外线探伤，目视检查，再加热进行焊接，把加工好的齿圈和原料盘放入自动焊接机进行焊接，去焊渣，然后进行动平衡测试，涂油，目视化品检后装盒。驱动盘焊接工艺过程如图1.1.7所示。

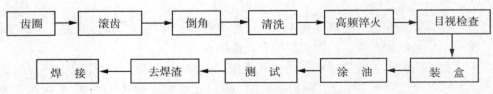

图1.1.7 驱动盘焊接工艺过程示意图

2) 职业病危害因素识别

原料齿圈进行滚齿、倒角去刺加工过程中会产生机械噪声,高频淬火过程中会产生高频电磁场,进行紫外线探伤过程中会产生紫外线辐射,加工好的齿圈和原料盘进行自动焊接过程中会产生电焊烟尘、氮氧化物、一氧化碳紫外辐射等,在清洗、去焊渣过程中也会产生噪声。操作工在整个生产线中均会接触噪声;在紫外线探伤岗位中会接触紫外辐射,在焊接岗位中主要为机械人焊接,工人会接触少量的电焊烟尘、氮氧化物、一氧化碳、紫外辐射等。

6. 细加工(综合车间)

综合车间是将工件的端面、孔等进行细加工的过程,包括打磨、清洗等过程。

1) 生产工艺

细加工工艺过程见图 1.1.8。

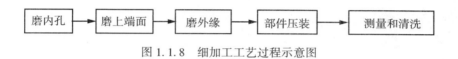

图 1.1.8 细加工工艺过程示意图

2) 职业病危害因素识别

在机械打磨的过程中可产生金属粉尘,但由于在工件加工过程中会加入较多的切削液、清洗液,粉尘无逸散可能。机床对工件加工过程中会产生噪声,但低于 80dB(A),因此综合车间操作工接触的职业有害因素较少。

7. 机械装配

根据产品设计技术要求,将零件或部件进行配合和连接,使之成为半成品或成品的过程,称为装配。

1) 工艺过程

机械装配工序见图 1.1.9。

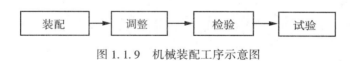

图 1.1.9 机械装配工序示意图

机械装配工艺过程见图 1.1.10。

首先进行配餐,将零部件装盒,差速器组装,壳体进行打标,配件进行清洗,差速器压装,总成压装,壳体结合处涂胶,上螺丝,油封压装,上试验台检测,成品搬出进入库区。

2) 职业病危害因素识别

汽车发动机、变速箱、底盘装配用黏结剂密封胶主要用于各种平面、孔盖、管接头的密封,螺栓和轴的固持锁固等,防止油、气、水的泄漏和螺栓的松动,主要使用厌氧胶和

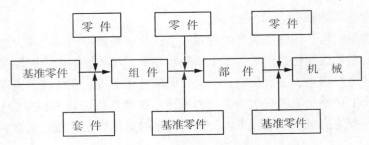

图 1.1.10　机械装配工艺过程示意图

硅酮密封胶及其他液态密封胶。在总成压装壳体结合处进行涂胶的过程中会产生有机溶剂的污染。根据胶的成分，有机溶剂种类各异，如甲醛、苯系物、酮类、四氯乙烯等。企业常用的黏结胶是无厌氧胶，无溶剂，毒性低。因此机械装配岗位工人基本不接触职业有害因素。

8. 生产辅助设施及有害因素识别

1) 生产辅助设施

生产辅助设施包括空压机站、污水处理站。

空压机站包括空压机、冷干机、储气罐等设备。巡检人员主要负责设备的起、停以及运行方式的操作，负责运行设备的维护、看管、防火工作，并及时清除地面漏油、漏水，保证设备和工作场所的清洁。

污水处理站的污水处理工艺如下：

一级处理(即物理处理)：通过粗格栅的原污水经过污水提升泵提升后，经过格栅或者筛滤器之后进入沉砂池，经过砂水分离的污水进入初次沉淀池(初沉池)。

二级处理：初沉池的出水进入生物处理设备。二级处理有活性污泥法和生物膜法(其中活性污泥法的反应器有曝气池、氧化沟等)，生物膜法包括生物滤池、生物转盘、生物接触氧化和生物流化床。生物处理设备的出水进入二次沉淀池(二沉池)然后出水经过消毒排放或者进入三级处理。

三级处理：包括生物脱氮除磷法、混凝沉淀法、砂滤法和活性炭吸附法。二沉池的污泥一部分回流至初次沉淀池或者生物处理设备，一部分进入污泥浓缩池，之后进入污泥消化池，经过脱水和干燥设备后，污泥被最后运出或再利用。

2) 有害因素识别

空压机站空压机运行、污水处理站泵房水泵设备运行均产生高强度噪声；巡检工主要会接触噪声，噪声强度在 85 dB 左右。

污水处理使用硫酸和氢氧化钠调节水的酸碱度，在加入硫酸和氢氧化钠的过程中工人会接触硫酸酸雾和氢氧化钠尘或碱雾；絮凝剂使用聚丙烯酰胺(配置成 0.1%～0.3%溶液)、无机高分子化合物聚合氯化铝，但加入频率较低(聚合氯化铝 1 次/2d，用量为 100kg，聚丙烯酰胺 1 次/d，用量为 2kg)。配电室存在工频电场，值班电工在巡检过程中会接触工频电场。

在活性污泥法的反应器曝气池、氧化沟和污泥清运过程中均会产生硫化氢气体，正常情况下会经除臭净化器进行净化,硫化氢浓度几乎检测不出,但在设备故障、设备检维修过程中均会有硫化氢气体逸散,污水处理工、维修工会接触硫化氢气体。

(二)生产环境及劳动过程中的职业病危害因素

1. 生产环境中的职业病危害因素

企业生产环境中存在的有害因素有不良气象条件(冬季寒冷、夏季高温)、通风不良、采光量不足、照度不够等。

2. 劳动过程中的职业病危害因素

企业工作制度为三班倒,生产过程自动化程度较高,正常情况下,工人不会产生明显的精神(心理)性职业紧张。

(三)总结

1. 职业病危害因素来源及分布

该企业存在的职业病危害因素有金属粉尘、噪声、高温、高频电磁场、工频电场、硫酸、氢氧化钠、氨气、硫化氢、一氧化碳、紫外辐射等。职业病危害因素来源及分布见表1.1.1。

表1.1.1　　　　　　　　　　职业病危害因素来源及分布

评价单元	有害因素	分布	来源
第一工场	粉尘、噪声	湿磨工线、壳体线、组装线	干、湿磨机等设备运行时产生粉尘和噪声
第二工场	粉尘、噪声	湿磨工线、壳体线、组装线	干、湿磨机等设备运行时产生粉尘和噪声
第三工场	噪声	MH903线	设备运行时产生噪声
变速器工场	粉尘、噪声	湿磨工线、壳体线、组装线	干、湿磨机等设备运行时产生粉尘和噪声
热处理车间	粉尘、噪声、高温、高频电磁场、一氧化碳	打砂、抛丸、高频淬火、箱式炉、连续炉	打砂机、抛丸机等设备运行时产生粉尘和噪声,高频淬火机运行时产生高频电磁场,箱式炉运行时产生高温和一氧化碳
锻造车间	粉尘、噪声	打砂、锻压	设备运行时产生粉尘和噪声
工机部(驱动盘焊接)	粉尘、噪声、电焊烟尘	干磨、湿磨、涂镀	设备运行时产生粉尘和噪声
生产辅助设施	噪声、盐酸、硫酸、氢氧化钠、硫化氢、氨气	空压机站、实验解析中心、污水处理	设备运行时产生噪声,污水处理时使用硫酸和氢氧化钠,污水曝气池可逸散硫化氢气体和氨气

2. 劳动者接触职业病危害因素情况

劳动者接触职业病危害因素情况如表1.1.2所示。

表1.1.2　　　　　　　　　劳动者接触职业病危害因素情况

评价单元	岗位	工种	有害因素	工作制度	t/w	h/d	接触时间(h/d)	接触人数	接害人性别
第一工场	机加工	壳体操作工	噪声	二班	5	8	0.8	66	66男
		湿磨工	噪声	二班	5	8	1	36	6女
		组装工	噪声	二班	5	8	1	154	6女
第二工场	机加工	壳体操作工	噪声	二班	5	8	0.5	66	66男
		湿磨工	噪声	二班	5	8	1	36	2女
		组装工	噪声	二班	5	8	1	154	6女
第三工场	机加工	操作工	噪声	二班	5	8	7	88	7女
工机部	驱动盘焊接	磨工	粉尘、噪声	白班	5	8	4	13	5女
		焊机工	电焊烟尘、噪声	两班	5	8	0.5	6	男
		倒角工	噪声	三班倒	5	8	4	3	男
		高频焊工	高频电磁场、噪声	三班倒	5	8	4	3	男
	磨作业区	探伤工	噪声	三班倒	5	8	4	3	1女
		机加工操作工	噪声	三班倒	5	8	4	9	男
		涂镀工	噪声	白班	5	8	0.5	1	男
			粉尘、高温				0.5		
		磨工	粉尘、噪声	白班	5	8	4	10	3女
		磨工	粉尘、噪声	白班	5	8	5	3	女
		车工	粉尘、噪声	白班	5	8	5	7	男
热处理车间	热处理淬火抛丸	看炉工	高温、噪声、一氧化碳、氨气	三班	5	8	1.5	3	男
		抛丸工	粉尘、噪声	三班	5	8	4	24	男
		校直工	高频电磁场、噪声	白班	5	8	4	5	男
		淬火工	噪声、高温	两班	5	8	7	4	1女
锻造车间	锻压	锻工	噪声、高温、烟尘	二班	5	8	4.5	12	男
		打砂工	噪声、粉尘	二班	5	8	2.5	12	男

续表

评价单元	岗 位	工 种	有害因素	工作制度	t/w	h/d	接触时间（h/d）	接触人数	接害人性别
生产辅助设施	解析实验室	操作工	噪声	二班	5	8	4	16	男
	配电室	电工	工频电磁场	白班	5	8	0.5	2	男
	污水处理站	污水处理工	噪声、硫酸、氢氧化钠、硫化氢、氨气	白班	5	8	0.2	2	男
合计	—	—	—				—	765	—

【思考题】

1. 机械制造业主要职业病危害因素是什么？
2. 热处理车间一氧化碳是怎样产生的？

项目三 炼铁工艺过程职业病危害因素识别（观看视频）

一、高炉炼铁工艺规程

(一) 炼铁概念

高炉炼铁是利用还原剂（C、CO、H_2）将铁矿石中的铁氧化物（Fe_2O_3、Fe_3O_4、FeO）还原成金属铁（Fe）的连续生产过程。采用具有数千年历史的高炉炼铁法冶炼。

炼铁系统工序包括：原料供应、高炉炉顶布料、高炉送风、煤粉喷吹、高炉冶炼、煤气净化、高炉渣处理、高炉炉顶余压发电（TRT）等。

该企业高炉炼铁以烧结矿、球团矿、块矿为含铁原料，使用焦炭和喷吹进入高炉内的混合煤粉作为炉内燃料，使用石灰石作为熔剂。用高炉煤气作为燃料将热风炉加热后，将鼓风机输送来的富氧冷风，通过热风炉加热至1150~1200℃后，经热风管道和风口送到高炉内与炉内的燃料反应生成CO，CO与燃料中的固体碳一起作为还原剂，还原金属氧化物和非金属氧化物得到铁水、熔渣、高炉煤气等。经高炉冶炼出炉的铁水，通过铁水罐车运送至炼钢车间炼钢或铸铁机车间铸铁。出炉的熔渣经水冲渣处理后进入水渣料场后外运销售。具有较高压力的高炉煤气经重力除尘器和布袋除尘器除尘净化后，输送至调压阀组降压或至煤气余压发电（TRT）装置发电，煤气从调压阀组或TRT装置出来后，通过高炉净煤气低压管网进入 $10^5 m^3$ 的高炉煤气柜。

(二) 工作制度及劳动定员

炼铁厂工作制度为连续工作制，每天3班，每班8小时。炼铁厂职工定员明细详见表1.1.3。

表1.1.3　　　　　　　　　　炼铁厂职工定员明细

工　种	人数（个）				合计（个）
	甲	乙	丙	丁	
值班工长	3	3	3	3	12
炉前工	6	6	6	6	24
卷扬工	3	3	3	3	12
槽下料坑液压工	3	3	3	3	12
看风工	3	3	3	3	12
炉顶清扫、检修	3	3	3	3	12
煤气取样	3	3	3	3	12

续表

工　种	人数(个)				合计(个)
	甲	乙	丙	丁	
热风炉	3	3	3	3	12
运炮泥	2				2
喷煤系统	2	2	2	2	8
电工仪表	1	1	1	1	4
钳工、维修	2	2	2	2	8
渣处理	3	3	3	3	12
铸铁工及修罐工	5	5	5	5	20
其他					13
合计					175

(三) 原料、燃料和辅助材料

高炉供料系统的任务是向高炉矿槽输送经过加工处理的烧结矿、球团矿、焦炭及熔剂等原料、燃料，高炉炉料结构为75%烧结矿+25%酸性球团矿。原料、燃料、熔剂需要量见表1.1.4。

表1.1.4　　　　　　　　原料、燃料、熔剂耗量表

序号	原料、燃料、熔剂名称	年耗(万吨)
1	烧结矿	257.2
2	球团矿	85.74
3	焦炭	80.45
4	焦丁	8.47
5	石灰石	2.12

(四) 高炉主要设备

高炉车间主要由下列设施组成：高炉本体、矿槽及料坑、斜桥卷扬及炉顶、风口平台及出铁场、喷煤系统、热风炉系统、粗煤气系统、布袋除尘系统、炉渣处理设施、TRT发电。

(五)炼铁工艺流程示意图

炼铁工艺流程如图 1.1.11 所示。

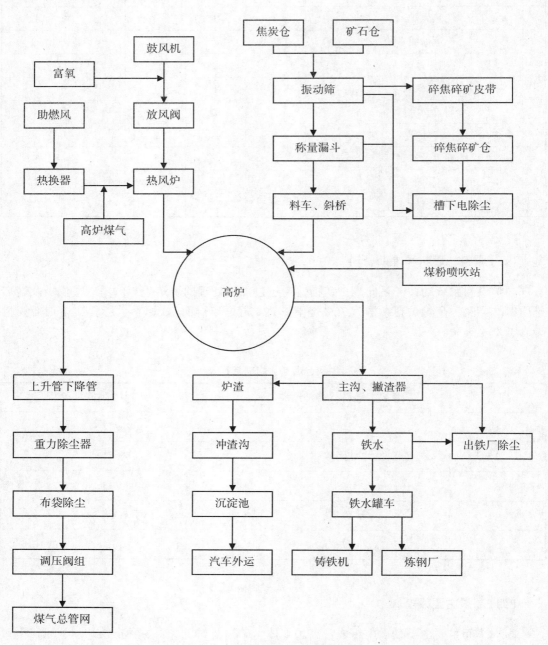

图 1.1.11　炼铁工艺流程示意图

(六)炼铁工艺过程有害因素识别

1. 矿槽及料坑

1)矿焦贮槽

高炉使用的各种原、燃料及熔剂均由槽上三条胶带运输机经卸料小车给入贮矿槽内(一座高炉),如表1.1.5所示。

表 1.1.5　　　　　　　　　　矿槽数量、容积表

矿槽名称	数量(个)	单容积(m^3)
烧结矿	8	210
球团	2	240
焦炭	2	210
焦炭	2	240
杂矿	2	160
焦丁	2	170

2)槽下及料坑

高炉采用分散筛分、分散称量、胶带运输的供料方式。球团矿、烧结矿经给料机均匀给料到振动筛筛分后,合格的球团矿、烧结矿分别进入对应的称量漏斗称量,再由槽下主胶带运输机运至料坑中间漏斗内,待装入料车;块矿由振动给料机给入对应的称量漏斗进行称量,再经槽下主胶带运输机运至料坑中间漏斗内,待装入料车。焦炭经振动筛筛分后,合格料直接进入料坑焦炭称量漏斗,待装入料车。筛下的粉矿及碎焦分别经各自的胶带运输系统进入粉矿仓及碎焦仓。

皮带巡检工负责炼铁厂上料皮带运行情况的检查、皮带长廊的清扫。接触的有害因素为以金属粉尘为主的混合粉尘、噪声、一氧化碳。

2. 斜桥及卷扬机室

主要工种为卷扬工和巡检工。卷扬工负责料车卷扬机参数的控制。巡检工主要负责斜桥上料机运行情况的检查和维护。

3. 炉顶装料系统

上料中控工、巡检工负责炉顶装料系统的运行及控制。接触的有害因素为铁及其氧化物、金属混合粉尘、焦炭尘、石灰尘、白云石尘、噪声、振动。

4. 炼铁平台

中控室负责高炉炼铁参数的控制。接触的有害因素主要为一氧化碳、二氧化氮、二氧化硫、硫化氢等。

炉前工主要负责炼铁高炉的平台出铁水、清炉渣、高炉的维护等操作。利用开口机、泥炮、堵渣机等专用设备和各种工具,按规定的时间分别打开渣、铁口,放出渣、铁,并经渣铁沟分别流入渣、铁罐内,渣铁出完后封堵渣、铁口,以保证高炉生产的连续进行。

接触的有害因素主要有高温、噪声、铁及其氧化物、金属粉尘、混合粉尘、一氧化碳、二氧化氮、二氧化硫、硫化氢等有害气体。

5. 粗煤气系统

巡检工负责煤气系统的控制及管路的检查。

6. 热风炉系统

热风工负责热风炉参数的控制、热风炉运行情况的巡检。接触的有害因素主要为一氧化碳和高温。

7. 水冲渣系统

水渣工负责炼铁废渣的排放。

8. 喷煤系统

磨煤工负责巡检磨机运行情况，清理未磨成粉末的煤渣返回磨机再次磨粉。接触的有害因素主要有噪声、煤尘、一氧化碳。

9. 除尘系统

高炉除尘工负责高炉除尘风机设备的运行情况，包括除尘控制、出尘、清扫落灰。
热风除尘工负责热风炉除尘设备的运行情况，包括除尘控制、出尘、清扫落灰。
料仓除尘工负责料仓除尘风机设备的运行情况，包括除尘控制、出尘、清扫落灰。
清灰工负责除尘灰的清理、运送。

10. 辅助工程设施

维修工负责设备的检修和维护，接触的有害因素有电焊烟尘、矽尘、紫外辐射、锰、氮氧化物等。

二、炼铁工艺产生的职业病危害因素

炼铁生产过程中产生的职业病危害因素主要以粉尘（金属混合尘）、铁及其氧化物、一氧化碳、高温、热辐射和噪声为主，另外还有二氧化硫、氮氧化物、硫化氢、氟化物、二氧化锰、工频电场等，接触人员包括炼铁集控工、上料工、料仓工、热风炉工、除尘工、炉前工、煤水工、冲渣工、制粉工、供水工、天车司机等，炼铁作业人员在生产过程中所接触的职业病危害因素不是单一存在的。

1. 生产性粉尘

炼铁过程中产生粉尘的位置较多，在原辅材料的转运、筛分、制备、上料以及后续的出铁场出铁、出渣、铸铁、渣铁沟维护、修罐、渣处理、除尘设施清灰等工艺过程中都伴有粉尘的产生。煤尘主要来源于原煤贮运系统、煤粉制备和喷吹系统中原煤的转运、称重、除杂物、制粉、干燥和喷吹过程。辅助生产系统修罐工作人员可能接触耐火材料尘，耐火材料尘往往含有较高的游离二氧化硅，属于矽尘。另外，由于高炉渣中二氧化硅的含量约占35%，因此高炉出渣、渣处理以及水渣贮运过程中产生的粉尘也属于矽尘。出铁、渣铁沟维护的过程中产生的粉尘为其他粉尘。通风除尘系统清灰时根据捕集粉尘的部位不同，产生不同种类的粉尘危害。电焊烟尘来源于修罐库的交流电焊机。

附加矿蛇纹石中二氧化硅的含量约占40%左右，因此槽上、槽下供料系统、上料系统、炉顶系统筛分、称量、转运、布料、装料等过程中也存在矽尘的危害。石灰石粉尘主要来源于附加矿石灰石，存在的环节主要是槽上、槽-F0t 料系统、上料系统、炉顶系统筛分、称量、转运、布料、装料等过程。石墨尘来源于铁水浇铸。槽上、槽下供料、上料过程中烧结球团矿。焦炭产生的粉尘以及炼铁生产作业人员接触的粉尘以氧化铁、焦粉、煤粉粉尘为主。粉尘污染比较严重的岗位有上料系统、高炉炉顶系统、风口平台及出铁场、粗煤气系统、制粉喷煤系统、炉渣处理系统、高炉煤气干法除尘系统。

在炼铁工作过程中，炉前工、料仓工、煤水工、冲渣工等工段工人劳动强度相对较大，相对接触的有害因素浓度也较高。中控室的操作人员接触粉尘的量相对较少。

2. 化学有毒物质

（1）一氧化碳。炼铁过程中产生的有毒化学物质以一氧化碳为主，在高炉冶炼时产生大量的高炉煤气，高炉煤气中一氧化碳含量一般在21%～24%。正常生产情况下一般逸散较少，在高炉出铁场铁口、铁沟烘烤岗位浓度较高，在操作不当或设备泄漏时会导致一氧化碳泄漏到生产环境中。在炉顶、煤气净化除尘、TRT、热风炉、煤粉制备等系统内皆存在大量的煤气。煤气的产生、净化、运输、使用的单元都有一氧化碳泄漏散发到作业场所中对工作人员造成健康危害的可能。

（2）无机含硫化合物。不同的矿石含有不同程度的硫，在冶炼和出炉渣过程中会产生少量二氧化硫和硫化氢。原煤中的杂质硫元素，在燃烧过程中也会产生少量的二氧化硫。

（3）金属及其化合物。矿石中的各种成分，如铅、锰、砷、氟等，在高温时氧化成氧化物，生成铅烟、锰及其化合物、砷及其化合物、氟化物等，在出铁、出渣的过程中向空气中散溢。

（4）氮氧化物。空气中氮在热风炉和高炉等高温环境下，和氧反应形成氮氧化物，主要是一氧化氮和二氧化氮，一氧化氮在空气中不稳定，往往在空气中被氧化成二氧化氮。

（5）煤焦油沥青挥发物。高炉炉前堵铁用的炮泥的主要成分为焦炭沫，耐火黏土粉、沥青、高铝矾土或棕刚玉、碳化硅、绢云母、脱水蒽油。上述物质加热后产生煤焦油沥青挥发物。

接触以上有害气体较多的工种有炉前工、料仓工、煤水工、冲渣工等。

3. 物理因素

（1）噪声。炼铁生产过程的主要噪声源为卷扬机、高炉鼓风机、除尘风机、振动筛、给料机、热风炉、助燃风机、给煤机、磨煤机、喷粉风机、放风阀、放散阀、水泵等。供料过程中给料机、振动筛、皮带机、称量斗等设施会产生噪声；煤粉制备过程中给煤机会产生噪声；TRT余压发电装置运行过程中会产生噪声；净煤气减压阀组减压时会产生噪声；各类气体放散会产生噪声；配套的水泵、风机、起重机、压缩机等运转会产生噪声等。在出铁场开铁口、出铁渣、封堵铁口、铸铁及渣处理阶段也会产生不同强度的噪声。噪声强度在80～100dB(A)。通过操作室和控制室对噪声的屏蔽作用降低工人接触噪声的剂量。

（2）高温、热辐射。炼铁工序涉及的高温设备较多，炉顶系统工作温度在150～250℃；高炉冶炼时炉腰部位的温度高达1400～1600℃，风口区是高炉内温度最高的区域，一般在1700～2000℃；顶燃式热风炉设计风温为1250℃，铁水罐烘烤装置的烘烤温度可在1100℃以上；TRT系统入口煤气温度在160~230℃。此外，铁水浇铸、蒸汽管道、液压油站也存在高温危害。炉顶粗煤气温度约为250℃，净煤气总管温度约为70~120℃；铁水出炉温度一般为1400~1550℃，渣温比铁温一般高30℃（2~70℃）。这些高温物质通过传导、对流、辐射散热，使周围物体和空气温度升高，如出渣、出铁时作业环境温度可超过40℃。高温物质周围物体被加热后，又可成为二次热辐射源。炉前工、冲渣工、天车工等岗位工人接触强度较大。

（3）红外线。出铁水、出渣等过程产生大量红外线，炉前工、冲渣工等常暴露于红外线辐射。

（4）工频电场。工频电场主要来自变配电站（所）的变配电设备。

（5）电离辐射。上料系统一般采用中子测水的设备，人员接近时有受到电离辐射危害的可能。

（6）紫外辐射。在电焊维修过程中可产生电焊弧光，工人在操作过程中常受到紫外辐射（电焊弧光）的危害。

三、炼铁工艺过程职业病危害因素汇总

炼铁工艺过程有害因素接触情况见表1.1.6。

表1.1.6　　　　　　　　炼铁工艺过程有害因素接触情况

工种	工作场所	接触有害因素	接触时间(h)	接触人数(个)
料管员	炼铁厂高炉料场	其他粉尘、噪声	8	16
高架工	炼铁厂高架	其他粉尘、噪声	7.5	16
磨机工	炼铁厂煤磨旁	煤尘、噪声	1	4
巡检工	炼铁厂煤磨皮带旁	煤尘、噪声	5	12
巡检工	炼铁厂上料皮带旁	其他粉尘、噪声、一氧化碳	6	16
巡检工	炼铁厂热风炉巡检区	其他粉尘、噪声、一氧化碳	1	4
巡检工	炼铁厂风机房	噪声、一氧化碳	2	8
巡检工	炼铁厂除尘巡检区	其他粉尘、噪声	7	12
巡检工	炼铁厂水泵房	噪声	2.5	12
巡检工	炼铁厂振动筛旁	噪声	4	16
炉前工	炼铁厂1#高炉炉前平台	其他粉尘、噪声、一氧化碳、二氧化氮、二氧化硫、硫化氢	8	28
操作工	炼铁厂1#高炉中控室	噪声、一氧化碳、二氧化氮、二氧化硫、硫化氢	8	16
巡检工	TRT发电	噪声、一氧化碳	0.5	4

续表

工 种	工作场所	接触有害因素	接触时间(h)	接触人数(个)
维修工	炼铁厂焊接时段	电焊烟尘、噪声	1	40
电工	配电室	工频电场	0.5	8

【思考题】
1. 根据视频课件介绍，写出炼铁生产过程中存在的主要职业有害因素。
2. 针对该企业生产过程存在的职业卫生问题给出合理化建议。

实验二　工作场所空气中有害物质的检测方法

项目一　工作场所空气中有害物质监测的采样规范

一、工作场所空气中有害物质监测的意义

作业场所空气中的化学物质大多来源于工业生产过程中溢出的废气和烟尘。对于这些危害因素的识别、评价就要进行空气监测，监测目的有以下5个方面：
(1) 了解作业场所空气被污染的程度，即现状调查。
(2) 估计作业人员的接触剂量。
(3) 调查职业中毒的原因。
(4) 建设项目职业危害因素的评价与预评价。
(5) 为制定卫生标准提供依据。

二、采集空气样品的基本要求

采集空气样品的基本要求有以下几个方面：
(1) 满足工作场所有害物质职业接触限值对采样的要求。
(2) 应满足职业卫生评价对采样的要求。
(3) 应满足工作场所环境对采样的要求。
(4) 空白对照：将空气收集器带至现场，除不连接空气采样器之外，其他操作相同。
(5) 在易燃易爆的工作场所采样，应使用防爆型采样器。
(6) 采样过程中应保持流量稳定。长时间采样应记录采样前后的流量，计算时采用流量的均值。
(7) 采样体积应按下式换算成标准状态下的采样体积。

$$V_0 = V \times \frac{293}{273+t} \times \frac{P}{101.3}$$

(8) 采样时应在专用的记录表上记录采样有关信息。

三、监测的类型及采样要求

(一) 评价监测

评价监测适用于建设项目的职业危害因素预评价、控制效果评价及现状评价。
1. 时间加权平均浓度
选择有代表性的采样点连续采样三个工作日。
2. 短时间接触容许浓度或最高容许浓度
应选择具有代表性的采样点，在一个工作日内空气中有害物质浓度最高的时段进行采样，连续采样三个工作日。

(二) 日常监测

1. 时间加权平均浓度
选择有代表性的采样点，在空气中有害物质浓度最高的工作日进行采样，连续采样一个工作班。
2. 短时间接触容许浓度或最高容许浓度
应选择具有代表性的采样点，在一个工作日内空气中有害物质浓度最高的时段进行采样。

(三) 监督监测

监督监测适用于职业监督部门对用人单位进行监督时，对工作场所空气中有害物质浓度进行的监测。
1. 时间加权平均浓度
应选择有代表性的工作日和采样点进行采样。
2. 短时间接触容许浓度或最高容许浓度
应选择具有代表性的采样点，在一个工作日内空气中有害物质浓度最高的时段进行采样。

(四) 事故性监测

根据现场情况确定采样点，监测至空气中有害物质浓度低于短时间接触容许浓度或最高容许浓度时为止。

四、采样前的准备

(一) 现场调查

为了正确选择采样点、采样对象、采样方法和采样时机，必须对工作现场进行调查。

必要时，进行预采样。调查内容包括：

(1) 原料：使用的原料、产品、副产品和中间产物等的种类、数量、纯度、杂质及其理化性质等。

(2) 工艺流程：原料的投入方式、生产工艺和方式、加热温度和时间等。

(3) 劳动者的工作状况，包括劳动者数量、停留时间、工作方式等。

(4) 有害物质的存在状态、扩散规律、估计浓度等。（其形态可分三类：①气体和蒸气：有毒物质在常温下是气体或是易挥发的液体和固体，以分子形态扩散到空气中。②气溶胶：有毒物质以微小的固体或液体颗粒悬浮在空气中，形成烟、尘或雾。③蒸气和气溶胶共存）。

(5) 工作地点的卫生状况和环境条件、卫生防护措施及使用情况。

(二) 采样前的准备

选择采样仪器、吸收管、吸收液或滤膜、校准流量、称重等。

五、样品的采集

(一) 采样点选择的原则

(1) 选择有代表性的工作地点。
(2) 尽可能靠近劳动者工作时的呼吸带，但不应影响操作。一般距地面 1.5m 左右。
(3) 设在工作地点的下风向，应远离排气口和可能产生涡流的地点。

(二) 设点数目

凡是有待测物质逸散的作业点，按生产工艺过程、不同岗位和工序，分别设点。每个车间有 1~3 台同类设备，设 1 个监测点，4~10 台设备设 2 个点，10 台以上设 3 个点。控制室和休息室各设 1 个点。

(三) 采样时段、频率、持续时间的选择

采样时段、频率、持续时间的选择如下：

(1) 采样必须在正常工作状态和环境下进行，避免人为因素的影响。
(2) 应在浓度最高的时段进行采样。每个监测点每天采集 2 次，每次同时采集 2 个样品（最好使用双采样头）。两次采样应在浓度较高时进行，其中一次应在浓度最高时进行；每次采样持续时间在 15 分钟左右；根据监测目的决定采样的频率（年、月、日）。根据职业接触限值的要求决定采样持续的时间。

时间加权平均容许浓度(TWA)：采集一个工作日即 8 小时；

短时间接触最高容许浓度(STEL)：采集 15 分钟，不足 15 分钟的按 15 分钟计算。

最高容许浓度(MAC)：采集 15 分钟，不足 15 分钟的按 15 分钟计算。

(四)方法的选择

根据现场化学物质在空气中的存在状态、理化性质、分析方法,确定合适的采样器及吸收剂或吸附剂,以得到合格的采样效率。常用的采样方法有:

1. 浓缩法

(1)液体吸收剂:用来采集气态、蒸气以及某些气溶胶。常用的吸收液有水、水溶液和有机溶剂;吸收管有气泡吸收管和多孔玻砂吸收管。(见实物)

(2)颗粒状吸附剂:硅胶、活性炭、高分子多孔微球。(见实物)

2. 集气法

将空气收集在一容器内,直接带回实验室进行分析。采样器有注射器、铝箔袋、球胆和输液袋等,另外还有检气管和试纸。

3. 滤纸和滤膜

对烟和粉尘状固体气溶胶进行采样。(见实物)

(五)常用的空气采样仪器

常用的空气采样仪器如下:
(1)防爆型粉尘采样器;
(2)个体粉尘采样器;
(3)普通粉尘采样器;
(4)大流量粉尘采样器;
(5)自动分级粉尘采样器;
(6)大气采样器;
(7)静式个体监测器;
(8)直读式检测仪,有 CO、CO_2、SO_2、甲醛检测仪、可燃气体测爆仪、粉尘测定仪等。

六、空气中有害物质浓度的计算

采样后,被阻留在吸收液或吸附剂中被检物的总量 W 与空气中被检物浓度 C、采样流量 R 和采样时间 t 成正比。采样流量 R 和采样时间 t 的乘积就是采样体积 V,以下列公式表示。由吸收液或吸附剂中被检物质的总量 W,计算出空气中被检物的浓度。此浓度是采样时间内的平均浓度。

$$W = C \times R \times t = C \times V$$

(1)最高容许浓度(MAC):

$$C_{MAC} = \frac{c \times V}{F_t}$$

式中:C ——空气中有害物质浓度,mg/m³;

c ——测得样品中溶液中有害物质浓度,μg/mL;

V——样品溶液的总体积，mL；
F——采样流量，L/min；
t——采样时间，min。

(2) 8小时时间加权平均容许浓度(TWA)：

$$C_{TWA} = \frac{c \times V}{F \times 480} \times 1000$$

式中：C——空气中有害物质浓度，mg/m³；
c——测得样品溶液中有害物质浓度，mg/mL；
V——样品溶液的总体积，mL；
F——采样流量，mL/min；
480——时间加权平均容许浓度规定的采样时间，min。

(3) 短时间接触最高容许浓度(STEL)：

$$C_{STEL} = \frac{c \times V}{F \times 15}$$

式中：C——空气中有害物质浓度，mg/m³；
c——测得样品溶液中有害物质浓度，μg/mL；
V——样品溶液的总体积，mL；
F——采样流量，L/min；
15——采样时间，min。

采样时间不足15min，进行两次以上采样时，按算术均数计算。

七、采样效率的检测

将两只采样管串联采样，计算前一个采样管有害物质的含量占总量的百分数。即

$$k = \frac{c_1}{c_1 + c_2} \times 100\%$$

八、样品的前处理要求

样品的前处理要求如下：
(1) 尽量减少样品前处理的步骤，尽量减少试剂的用量，以避免被分析物的损失和污染。
(2) 需灰化、萃取、蒸馏、消解等处理时，应防止样品因挥发、吸附、沉淀和分解等造成的损失和污染，全过程的回收率应在75%~105%。
(3) 固体吸附管的解吸效率应在75%以上。
(4) 滤料洗脱或消解的回收率应在90%以上。

九、分析测定

检测方法见《工作场所空气中有毒物质测定》(GBZ/T 300—2017)有关项。

十、空气中有害物质浓度的表示方法

空气中有害物质浓度的表示方法常用的有两种：质量浓度（mg/m³）和体积浓度（ppm）。

国外多数参考文献对气态物质（气体和蒸气）以体积浓度即 ppm 表示，这是以气温 25℃、标准大气压 101.3kPa（760mmHg 柱）为基准，此时，1g 分子物质的气体体积为 24.45L。

根据阿佛伽德罗定律和气体克分子体积，可以将两种浓度表示方法进行换算。

（1）由体积浓度（ppm）换算成质量浓度（mg/m³）的公式：

$$C = \frac{c \times M}{24.45}$$

式中：C ——质量浓度，mg/m³；

M ——被检物质分子量；

c ——气体体积浓度，ppm；

24.45——1g 分子物质的气体体积为 24.45L。

（2）由质量浓度（mg/m³）换算成体积浓度（ppm）的公式：

$$C = \frac{c \times 24.45}{M}$$

式中：C ——体积浓度，ppm；

M ——被检物质分子量；

c ——质量浓度，mg/m³。

项目二 职业卫生检测工作规范

为规范职业卫生技术服务检测工作，确保检测数据真实准确，2016年国家安全监管总局研究制定了《职业卫生检测工作规范》，在规范中对职业卫生检测工作做了详细的要求，包括以下内容。

一、现场调查的工作程序

现场调查的工作程序包括以下几个方面：
(1)现场调查应当覆盖检测范围内全部工作场所。
(2)现场调查应当至少包括以下内容：
①用人单位基本情况，包括单位名称、地址、劳动定员、岗位划分、工作班制。
②生产过程中使用的原辅材料，生产的产品、副产品和中间产物等的种类、数量、纯度、杂质及理化性质。
③生产工艺和设备，包括设备类型、数量及其布局；主要工艺参数、生产方式、生产状态。
④各岗位(工种)作业人员的工作状况，包括作业人数、工作地点及停留时间、工作内容和工作方式；接触职业病危害的程度、频度及持续时间。
⑤工作场所空气中有害物质的产生和扩散规律、存在状态、估计浓度。
⑥工作场所卫生状况和环境条件、职业病防护设施及运行情况、个人防护用品及使用情况。
(3)现场调查应当至少由2名专业技术人员完成，且应当包括相关行业工程技术人员。
(4)现场调查应当在正常生产情况下进行，且现场调查的时间应至少覆盖1个工作日。
(5)现场调查应当实时记录(现场调查记录表参照附录1中的附件2)，并经用人单位陪同人员签字确认。
(6)在用人单位显著标志物位置前拍照(摄影)留证并归档保存。
(7)根据实际情况，可在现场调查时开展预采样，预采样不能代替现场采样。

二、制定现场采样和检测计划

按照《工作场所空气中有害物质监测的采样规范》(GBZ 159)、《工作场所物理因素测量》(GBZ/T 189)和《工作场所空气中粉尘测定》(GBZ/T 192)等标准要求，确定有代表性的采样点和采样对象、采样数量、采样时段，根据职业病危害因素的职业接触限值类型确定采样方法，绘制现场采样点设置示意图。

现场采样和检测计划应当至少包括用人单位名称、检测类别、检测任务编号、检测项目名称(职业病危害因素名称)、岗位(工种)、采样点或采样对象、采样方式(个体采样或定点采样)、采样时段、采样时间、样品数量、采样日期、仪器设备、空气收集器、采样流量、样品保存期限和保存条件、编制人、审核人、批准人、编制日期等信息(现场采样和检测计划表参照附录1中的附件3)。

三、现场采样和检测计划的准备工作

现场采样和检测计划的准备工作包括以下几个方面：
(1)下达现场采样任务，做好任务分工。
(2)准备好符合采样要求的仪器设备，检查其性能规格(包括防爆性能)、电池电量、计量检定或校准有效期等情况，按要求领用仪器设备并做好记录。
(3)做好仪器设备的充电、流量校准等工作。校准流量时，必须串联与采样相同的空气收集器，并做好记录。
(4)准备好现场采样所需的空气收集器、相关滤料和试剂，确保其质量完好、数量充足。
(5)备齐现场采样记录表格。
(6)为现场采样人员配备适宜的个人防护用品。

四、现场采样的开展(包括利用便携式仪器设备对危害因素进行现场测量)

应按照以下几个方面开展现场采样：
(1)按照GBZ 159、GBZ/T 189、GBZ/T 192及《职业卫生检测工作规范》等标准规范的要求，在正常生产状况下进行现场采样。
(2)每个采样点现场采样应当由至少2名以上专业技术人员完成。采样人员应当遵守用人单位工作场所安全卫生要求，正确佩戴个人防护用品。采样前应当观察和了解工作场所卫生状况和环境条件，核实确认采样点、采样对象、采样时段、检测项目等信息。
(3)现场采样应当选定有代表性的采样对象或采样点、采样时段，应当包括职业病危害因素浓度(强度)最高的工作日和时段、接触职业病危害因素浓度(强度)最高和接触时间最长的劳动者。采样点和采样对象的数量必须满足标准要求。
(4)有害物质样品的采集应当优先采用个体采样方式。职业接触限值为时间加权平均容许浓度的有害物质的采样，应优先采用长时间采样，采样时间尽可能覆盖整个工作班；采用定点短时间方式采样的，应当在有害物质浓度不同时段分别进行采样，且同一采样点应至少采集3个不同时段的样品。作业人员在不同工作地点工作或移动工作时，应当根据工作情况在每个工作地点或移动范围内分别设置采样点。

职业接触限值为最高容许浓度、短时间接触容许浓度或超限倍数的有害物质的采样，应当选择接触有害物质浓度最高的作业人员或有害物质浓度最高的工作地点，在有害物质浓度最高的时段进行采样，不得随机选取采样对象或采样点。当现场浓度波动情况难以确定时，应当在1个工作班内不同时段进行多次采样。

(5)化学因素现场采样的频次应当满足 GBZ 159 的要求,物理因素现场采样应当至少测量1个工作日。

(6)现场环境条件应当满足采样条件及仪器设备使用要求。采样时,应当观察仪器设备的运行状态,保持流量稳定,在空气收集器的采集容量饱和前及时更换收集器。采样时,不得在采样点处理样品(如打开滤膜夹或倒出吸收液),防止样品污染。

(7)采样时,应当按要求采集空白对照样品,同一检测项目同一批次样品应至少采集3个空白对照样品。

(8)采集样品应有唯一性标识。

(9)现场采样记录应当实时填写,并经用人单位陪同人逐页签字确认。记录信息应当至少包括检测任务编号、样品名称、样品编号、采样点或采样对象、采样设备名称及编号、生产状况、职业病防护设施运行情况、个人防护用品使用情况、采样起止时间、采样流量、环境气象条件参数(温度、湿度、气压)、采样人、陪同人等相关信息(现场采样记录表和现场测量记录表参照附录1中的附件4和附件5)。

(10)除涉及国家秘密、商业秘密、技术秘密及特殊要求的项目外,应当对现场采样情况进行拍照(摄影)留证。因故不能拍照(摄影)留证的,需用人单位书面确认。

五、样品的运输

样品运输应当保证样品性质稳定,避免污染、损失和丢失。对于不稳定的样品,应采取必要措施妥善保存。

空白对照样品应当独立包装,与采集样品一并放置、运输、储存。

六、样品的管理

应当加强样品接收、流转管理,保证各环节受控。样品接收人员检查并确认样品标签、包装完整后,填写样品交接记录。样品有异常或处于损坏状态,应如实记录,采取相关处理措施,必要时应重新采样。

样品交接记录至少应当包括检测任务编号、样品名称、样品编号、样品状态、样品数量、样品保存条件、交接日期、交接时刻、交接人员等信息。

七、样品的预处理

应当根据检测方法的要求,对采集样品、空白对照样品进行预处理。样品应在检测方法要求的有效保存期限内完成预处理和测定。

八、样品的测定要求

应当按照以下要求进行样品测定:

(1) 按照实验室资质认定批准的检测方法进行样品测定。

(2) 仪器设备性能应当满足检测方法的要求,且通过计量检定或校准,并在有效期内。

(3) 实验室的环境条件应当满足仪器设备使用和检测方法要求。对环境条件有特殊要求的天平室、理化分析室、热解吸室等,应当按要求对环境条件进行控制并实时记录相关参数。

(4) 按照操作规程进行仪器设备操作,记录仪器使用时的状态、使用日期、样品名称、样品编号、使用人等信息。

(5) 标准物质及化学试剂、实验用水等应当满足检测方法要求,并保证其质量。标准物质及化学试剂使用、配制应当实时记录,记录应当完整、清晰,记录内容应当至少包括标准物质或化学试剂的名称、批号、生产单位、配制时的环境条件、配制浓度、配制方法、配制日期、配制人等信息。标准溶液优先采用国家认可的标准物质进行配制,低浓度的标准溶液宜当日配制和使用。

(6) 按照检测方法的要求配制相应的标准系列,制作标准曲线;标准系列应现用现制,不得使用过期的标准曲线进行分析。对同一天分析的不同检测任务的样品,使用相同标准曲线时,应当有可溯源的标准曲线使用记录。

(7) 在样品测定前,应进行质控样品测定,测定结果满足质控要求后,方可进行样品测定。样品测定过程中,应根据仪器设备的稳定性,同一检测项目每分析 10~30 个样品应进行质控样品分析,检查分析条件的变动。质控样品测定结果应在质控标准值范围内,或在质控图控制线范围内。质控样品可直接外购或单独配制。如无质控样品,可采用加标回收率进行质量控制,加标回收率应保证在 75%~105%。

(8) 根据样品、空白对照样品的实验室分析结果和采样体积计算待测物浓度。

(9) 对保存时限有要求需进行现场测定的样品,应按实验室资质认定的检测方法进行测定,使用的便携式仪器应在计量检定有效期内,仪器设备的技术指标应满足检测方法的要求。现场测定应在对样品无污染的场所进行,环境条件应满足仪器设备使用要求和检测方法要求,并做好记录。

(10) 实验室分析(包括现场测定)记录应当至少包括检测任务编号、检测项目、样品编号、检测依据、检测参数、检测日期、环境条件参数(温度、湿度、气压)、样品处理、仪器设备(名称、型号及编号)、仪器设备条件参数、标准物质、标准曲线、质控样品、检测结果等信息(实验室分析记录表参照附录 1 中的附件 6)。

九、检测结果处理要求

检测结果处理要求如下:
(1) 应当按照标准规范进行数值转换,并记录转换过程。
(2) 应当采用法定计量单位,按照标准规范进行数值修约。
(3) 检测结果应按照以下原则表示:
① 职业接触限值为整数的,检测结果原则上应保留到小数点后 1 位;职业接触限值为

非整数的,检测结果应保留到比职业接触限值数值小数点后多1位。

②当样品未检出时,检测结果表示为小于最低检出浓度,最低检出浓度至少保留1位有效数字。

③当空白对照样品未检出时,检测结果表示为未检出。

(4)不得随意剔除有关数据,人为干预检测结果。当出现可疑数据需舍弃时,应分析原因并说明理由。

十、检测记录要求

检测工作中的各种原始记录应当使用受控的记录表格,及时、如实记录。记录信息应当全面、清晰、完整,按要求书写、复核、签字。记录划改应当规范,采用杠改方式,并由划改人签字或盖章。

十一、检测报告要求

应当按照以下要求向用人单位(或委托单位)出具检测报告(检测报告样式见附录1中的附件7):

(1)检测报告应有唯一性标识,页码和总页数标识,表明检测报告结束的标识。

(2)检测报告应当有资质认定标识,公章或检测专用章,并加盖骑缝章。

(3)检测报告应注明检测类别。分次完成的定期检测项目,应当注明当次检测范围。

(4)检测报告内容应当完整、规范、信息全面,至少包括用人单位名称和地址、名称、检测任务编号、采样点或采样对象、采样日期、采样时间、采样方式、仪器设备名称及编号、检测依据、检测日期、检测结果、审核人、授权签字人等信息。

(5)定期检测报告除列出检测结果外,应按照职业接触限值要求汇总检测结果,并给出是否符合职业接触限值要求的结论,分析超标主要原因,提出整改措施建议。

十二、检测工作的质量管理和控制

应当通过以下措施加强检测工作全过程的质量管理和控制:

(1)建立质量管理体系,体系文件应涵盖检测工作的全部程序和内容,满足检测工作的质量要求,具有可操作性。

(2)仪器设备应当按要求进行计量检定或校准,定期实施期间核查,并做好维护、保养。

十三、检测档案

检测工作结束后,应将检测过程中产生的资料按要求归档保存,保证检测过程可溯源。检测档案应当至少包括以下内容:

(1) 技术服务合同(或协议)。
(2) 合同评审记录。
(3) 现场调查、工作日写实等相关原始记录。
(4) 现场采样和检测计划及审核记录。
(5) 现场采样记录、现场测量记录、样品接收流转保存记录、实验室分析记录、原始谱图及计算过程记录等相关原始记录。
(6) 技术服务过程影像资料。
(7) 检测所需的技术资料。
(8) 检测报告及审核记录。
(9) 其他与检测相关的记录、资料。

【思考题】
1. 样品前处理方法都有哪些?
2. 按照职业卫生检测工作规范要求,制订汽车零部件生产企业职业病危害因素检测计划表。

项目三　工作场所空气中铅及其化合物的测定

（GBZ/T 300.15—2017）

一、目的

（1）了解铅及其化合物测定的卫生学意义。
（2）掌握火焰原子吸收光谱法测定的原理和方法。

二、范围

本部分规定了工作场所空气中铅及其化合物的酸消解-火焰原子吸收光谱法和四乙基铅的溶剂解吸-石墨炉原子吸收光谱法。

本部分适用于工作场所空气中铅及其化合物（包括铅尘、铅烟和四乙基铅等）浓度的检测。

三、铅及其化合物的基本信息

铅及其化合物的基本信息见表1.2.1。

表1.2.1　　　　　　　　　铅及其化合物的基本信息

化学物质	化学文摘号（CAS号）	元素符号	分子量
铅（Lead）	7439-92-1	Pb	207.2
四乙基铅（Tetraethyl lead）	78-00-2	$Pb(C_2H_5)_4$	323.44

四、测定方法

（一）铅及其化合物的酸消解-火焰原子吸收光谱法

1. 原理

空气中气溶胶态铅及其化合物（包括铅尘和铅烟等）用微孔滤膜采集，酸消解后，用乙炔-空气火焰原子吸收分光光度计，在283.3 nm波长下测定吸光度，进行定量。

2. 仪器

(1) 微孔滤膜，孔径 0.8μm。
(2) 采样夹，滤料直径 40mm。
(3) 小型塑料采样夹，滤料直径 25mm。
(4) 空气采样器，流量范围为 0~2 L/min 和 0~10 L/min。
(5) 烧杯，50mL。
(6) 控温电热器。
(7) 具塞刻度试管，5mL。
(8) 容量瓶，50mL。
(9) 原子吸收分光光度计，配备乙炔-空气火焰燃烧器和铅空心阴极灯。

3. 试剂

(1) 实验用水为去离子水，用酸为优级纯或高纯。
(2) 消解液：1 体积高氯酸(ρ_{20} = 1.67 g/mL)与 9 体积硝酸(ρ_{20} = 1.42 g/mL)混合。
(3) 硝酸溶液：1%(体积分数)。
(4) 标准溶液：用硝酸溶液稀释国家认可的铅标准溶液成 100.0μg/mL 标准应用液。或称取 0.1598g 硝酸铅(优级纯，在 105℃ 干燥 2h)，用少量硝酸溶液溶解，定量转移入 100mL 容量瓶中，并定容至刻度。此溶液为 1.0mg/mL 标准贮备液。临用前，用硝酸溶液稀释成 100μg/mL 铅标准溶液；或用国家认可的标准溶液配制。

4. 样品的采集、运输和保存

现场采样按照 GBZ 159 执行。

(1) 短时间采样：在采样点，将装好微孔滤膜的采样夹，以 5L/min 流量采集 15min 空气样品。
(2) 长时间采样：在采样点，将装好微孔滤膜的小型塑料采样夹，以 1L/min 流量采集 2~8h 空气样品。
(3) 个体采样：将装好微孔滤膜的小型塑料采样夹佩戴在监测对象的前胸上部，进气口尽量接近呼吸带，以 1L/min 流量采集 2~8h 空气样品。
(4) 采样后，将滤膜的接尘面朝里对折 2 次，放入清洁容器中运输和保存。在室温下样品可长期保存。
(5) 样品空白：在采样点，打开装好微孔滤膜的采样夹，立即取出滤膜，放入清洁的塑料袋或纸袋中，然后同样品一起运输、保存和测定。每批次样品不少于 2 个样品空白。

5. 分析步骤

(1) 样品处理：将采过样的微孔滤膜放入烧杯中，加入 5mL 消解液，盖上表面皿，在控温电热器上 200℃ 左右缓缓消解至溶液近干为止。取下烧杯，稍冷，用硝酸溶液将残液定量转移入具塞刻度试管中，并稀释至 5mL，样品溶液供测定。若样品溶液中铅浓度超过测定范围，用硝酸溶液稀释后测定，计算时乘以稀释倍数。
(2) 标准曲线的制备：取 5~8 支 50 mL 容量瓶，分别加入 0~10mL 铅标准应用液，用硝酸溶液定容，配成 0~20μg/mL 浓度范围的铅标准系列。将原子吸收分光光度计调节至最佳测定状态，在 283.3nm 波长下，用乙炔-空气贫燃气火焰分别测定标准系列各浓度的吸光度。以测得的吸光度对相应的铅浓度(μg/mL)绘制标准曲线或计算回归方程，其相关系数应≥0.999。

(3) 样品测定：用测定标准系列的操作条件测定样品溶液和样品空白溶液，测得的吸光度值由标准曲线或回归方程得样品溶液中铅的浓度（μg/mL）。

6. 计算

按GBZ 159的方法和要求将采样体积换算成标准采样体积。

(1) 按式(1)将采样体积换算成标准采样体积：

$$V_0 = V \times \frac{293}{273+t} \times \frac{P}{101.3} \tag{1}$$

式中：V_0——标准采样体积，L；
V——采样体积，L；
t——采样点的温度，℃；
P——采样点的大气压，kPa。

(2) 按式(2)计算空气中铅的浓度：

$$C = \frac{5C_0}{V_0} \tag{2}$$

式中：C——空气中铅的浓度，mg/m³；
5——样品溶液的体积，mL；
C_0——测得的样品溶液中铅的浓度（减去样品空白），μg/mL；
V_0——标准采样体积，L。

(3) 空气中的时间加权平均容许浓度（C_{TWA}）按GBZ 159的规定计算。

7. 说明

(1) 本法按照GBZ/T 210.4的方法和要求进行研制。本法的检出限为0.06μg/mL，定量下限为0.2μg/mL，定量测定范围为0.2~20μg/mL；以采集75L空气样品计，最低检出浓度为0.004mg/m³，最低定量浓度为0.013mg/m³；平均相对标准偏差为4.0%，平均采样效率为98.5%。

(2) 微孔滤膜在使用前应测定其空白，若空白高，可用硝酸溶液洗涤、晾干后使用。

(3) 本法测得的是总铅，不能分别检测铅尘和铅烟及其他铅化合物。

(4) 样品也可采用微波消解法。

(5) 样品溶液中含有100μg/mL Sn^{4+}或Zn^{2+}会产生一定的正干扰；在微酸性溶液中，W^{6+}也有干扰，加入酒石酸可消除。

(6) 在检测低浓度铅时，本法也可使用217.0nm波长进行测定，但要注意共存物的干扰。

(二) 四乙基铅的石墨炉原子吸收光谱法

1. 原理

空气中四乙基铅用活性炭管采集，酸洗脱后，在283.3nm波长下，用石墨炉原子吸收光谱法测定四乙基铅含量。

2. 仪器

(1)活性炭管，热解吸型，内装 100mg 活性炭。
(2)空气采样器，流量 0~500mL/min。
(3)溶剂解吸瓶，5mL。
(4)烧杯，50mL。
(5)控温电热器。
(6)原子吸收分光光度计，配备石墨炉原子化器和铅空心阴极灯。仪器操作参考条件：

①干燥：80~120℃，20s，保持 20s；
②灰化：400℃，保持 30s；
③原子化：2100℃，1s，停气；
④净化：2300℃，3s。

3. 试剂

实验用水为去离子水，用酸为优级纯或高纯。
(1)硝酸，ρ_{20} = 1.42g/mL。
(2)硝酸溶液：10mL 硝酸加入 990mL 水中。
(3)标准溶液：称取 0.1598g 硝酸铅(优级纯，在 105℃ 干燥 2h)，用少量硝酸溶液溶解，定量转移入 100mL 容量瓶中，并稀释至刻度。此溶液为 1.0mg/mL 铅标准贮备液。临用前，用硝酸溶液稀释成 0.10μg/mL 铅标准溶液；或用国家认可的标准溶液配制。

4. 样品的采集、运输和保存

现场采样按照 GBZ 159 执行。
(1)短时间采样：在采样点，打开活性炭管两端，以 300mL/min 流量采集 15min 空气样品。
(2)长时间采样：在采样点，打开活性炭管两端，以 50mL/min 流量采集 2~8h 空气样品。
(3)采样后，立即封闭活性炭管两端，置清洁的容器内运输和保存，应尽快测定。
(4)样品空白：在采样点，打开活性炭管两端，并立即封闭，然后同样品一起运输、保存和测定。每批次样品不少于 2 个样品空白。

5. 分析步骤

(1)样品处理：将采过样的活性炭迅速放入装有 2.0 mL 硝酸溶液的溶剂解吸瓶中，置超声水浴中解吸 30 min，样品溶液供测定。
(2)标准曲线的绘制：取 5~8 支 1 mL 容量瓶，分别加入 0.0~1.0 mL 铅标准应用液，用硝酸溶液定容，配成 0~0.10μg/mL 浓度范围的铅浓度标准系列。参照仪器操作条件，将原子吸收分光光度计调节至最佳操作条件，进样 20.0μL，在 283.3 nm 波长下，分别测定标准系列各浓度的吸光度。以测得的吸光度对相应的铅浓度(μg/mL)绘制标准曲线或计算回归方程，其相关系数应大于等于 0.99。
(3)样品测定：用测定标准系列的操作条件测定样品溶液和样品空白溶液，测得的吸光度值由标准曲线或回归方程得样品溶液中铅的浓度(μg/mL)。若样品溶液中铅的浓度超过测定范围，用硝酸溶液稀释后测定，计算时乘以稀释倍数。

6. 计算

(1)按式(1)将采样体积换算成标准采样体积。

$$V_0 = V \times \frac{293}{273+t} \times \frac{P}{101.3} \qquad (1)$$

(2)按式(2)计算空气中四乙基铅的浓度：

$$C = \frac{2C_0}{V_0} \qquad (2)$$

式中：C——空气中四乙基铅的浓度(按 Pb 计)，mg/m^3；

2——样品溶液的体积，mL；

C_0——测得的样品溶液中铅的浓度(减去样品空白)，$\mu g/mL$；

V_0—— 标准采样体积，L。

(3)空气中的时间加权平均接触浓度(C_{TWA})按 GBZ 159 的规定计算。

7. 说明

(1)本法按照 GBZ/T 210.4 的方法和要求进行研制。本法的检出限为 $0.004\mu g/mL$，定量下限为 $0.013\mu g/mL$，定量测定范围为 $0.013\sim 0.10\mu g/mL$；以采集 4.5 L 空气样品计，最低检出浓度为 $0.002mg/m^3$，最低定量浓度为 $0.006mg/m^3$；平均相对标准偏差为 8.2%，穿透容量(100mg 活性炭)为 0.063mg(对汽油中的四乙基铅)，采样效率为 97.1%~100%，平均回收率为 96.4%。

(2)在采样前，应测定每批活性炭管的空白值和解吸效率。若空白值较高，影响测定，这批活性炭管就不能使用。样品溶液中活性炭悬浮颗粒较多时，可离心后取上清液测定。

(3)若工作场所空气中共存气溶胶态铅化合物，宜在活性炭管前串联一支装有滤料的采样夹，若空气中四乙基铅浓度较高时，宜串联两支活性炭管采样。

(4)工作场所空气中铅的接触限值

8 小时时间加权平均浓度(PC-TWA)：铅尘 $0.05mg/m^3$，铅烟 $0.03mg/m^3$；短时间接触浓度(PC-STEL)：铅尘 $0.15mg/m^3$，铅尘 $0.09mg/m^3$。

项目四　工作场所空气中苯、甲苯、二甲苯和乙苯的测定

（GBZ/T 300.66—2017）

一、目的

(1) 了解苯系物测定的卫生学意义。
(2) 掌握气相色谱法测定的原理和方法。

二、范围

本部分规定了工作场所空气中苯、甲苯、二甲苯和乙苯的溶剂解吸和热解吸-气相色谱法。

本部分适用于工作场所空气中蒸气态苯、甲苯、二甲苯和乙苯浓度的检测。

三、苯、甲苯、二甲苯和乙苯的基本信息

苯、甲苯、二甲苯和乙苯的基本信息见表1.2.2。

表1.2.2　苯、甲苯、二甲苯和乙苯的基本信息

化学物质	化学文摘号（CAS号）	分子式	相对分子质量
苯（Benzene）	71-43-2	C_6H_6	78.1
甲苯（Toluene）	108-88-3	$CH_3C_6H_5$	92.1
二甲苯（Xylene）	1330-20-7	$(CH_3)_2C_6H_4$	106.2
对二甲苯（p-Xylene）	106-42-3	$p\text{-}(CH_3)_2C_6H_4$	
邻二甲苯（o-Xylene）	95-47-6	$o\text{-}(CH_3)_2C_6H_4$	
间二甲苯（m-Xylene）	108-38-3	$m\text{-}(CH_3)_2C_6H_4$	
乙苯（Ethyl benzene）	100-41-4	$(CH_3)_2C_6H_4$	106.2

四、测定方法

(一) 苯、甲苯、二甲苯和乙苯的溶剂解吸-气相色谱法

1. 原理

空气中的蒸气态苯、甲苯、二甲苯和乙苯用活性炭采集,二硫化碳解吸后进样,经气相色谱柱分离,氢焰离子化检测器检测,以保留时间定性,峰高或峰面积定量。

2. 仪器

(1)活性炭管,溶剂解吸型,内装100mg/50mg活性炭。

(2)空气采样器,流量范围为0~500mL/min。

(3)溶剂解吸瓶,5mL。

(4)微量注射器。

(5)气相色谱仪,具氢焰离子化检测器。仪器操作参考条件:

①色谱柱:30m×0.32mm×0.5μm,FFAP;

②柱温:80℃;

③汽化室温度:150℃;

④检测室温度:200℃;

⑤载气(氮)流量:1mL/min;

⑥分流比:10:1。

3. 试剂

(1)二硫化碳,色谱鉴定无干扰峰。

(2)标准溶液:容量瓶中加入二硫化碳,准确称量后,分别加入一定量的一种或多种待测物,再准确称量,用二硫化碳定容。由称量之差计算溶液的浓度,为待测物的标准溶液。或用国家认可的标准溶液配制。

4. 样品的采集、运输和保存

(1)现场采样按照GBZ 159执行。

(2)短时间采样:在采样点,用活性炭管以100mL/min流量采集15min空气样品。

(3)长时间采样:在采样点,用活性炭管以50mL/min流量采集2~8h空气样品。

(4)采样后,立即封闭活性炭管两端,置清洁容器内运输和保存。样品在室温下可保存7d,置4℃冰箱内可保存14d。

(5)样品空白:在采样点,打开活性炭管两端,并立即封闭,然后同样品一起运输、保存和测定。每批次样品不少于2个样品空白。

5. 分析步骤

1)样品处理

将前后段活性炭分别放入两支溶剂解吸瓶中,各加入1mL二硫化碳,封闭后,解吸30min,不时振摇。样品溶液供测定。

2)标准曲线的制备

取4~7支容量瓶,用二硫化碳稀释标准溶液成表1.2.3所列的浓度范围的标准系列。参照仪器操作条件,将气相色谱仪调节至最佳测定状态,进样1.0μL,分别测定标准系列各浓度的峰高或峰面积。以测得的峰高或峰面积对相应的苯、甲苯、二甲苯和乙苯浓度(μg/mL)绘制标准曲线或计算回归方程,其相关系数应大于等于0.999。

表 1.2.3　　　　　　　　　　标准系列的浓度范围

化学物质	苯	甲苯	邻二甲苯	对二甲苯	间二甲苯	乙苯
浓度范围(μg/mL)	0~878.7	0~866.9	0~880.2	0~864.2	0~861.1	0~870.0

3) 样品测定

用测定标准系列的操作条件测定样品溶液和样品空白溶液，测得的峰高或峰面积值由标准曲线或回归方程得样品溶液中苯、甲苯和/或二甲苯的浓度(μg/mL)。若样品溶液中待测物浓度超过测定范围，用二硫化碳稀释后测定，计算时乘以稀释倍数。

6. 计算

(1) 按式(1)计算空气中苯、甲苯和/或二甲苯的浓度：

$$C = \frac{(c_1 + c_2)v}{V_0 D} \tag{1}$$

式中：C——空气中苯、甲苯和/或二甲苯的浓度，mg/m³；

c_1、c_2——测得的样品溶液中苯、甲苯和/或二甲苯的浓度(减去样品空白)，μg/mL；

v——样品溶液的体积，mL；

V_0——标准采样体积，L；

D——解吸效率，%。

(2) 空气中的时间加权平均接触浓度(C_{TWA})按 GBZ 159 的规定计算。

7. 说明

(1) 本法按照 GBZ/T 210.4 的方法和要求进行研制。本法的检出限、定量下限、定量测定范围、最低检出浓度、最低定量浓度(以采集 1.5L 空气样品计)、相对标准偏差、穿透容量(100mg 活性炭)和解吸效率等方法性能指标见表 1.2.4。应测定每批活性炭管的解吸效率。

表 1.2.4　　　　　　　　溶剂解吸-气相色谱法的性能指标

性能指标	化 合 物			
	苯	甲苯	二甲苯	乙苯
检出限(μg/mL)	0.9	1.8	4.9	2
定量下限(μg/mL)	3	6	16	6.4
定量测定范围(μg/mL)	3~900	6~900	16~900	6.4~900
最低检出浓度(mg/m³)	0.6	1	3	1
最低定量浓度(mg/m³)	2	4	11	4
相对标准偏差(%)	4.3~6	4.7~6.3	4.1~7.2	2

续表

性能指标	化合物			
	苯	甲苯	二甲苯	乙苯
穿透容量(mg)	7	13.1	10.8	20
解吸效率(%)	>90	>90	>90	>
检出限(μg/mL)	0.9	1.8	4.9	2
定量下限(μg/mL)	3	6	16	6.4
定量测定范围(μg/mL)	3~900	6~900	16~900	6.4~900
最低检出浓度(mg/m^3)	0.6	1	3	1

(2)本法也可用等效的其他气相色谱柱测定。根据测定需要可以选用恒温测定或程序升温测定。

(3)本法的色谱分离图见图1.2.1。

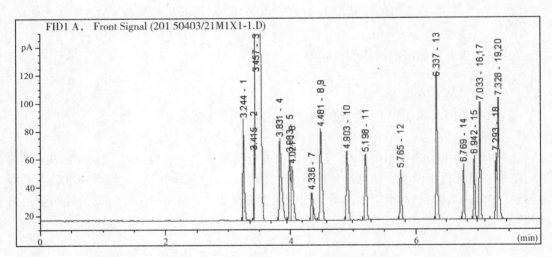

说明：1—丙酮；2—二氯甲烷；3—二硫化碳；4—丁酮；5—乙酸乙酯；6—三氯甲烷；7—1,2二氯乙烷；8,9—苯、环己烷；10—三氯乙烯；11—甲基环己烷；12—甲苯；13—氯苯；14—乙酸丁酯；15—乙苯；16,17—对-二甲苯，间-二甲苯；18—苯乙烯；19,20—环己酮、邻二甲苯。

图1.2.1 色谱分离图

(二)苯、甲苯、二甲苯和乙苯的热解吸-气相色谱法

1.原理

空气中的蒸气态苯、甲苯、二甲苯和乙苯用活性炭采集，热解吸后进样，经气相色谱柱分离，氢焰离子化检测器检测，以保留时间定性，峰高或峰面积定量。

2. 仪器

(1)活性炭管，热解吸型，内装 100mg 活性炭。

(2)空气采样器，流量范围为 0~500mL/min。

(3)热解吸器。

(4)注射器，1mL、100mL。

(5)气相色谱仪，具氢焰离子化检测器。仪器操作参考条件：

①色谱柱：30m×0.32mm×0.5μm，FFAP；

②柱温：80℃；

③汽化室温度：150℃；

④检测室温度：200℃；

⑤载气(氮)流量：1mL/min；

⑥分流比：10∶1。

3. 试剂

(1)苯，20℃时，1μL 液体的质量为 0.8787mg。

(2)甲苯，20℃时，1μL 液体的质量为 0.8669mg。

(3)邻二甲苯、间二甲苯和对二甲苯，20℃时，1μL 液体的质量分别为 0.8802mg、0.8642mg 和 0.8611mg。

(4)乙苯，20℃时，1μL 液体的质量为 0.8670mg。

(5)标准气：临用前，用微量注射器分别准确抽取 1.0μL 一种或多种待测物，注入 100mL 气密式玻璃注射器中，用清洁空气稀释至 100.0mL，计算其浓度，为苯、甲苯、二甲苯和/或乙苯标准气。或用国家认可的标准气配制。

4. 样品的采集、运输和保存

(1)现场采样按照 GBZ 159 执行。

(2)短时间采样：在采样点，用活性炭管以 100mL/min 流量采集 15min 空气样品。

(3)长时间采样：在采样点，用活性炭管以 50mL/min 流量采集 2~8h 空气样品。

(4)采样后，立即封闭活性炭管两端，置清洁容器内运输和保存。样品在室温下可保存 7d，置 4℃ 冰箱内可保存 14d。

(5)样品空白：在采样点，打开活性炭管两端，并立即封闭，然后同样品一起运输、保存和测定。每批次样品不少于 2 个样品空白。

5. 分析步骤

(1)样品处理：将活性炭管放入热解吸器中，其进气口一端与 100mL 注射器相连，另一端与载气(氮)相连，用 50mL/min 流量，于 350℃下解吸至 100.0mL。样品气供测定。

(2)标准曲线的制备：取 4~7 支 100mL 气密式玻璃注射器，用清洁空气稀释标准气成表 1.2.5 所列的浓度范围的标准系列。参照仪器操作条件，将气相色谱仪调节至最佳测定状态，进样 0.50mL，分别测定标准系列各浓度的峰高或峰面积。以测得的峰高或峰面积对相应的苯、甲苯、邻二甲苯、间二甲苯、对二甲苯和/或乙苯浓度(μg/mL)绘制标准曲线或计算回归方程,其相关系数应大于等于0.9995。

表1.2.5　　　　　　　　　　　　标准系列的浓度范围

浓度范围(μg/mL)	化学性质					
	苯	甲苯	邻二甲苯	对二甲苯	间二甲苯	乙苯
	0~878.7	0~866.9	0~880.2	0~864.2	0~861.1	0~870.0

6. 计算

(1)按GBZ 159的方法和要求将采样体积换算成标准采样体积。

(2)按式(2)计算空气中苯、甲苯、二甲苯和乙苯的浓度:

$$C = \frac{C_0}{V_0 D} \times 100 \tag{2}$$

式中:C——空气中苯、甲苯、二甲苯和/或乙苯的浓度,mg/m^3;

　　　C_0——测得的样品气中苯、甲苯、二甲苯和/或乙苯的浓度(减去样品空白),μg/mL;

　　　100——样品气的体积,mL;

　　　V_0——标准采样体积,L;

　　　D——解吸效率,%。

(3)空气中的时间加权平均接触浓度(C_{TWA})按GBZ 159的规定计算。

7. 说明

(1)本法按照GBZ/T 210.4的方法和要求进行研制。本法的检出限、定量下限、定量测定范围、最低检出浓度、最低定量浓度(以采集1.5L空气样品计)、相对标准偏差和穿透容量(100mg活性炭)等方法性能指标见表1.2.6。应测定每批活性炭管的解吸效率。

表1.2.6　　　　　　　　　　　　方法性能指标

性能指标	化 合 物			
	苯	甲苯	二甲苯	乙苯
检出限(μg/mL)	0.0005	0.001	0.002	0.002
定量下限(μg/mL)	0.0016	0.0033	0.0066	0.0066
定量测定范围(μg/mL)	0.0016~0.88	0.0033~0.87	0.007~0.87	0.007~0.87
最低检出浓度(mg/m^3)	0.033	0.07	0.13	0.13
最低定量浓度(mg/m^3)	0.1	0.2	0.46	0.46
相对标准偏差(%)	1.9~5.2	3.3~5.1	3.0~6.2	1.1~2.8
穿透容量(mg)	7.0	13.1	10.8	20.0

(2)本法也可使用等效的其他气相色谱柱测定。根据测定需要可以选用恒温测定或程序升温测定。

(3)样品解吸后,解吸气应当天尽快测定。

(4)若工作场所空气中待测物浓度较高,可能会发生穿透时,应串联两根热解吸型活性炭管采样。

(5)本法的色谱分离图见图1.2.1。

项目五　工作场所空气中粉尘浓度与分散度的测定

一、目的

(1) 了解粉尘测定的卫生学意义。
(2) 掌握粉尘浓度和分散度测定的原理和方法。

二、粉尘浓度的测定

粉尘浓度是指单位体积空气中所含粉尘的质量或数量。我国卫生标准中，粉尘浓度采用质量浓度来表示。

(一) 总粉尘浓度的测定(滤膜质量法)

1. 原理

抽取一定体积的含尘空气，将粉尘阻留在已知质量的滤膜上，由采样后滤膜的增量，求出单位体积空气中粉尘的质量。

2. 器材

粉尘采样器(在需要防爆的作业场所，用防爆型采样器采样)；滤膜(过氯乙烯纤维滤膜或丙纶滤膜)、滤膜夹、样品盒、镊子；分析天平；秒表；干燥器(内盛变色硅胶)。

3. 操作步骤

1) 滤膜准备

用镊子取下滤膜两面的夹衬纸，将滤膜放在分析天平上称量。编号和质量记录在衬纸上。打开滤膜夹，将直径40mm的滤膜毛面向上平铺于锥形杯上，旋紧固定环，务必使滤膜无褶皱或裂隙，放入样品盒，将直径75mm的滤膜折叠成漏斗状，装入滤膜夹。

2) 采样

(1) 采样器架设于接尘作业人员经常活动的范围内，且设于粉尘分布较均匀的呼吸带。有分流影响时，一般应选择在作业地点下风侧或回风侧；在移动的扬尘点，应位于作业人员活动中有代表性的地点，或架于移动位置上。

(2) 先用一个装有滤膜(未称量滤膜即可)的滤膜夹装入采样头中旋紧，开动采样器调节至所需流量，然后将已称量滤膜换入采样头，使滤膜受尘面迎向含尘气流。当迎向含尘气流无法避免飞溅的泥浆、砂粒对样品的污染时，受尘面可侧向。

(3) 采样流量，用40mm滤膜时流量为15~40L/min，用漏斗状滤膜时，可适当加大流量，但不得超过80L/min。

(4) 根据采样点的粉尘浓度估计值及滤膜上所需粉尘增量(直径40mm平面滤膜，粉尘增量不得少于1mg，但不得多于10mg。直径75mm的漏斗状滤膜粉尘增量不受此限制)确定采样持续时间，但一般不得小于10min(当粉尘浓度高于10mg/m³时，采气量不得少于 0.2m³，低于 2mg/m³时，采气量应为 0.5~1m³）。记录滤膜编号、采样时间、气体流量和采样点生产工作情况。

（5）采样结束后，用镊子将滤膜从滤膜夹上取下，受粉尘面向内折叠几次，用衬纸包好，贮于样品盒中，或装入自备的样品夹中，带回实验室。

（6）已采样滤膜，一般情况下不需干燥处理，即可称量。如果采样时现场空气相对湿度在 90% 以上或有水雾时，应将滤膜放在干燥器中 2h 后称量，然后再放入干燥器中 30min，再次称量。当相邻两次的称量结果之差小于 0.1mg 时，取其最小值。

4. 结果计算

$$C = \frac{m_2 - m_1}{Qt} \times 1000$$

式中：C——粉尘浓度，mg/m³；
m_1——采样前滤膜质量，mg；
m_2——采样后滤膜质量，mg；
t——采样时间，min；
Q——采气流量，L/min。

5. 注意事项

（1）本方法为我国现行卫生标准采用的基本方法。如果使用其他仪器或方法测定粉尘质量浓度时，必须以本方法为基准。

（2）过氯乙烯纤维滤膜表面呈细绒毛状，不易脆裂，具有明显的静电性和增水性，能牢固地吸附粉尘，但不耐高温，易溶于有机溶剂。已采样滤膜可测定粉尘分散度或作为碱熔钼蓝比色法测定游离二氧化硅的材料。在 55℃ 以上现场采样测定粉尘浓度时不宜应用，可改为玻璃纤维滤膜。

（3）采样现场空气中有油物时，可用石油醚或航空汽油浸洗，晾干后再称量。

（二）呼吸性粉尘浓度测定方法

1. 原理

采集一定体积的含尘空气，使之通过分级预选器后，将呼吸性粉尘阻留在已知质量的滤膜上，由采尘后滤膜的增量，求出单位体积空气中呼吸性粉尘的质量（mg/m³）。

2. 器材

呼吸性的粉尘采样器（在需要防爆的场所，采用防爆型呼吸性粉尘采样器），采用恒定流量，采样头对粉尘粒子的分离性能应符合国家呼吸性粉尘标准提出的要求，直径 40mm 的过氯乙烯纤维滤膜、滤膜夹、样品盒、镊子；分析天平；秒表；干燥器（内盛变色硅胶）；硅油。

3. 操作步骤

1）滤膜的准备

用镊子取下滤膜两面的衬纸，置于天平上称量，记录初始质量，然后将滤膜装入滤膜夹中，确认滤膜无褶皱、裂隙后，放入带编号的样品盒备用。如用冲击式呼吸性粉尘采样器（T.R 粉尘采样器）时，需将硅油或黏着剂涂在冲击片上，涂片时应把黏着剂涂均匀，量不宜过多，以 5~8mg 为宜。涂后在天平上称量，记录初始质量，然后将冲击片编号，放在存储盒中备用。

2) 采样

(1) 采样器架设原则同总粉尘采样。

(2) 用一个装有未称量过的滤膜的滤膜夹装入采样头拧紧，开动采样器调节至 20L/min，然后将已称量滤膜换入采样头，如用 T.R 采样头时，同样先用一个称量过的冲击片装入采样头拧紧，开动采样器调至 20L/min，然后将已称量冲击片换入采样头，使采样头的入口可侧向含尘气流。

(3) 采样开始的时间：连续性产尘作业点，应在作业开始 30min 后采样，非连续性产尘作业点，应在工人工作时采样。

(4) 采样流量：在整个采样过程中，流量必须保持在 20L/min，流量应稳定。

(5) 采样的持续时间应根据测尘点粉尘的浓度的估计值及滤膜上所需粉尘增量而定（不应少于 0.5mg，不得多于 10mg），但采样的时间不得少于 10min。采样结束后，记录滤膜编号、采样时间和采样点生产工作情况。

(6) 将采集有呼吸性粉尘的滤膜或冲击片取出，滤膜受尘面向内折叠几次，用衬纸包好，放入样品盒中，冲击片直接放入样品盒中，带回实验室。

(7) 采样后的滤膜一般情况下不需干燥处理，可直接放在天平上称量，并记录其质量。如果采样现场的相对湿度在 90% 以上时，应将滤膜放在干燥器内干燥 2h 后称量，并记录结果，然后再放在干燥器中干燥 30min，再次称量，如滤膜上有雾滴存在时，应先放在干燥器内干燥 12h 后称量，记录结果，再放在干燥器内干燥 2 h，再称量。当相邻两次的质量差不超过 0.1mg 时取其最小值。

4. 结果计算

$$C = \frac{m_2 - m_1}{Qt} \times 1000$$

式中：C ——呼吸性粉尘浓度，mg/m^3；

m_1 ——采样前滤膜的质量，mg；

m_2 ——采样后滤膜的质量，mg；

t ——采样时间，min；

Q ——采样流量，L/min。

5. 注意事项

(1) 须采用经过国家技术监督局指定的或委托的单位检验合格的呼吸性粉尘采样器。

(2) 本方法为测定呼吸性粉尘的基本方法，如果使用其他仪器或方法测定呼吸性粉尘浓度时，其呼吸性粉尘采样器的采样性能必须符合本标准中提出的要求。

(3) 在高温、可溶解滤膜的有机溶剂存在的条件下采样，可改用玻璃纤维滤膜。

(4) 流量计和分析天平均应按国家规定的时间检定和校验。

三、工作场所空气中粉尘分散度测定

粉尘分散度是指空气中不同大小粉尘颗粒的分布程度，用百分构成表示。有数量分散度和质量分散度两种,我国现行卫生标准采用数量分散度。数量分散度的测定方法包括以下两种。

(一)滤膜溶解涂片法

1. 原理

将采集有粉尘的过氯乙烯滤膜溶于有机溶剂中,形成粉尘颗粒的混悬液,制成标本,在显微镜下测量和计数粉尘的大小及数量,计算不同大小粉尘颗粒的百分比。

2. 器材

(1)瓷坩埚或烧杯:25mL;
(2)载物玻片:75 mm×25 mm×1mm;
(3)显微镜;
(4)目镜测微尺;
(5)物镜测微尺:它是一标准尺度,其总长为1mm,分为100等分刻度,每一分度值为0.01mm,即10μm(见图1.2.2)。

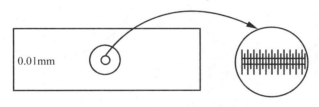

图1.2.2 物镜测微尺

3. 试剂

乙酸丁酯:化学纯。

4. 测定方法

(1)将采集有粉尘的过氯乙烯滤膜放入瓷坩埚或烧杯中,用吸管加入1~2mL乙酸丁酯,用玻璃棒充分搅拌,制成均匀的粉尘混悬液。立即用滴管吸取1滴,滴于载物玻片上;用另一载物玻片成45°角推片,待乙酸丁酯自然挥发,制成粉尘(透明)标本,贴上标签,注明样品标识。

(2)目镜测微尺的标定:将待标定目镜测微尺放入目镜筒内,物镜测微尺置于载物台上,先在低倍镜下找到物镜测微尺的刻度线,移至视野中央,然后换成400~600放大倍率,调至刻度线清晰,移动载物台,使物镜测微尺的任一刻度与目镜测微尺的任一刻度相重合(见图1.2.3)。然后找出两种测微尺另外一条重合的刻度线,分别数出两种测微尺重合部分的刻度数,按照式(1)计算出目镜测微尺刻度的间距。如图1.2.3所示,目镜测微尺45个刻度与物镜测微尺10个刻度相重合,则目镜测微尺寸1个刻度相当于:10/45×10(μm)=2.2μm。

$$D = \frac{a}{b} \times 10 \tag{1}$$

式中：D——目镜测微尺刻度的间距数值，μm；
　　　a——物镜测微尺刻度数；
　　　b——目镜测微尺刻度数；
　　　10——物镜测微尺每刻度间距数值，μm。

(3) 分散度的测定：取下物镜测微尺，将粉尘标本放在载物台上，先用低倍镜找到粉尘颗粒，然后在标定目镜测微尺所用的放大倍率下观察，用目镜测微尺随机地依次测定每个粉尘颗粒的大小，遇长径量长径，遇短径量短径。至少测量 200 个尘粒（见图 1.2.4）。按表 1.2.7 分组记录，算出百分数。

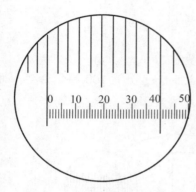 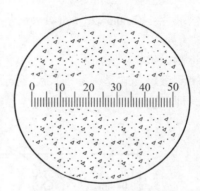

图 1.2.3　目镜测微尺的标定　　　　　图 1.2.4　粉尘分散度的测量

表 1.2.7　　　　　　　　　　　粉尘分散度测量记录表

粒径(μm)	<2	2~	5~	≥10
尘粒数(个)				
百分数(%)				

5. 说明

(1) 镜检时，如发现涂片上粉尘密集而影响测量时，可向粉尘悬液中再加乙酸丁酯稀释，重新制备标本。

(2) 制好的标本应放在玻璃培养皿中，避免外来粉尘的污染。

(3) 本法不能测定可溶于乙酸丁酯的粉尘(可用自然沉降法)和纤维状粉尘。

(二) 自然沉降法

1. 原理

将含尘空气采集在沉降器内，粉尘自然沉降在盖玻片上，在显微镜下测量和计数粉尘的大小及数量，计算不同大小粉尘颗粒的百分比。对于可溶于乙酸丁酯的粉尘选用本法。

2. 仪器

(1) 载物玻片：75 mm×25 mm×1mm；
(2) 显微镜；
(3) 目镜测微尺；
(4) 物镜测微尺。

3. 样品采集

(1) 采样前准备。清洗沉降器，将盖玻片用洗涤液清洗，用水冲洗干净后，再用95%的乙醇擦洗干净，采样前将盖玻片放在沉降器底座的凹槽内，推动滑板至与底座平齐，盖上圆筒盖。

(2) 采样点的选择按照 GBZ 159 执行，可从总粉尘浓度测定的采样点中选择有代表性的采样点。

(3) 采样。将滑板向凹槽方向推动，直至圆筒位于底座之外，取下筒盖，上下移动几次，使含尘空气进入圆筒内；盖上圆筒盖，推动滑板至与底座平齐。然后将沉降器水平静止 3h，使尘粒自然沉降在盖玻片上。

4. 测定

(1) 制备测定标本：将滑板推出底座外，取出盖玻片，采尘面向下贴在有标签的载物玻片上，标签上注明样品的采集地点和时间。

(2) 分散度测定：在显微镜下测量和计算，操作同上。

5. 说明

(1) 本法适用于各种颗粒性粉尘，包括能溶于乙酸丁酯的粉尘。
(2) 使用的盖玻片和载物玻片均应无尘粒。
(3) 沉降时间不能小于 3h。

项目六 工作场所空气中超细颗粒和细颗粒总数量浓度的测定
（GBZ/T 192.6—2018）

一、范围

本部分适用于工作场所空气中超细颗粒和细颗粒总数量浓度的测定。

二、规范性引用文件

GBZ 159《工作场所空气中有害物质监测的采样规范》；GBZ/T 192.2《工作场所空气中粉尘测定》第 2 部分：呼吸性粉尘浓度；JY/T 010《分析型扫描电子显微镜方法通则》；ISO 27891《气溶胶颗粒数量计数仪校准》。

三、术语和定义

1. 超细颗粒、纳米颗粒
当量粒径小于 100nm 的颗粒。
2. 细颗粒
当量粒径小于 2500nm，大于 100nm 的颗粒。
3. 团聚
超细颗粒之间较弱结合，团聚颗粒外部表面积与每个颗粒表面积的总和相似。
4. 聚集
超细颗粒之间很强结合，聚集颗粒外部表面明显小于每个颗粒表面的总和。
5. 纳米材料
在三维空间中至少有一维处于纳米尺度范围（1~100nm）或由它们作为基本单元构成的材料，纳米材料与相同化学组成的大尺寸物质比较，具有特殊的理化特性。
6. 冷凝颗粒计数仪（CPC）
一种可计数测定小粒径气溶胶颗粒的仪器。工作原理为饱和蒸汽冷凝在超细颗粒上，使颗粒液滴粒径生长到可光学检测的尺寸。
7. 颗粒数量浓度
单位体积空气中超细或细颗粒的个数，单位常以颗粒每立方厘米（P/cm^3）表示。总数量浓度指超细颗粒和细颗粒数量浓度总和。
8. 浓度比值（CR）
测量地点或劳动者接触的颗粒总数量浓度与背景颗粒总数量浓度的比值，可反映颗粒产生源排放超细颗粒的程度。
9. 检测效率

CPC 测量值与真实值的比值，作为 CPC 校准因子。

四、仪器

测量仪器为 CPC，测量颗粒总数量浓度(P/cm^3)。

最低配置要求：粒径检测范围 20~3000nm，数量浓度检测范围 1~100000 P/cm^3，气溶胶进口流量 0.1~5L/min。冷凝物为分析纯级别以上的异丙醇、正丁醇等醇类或者纯净水。CPC 操作环境温度 0~40℃，对环境湿度要求不高。

五、方法

(一) 测量仪器的准备

(1) 测量仪器选择：评估个体暴露优先选择个体 CPC，评估工作场所暴露可选择便携式 CPC。

(2) 每次使用前，清理 CPC 气溶胶进气口过滤装置，防止大颗粒或纤维的污染。

(3) 每次使用前，采用流量计对 CPC 气溶胶进气口流量进行校正，误差在 5% 以内。

(4) 每次使用前，在工作场所外等较清洁环境使用自带的调零滤膜装置对 CPC 进行调零。

(5) 每次使用前，更换冷凝物灯芯。每持续测量 4h，应更换一次冷凝物灯芯。

(6) 设置测量模式。采用记录模式设定持续测量时间和数据记录间隔时间(例如，1min 自动记录一次数值)，测量工作完成后数据可直接打印或下载至电脑进行进一步分析。数据显示模式(直读)可用于现场调查中的浓度筛检，帮助识别颗粒产生源和混杂颗粒排放源。

(二) 颗粒产生源识别

采用信息收集、现场调查或浓度筛检等方法来识别颗粒产生源，具体方法见本项目附录 A。

(三) 颗粒属性分析

联合应用现场调查法和电镜扫描法来确定待测颗粒名称和属性，具体方法见本项目附录 B。

(四) 背景颗粒总数量浓度测量

1. 测量地点

(1) 工作场所内背景颗粒：测量地点选择在颗粒排放源相同工作场所内远离作业区并且人员活动较少的区域。需预测背景浓度，排除待测区域中混杂颗粒排放源的影响。如果无法排除混杂颗粒的影响，或者作业活动 24h 无间断，则选择工作场所外大气背景颗粒。

(2) 工作场所外大气背景颗粒：如果工作场所采取机械通风，条件允许的情况下，测量地点可设在进风口 1m 处；如果作业场所采取自然通风，测量地点可选择在工作场所上风向窗口外 1m 处。

2. 测量时间

同一天测量工作场所外大气背景颗粒和工作场所内背景颗粒，宜连续测量半个小时以上，至少 30 个自动记录数据。测量工作场所内背景颗粒时，应在作业活动之前测量。

(五) 作业活动颗粒总数量浓度测量

1. 测量地点的选择原则

采样点的设置和采样对象的选择按照 GBZ 159 执行。定点采样使用便携式 CPC，采样器固定放置于工人工作的地点，采样头应放置于采样对象呼吸带高度。个体采样使用个体 CPC，采样头佩戴在采样对象的胸前，使其进气口处于呼吸带。

2. 测量时间

测量活动应基于作业时间和作业活动变化。测量时间应至少覆盖一个完整的作业活动，以长时间测量为主（不少于 1h），至少 60 个自动记录数据。如果作业活动时间小于 15min，则采取短时间测量，不少于 15min，至少 15 个自动记录数据。

3. 颗粒总数量浓度计算和分析

如果颗粒总数量浓度数据符合正态分布或浓度平稳，计算颗粒浓度的算术平均值；如果数据为偏态分布或波动较大，计算中位数或计算几何均数。可从以下几个方面分析颗粒总数量浓度：

(1) 在没有相应职业接触限值可比较的情况下，计算 CR，CR 大于 1，提示有颗粒释放；

(2) 与背景值进行统计学比较，统计学差异显著，提示有颗粒释放；

(3) 制作基于作业活动的时间数量浓度变化图，分析颗粒总数量浓度的时间和空间分布，动态观察作业活动与颗粒总数量浓度关系；

(4) 不同工作地点或工种超细颗粒接触水平的比较。

六、测量记录

记录测量前 CPC 质量控制记录，同时记录气象条件（温度、气压和相对湿度）、待测颗粒名称、仪器设备型号和设置参数、工程控制措施及个人防护、测量日期、测量起始时间、测量地点、产生待测颗粒和混杂颗粒的时间活动情况、测量浓度、校准后浓度等，并绘制现场检测布点图。测量记录表见本项目附录 C。

七、说明

(1) 测定结果用于超细颗粒关键岗位识别、半定量接触评估、工程控制措施有效性评价以及设备泄漏评估。

(2)本方法检测限为 10P/cm³。

(3)由于超细颗粒实时测量的特殊性,CPC 需定期送至具备校准能力的专业实验室进行校准,颗粒总数量浓度检测效率等校准指标应符合 ISO 27891 要求,并应用相应粒径和颗粒总数量浓度条件下的检测效率对 CPC 实际测量值进行校准。

(4)在实际测量实践中应注意测量值低估或高估现象。工作场所气溶胶颗粒的总数量浓度和粒径对 CPC 测量值影响较大。在颗粒总数量浓度接近 CPC 检测限以下时(1~10 P/cm³),存在高估现象(一般偏差小于 10P/cm³)。在总数量浓度接近 CPC 较高检测限(例如 100000 P/cm³),存在低估现象,检测效率一般在 0.9~1。待测颗粒直径在 10nm 以下,CPC 检测效率一般在 0.8 以下,存在低估现象。

(5)工作场所生产状态不稳定或颗粒总数量浓度波动较大时,应连续检测 3d;宜在不同的季节连续检测 3d,以更好地了解工作场所超细颗粒和细颗粒的总数量浓度变化。

(6)CPC 的工作流程一般为:气溶胶中超细颗粒或细颗粒被抽入 CPC 进气口,与加热装置所产生的饱和醇类蒸气或饱和水蒸气混合,在冷凝装置作用下,蒸气被冷凝在颗粒表面,变成颗粒液滴,颗粒粒径增大,随后进入光学检测系统进行总数量浓度检测,最后由 CPC 气溶胶出气口排出。

(7)超细颗粒通过成核和蒸发/冷凝作用形成,工作场所超细颗粒常见产生源参见本项目附录 D。

(8)超细颗粒通过团聚或聚集作用形成细颗粒或粒径更大的颗粒。超细颗粒从颗粒产生源产生后,由于易团聚或聚集特性,在短时间内易形成粒径分布相对稳定的气溶胶,长时间测量有助于反映超细颗粒团聚或聚集后粒径分布相对稳定的气溶胶状态。

附录 A 颗粒产生源识别方法

1. 颗粒产生源识别方法
1)信息收集

了解工艺流程、原料、辅料、产品、副产品、中间品等工作任务。如果待测颗粒为纳米材料及细颗粒产品时,还应收集材料安全数据表(MSDS),了解其理化特性、粒径、形态、可溶性和表面活性等。

2)现场调查

对生产区域和工序进行现场调查。生产纳米材料或产生超细颗粒的工艺流程,纳米原材料、副产品、中间品等的使用量和产量。还需调查每个工序的操作频率和时间、处理和储存纳米材料的生产设备类型,调查机械通风或局部通风情况。重点关注以下关键环节:纳米材料生产、处理或固体颗粒使用,对含有纳米材料物质的研磨加工,包装和采样测试,生产设备的清理、维护及检修。

3)浓度筛检

在潜在颗粒产生源处,应用 CPC 直读模式读取瞬间颗粒总数量浓度,如果颗粒总数量浓度明显高于背景颗粒总数量浓度,在排除混杂颗粒排放源(待测颗粒以外的混杂颗粒)影响后,找到待测颗粒产生源。避免在超出 CPC 数量浓度最高检测限的环境条件下检测。

附录 B 颗粒属性分析方法

1. 确定待测颗粒名称和属性
1）现场调查法
通过信息收集和现场调查手段了解待测颗粒名称和理化属性。
2）电镜扫描法
可选择石英纤维滤膜、乙酸硝酸混合纤维滤膜、聚丙烯纤维滤膜或其他测尘滤膜，采用呼吸性粉尘采样器或气溶胶碰撞采样器进行颗粒采样，颗粒样品采集方法按照 GBZ/T 192.2 执行。颗粒样品送至实验室进行扫描电镜定性分析，样品的准备和分析操作规程按照 JY/T 010 执行，分析指标为颗粒化学元素组成和颗粒形态学（包括粒径分布和形态），根据实验室提供的分析报告确定待测颗粒名称和化学属性。

附录 C 工作场所超细颗粒和细颗粒测量记录表

工作场所超细颗粒和细颗粒测量记录表见表 1.2.8、表 1.2.9。

表 1.2.8　　　　　　　**工作场所超细颗粒和细颗粒测量记录表-1**

用人单位			
测量依据		待测颗粒名称	
仪器名称/型号/编号		流量校准器型号/编号	
检测粒径范围(nm)		检测浓度范围(P/cm^3)	
大气压(Pa)：	温度(℃)：	相对湿度：　　%RH	
测量前 CPC 质量控制记录			
校准日期	气溶胶进气口流量值(L/min)	校准值(L/min)	CPC 是否符合现场检测要求	校准人
测定人：　　　　复核人：　　　　陪同人：　　　　　　年　月　日				

表1.2.9　　　　　　　　　　工作场所超细颗粒和细颗粒测量记录表-2

测量编号	测量起始时间	测量地点或劳动者	测量模式		工程控制措施及个人防护	产生待测颗粒时间	活动描述
			持续测量时间(h)	记录间隔时间(min)			

附录 D　工作场所超细颗粒常见产生源

工作场所超细颗粒常见产生源见表1.2.10。

表1.2.10　　　　　　　　工作场所超细颗粒常见产生源列表

产生途径	产 生 源
加热	金属冶炼(例如铝熔炼、钢铁熔炼)
	镀锌
	电焊
	高热金属切削
	激光金属切削
	热喷涂
	烹饪
	热蜡应用
燃烧	柴油发动机
	汽油发动机
	气体燃烧发动机
	焚烧
	燃气供暖
机械加工	高速金属研磨和加工
	高速钻孔
纳米材料制造	纳米材料生产(纳米颗粒粉末)
	纳米颗粒粉末的处理和使用
	纳米颗粒悬浮液或液体的喷雾

实验三　生物材料中有毒有害物质（或代谢物）的检测

评价职业危害程度可通过空气监测和生物监测进行。近年来，广为应用的生物标志物有广泛的含义，几乎包括了反映环境因素与生物系统之间相互作用的所有指标。严格地讲，生物监测是测量各种生物介质中有害物质或代谢产物的含量。

一、意义

1. 为职业中毒的诊断和预防提供客观依据

协助预防和诊断由生产性毒物引起的机体病变，不论其是外来原因、新陈代谢紊乱或有功能失调等，都将或多或少地影响血液、体液和排泄物等生物材料中量和质的改变。因而对这些物质应用适当的分析方法和仪器进行检验，或对工人进行定期预防性体格检查，该检查不仅可以了解机体的被危害程度，有助于职业中毒的诊断、治疗及疗效观察，而且为防治职业中毒制定预防措施提供科学依据。

2. 制定职业接触生物限值（容许浓度）

制定工业毒物的接触生物限值，是防治职业病的重要环节，随着工农业的发展和农药的广泛应用，保护人类环境免受工业"三废"和农药污染的问题日益重要，有害物质的生物接触限值是衡量生产环境的卫生标准，是制定预防措施及鉴定其效果的重要依据。前者反映毒物在外环境中的分布和扩散情况，后者则反映机体吸收毒物的性质和数量问题，二者都是机体接触毒物的指标，在进行职业病诊断时均是重要的参考指标。

二、生物材料的选择、收集和储存

1. 尿

尿液的采集时间主要依据毒物在体内的半衰期而定，半衰期短的毒物，其接触者尿液中检出的毒物代表近期接触水平。半衰期长的毒物，其接触者尿液中检出的毒物代表相当长一段时间接触的平均水平。一般收集晨尿、阶段尿和全日尿，并需用比重或肌酐校正。根据检测目的选择合适的容器（无菌、去金属等），采集后的尿样如不能及时测定，应低温保存，必要时加入稳定剂。

2. 血

血中毒物的含量可反映接触者近期接触水平，并且含量较稳定，取样污染的机会少。血样分为全血、血浆、血清和血细胞。一般取静脉血、指血和耳血。有蓄积性的毒物，血中浓度主要反映机体的负荷,并应注意血中浓度与蓄积部位的相关关系。采样时应选择合适的抗凝剂(肝素、EDTA等)。现场应用冰壶保存,到达实验室后,根据检测目的选择4℃、-20℃、-70℃保存,切不可随意冰冻保存。

3. 呼出气

终末呼出气的分析主要用于接触挥发性有机毒物的分析评价。采集呼出气时要注意区分混合呼出气和终末呼出气,在接触期间,混合呼出气中的毒物浓度大于终末呼出气浓度。接触后,混合呼出气中的毒物浓度小于终末呼出气浓度。采样时应严格掌握采样时间。

三、样品的预处理

预处理的目的一是从复杂的样品中分离出待测物,二是消除共存物的干扰。生物样品通常具有两个特点,一是样品成分比较复杂,基体中包含有多种化合物;二是待测物质含量较低。因此,样品的前处理是生物检测工作重要的环节。

(一)无机物样品的预处理

在职业卫生中,无机成分如铅、镉、锰、汞、砷等是经常检测的有害物质,所检测的生物样品有血、尿、组织及头发等。常用的预处理方法有稀释法、溶剂萃取法、溶解法、干灰化法、湿式消化法、固相萃取法。

1. 稀释法

直接将血、尿等样品用稀释剂稀释后供测定。其作用一方面是将待测物的浓度稀释到检测线性范围内,另一方面可减少样品中基体的浓度,以降低测定干扰。常用的稀释剂有去离子水、稀硝酸或含有Trion-100的稀硝酸。常用的基体改进剂有硝酸铵、硝酸镍、氯化钯、磷酸氢铵和EDTA等。

2. 溶剂萃取法

最简单的方法是用稀酸或去离子水将待测元素从样品中分离出来。如用1mol/L盐酸浸泡组织,可萃取出组织中的镉、铜、锰、锌等。另一种方法是用金属离子络合,生成络合物,再用有机溶剂萃取络合物。

3. 溶解法

一些固态样品经适当溶剂溶解后可直接进行测定,如毛发、指甲、骨等组织可用氢氧化四甲基铵(TMAH)的乙醇溶液处理24小时,可生成一种均匀的混合液,直接进样测定。

4. 干灰化法

对部分不易挥发的金属元素,可将样品放在坩埚内烘干,然后在高温炉内700~800℃灰化12h,使有机物完全破坏,样品呈灰白色粉末。

5. 湿式消化法

湿式消化法是最常用的预处理方法。对于那些基体复杂难以用上述方法预处理的样品可用湿式消化法。酸消化法:用硝酸、硫酸、高氯酸或过氧化氢等按不同的比例混合,作为消化液,利用其氧化性破坏样品中的有机物。碱消化法:用氢氧化钠溶液与样品一起加热，破坏有机物。此法只用于过渡元素、重金属和镧系元素，不能用于碱性金属。

6. 固相萃取法

利用固体吸附剂对样品中的待测物质通过吸附、分配或离子交换等作用，将待测物截留在柱子上，然后再用少量洗脱剂洗下，从而达到消除样品基体和干扰影响及富集待测物的目的。用于固相萃取剂的通常为离子交换剂或螯合剂。

(二) 有机物样品的预处理

有机物样品的预处理方法常用的有顶空法、扩散法、溶剂萃取法、固体萃取法（C_{18}液相色谱填料、硅胶、硅镁吸附剂、高分子吸附小球）、膜分离技术、柱前衍生化技术、微波萃取法、水蒸气蒸馏法等。

1. 顶空法

顶空法也称气体萃取法，适合于样品中微量的高挥发性待测物的分离。可分为静态和动态顶空法。

静态顶空法：将液体或固体样品放在一个密闭的玻璃样品瓶（顶空瓶）中，保持样品瓶有一半以上的空间，立即盖严，使液相中的易挥发组分挥发至液面上部，抽取一定体积的空气直接进样。

动态顶空法：又叫吹扫-捕集法。利用惰性气体将样品中的挥发或半挥发性化合物吹出。待测物浓度较高时，可直接将吹出气进样；待测物浓度较低时，不能直接进样，可将吹出气通过固体吸附-解吸过程，测定解吸气。

2. 扩散法

取一密闭的专用塑料扩散小盒，在底盒的外层一端加样品，在另一端加释放剂，先不相互混合，内层加吸收液，然后扣上上盖，旋转摇动小盒，使外层液体混合接触，置小盒于30℃温度下扩散数小时，取吸收液分析。此法适合挥发性待测物的分离浓缩。

3. 溶剂萃取法

此法也用于有机物的分离和浓缩。利用其在有机相和无机相间的不同分配比，将待测物与基体分离。

4. 固相萃取法

固相萃取法是利用选择性吸附与选择性洗脱的液相色谱法分离原理。较常用的方法是使液体样品溶液通过吸附剂，保留其中被测物质，再选用适当强度溶剂冲去杂质，然后用少量溶剂迅速洗脱被测物质，从而达到快速分离净化与浓缩的目的。也可选择性吸附干扰杂质，而让被测物质流出；或同时吸附杂质和被测物质，再使用合适的溶剂选择性洗脱被测物质。

5. 膜分离技术

根据不同材料的膜对不同化学性质的有机分子具有特征的选择分离性质，从而达到萃取分离的目的。膜分离技术适用于挥发性、半挥发性及不挥发性物质的分离和浓缩。常见的膜有聚二甲基硅氧膜、聚四氟乙烯膜、微孔膜和中空纤维膜。

6. 柱前衍生化技术

在样品通过色谱柱之前，采用化学衍生反应将样品中难检测的待测物定量地转移成衍生物,通过检测生成衍生物对待测物进行定性定量分析。常用的衍生化有硅烷化、酯化、酰化和卤化。气相色谱法中的柱前衍生化主要是改善待测物的挥发性;液相色谱法中的柱前衍生化主要是改善待测物的检测力。

7. 微波萃取法

一般是将样品置于聚四氟乙烯材料杯中,加入萃取溶剂后,置于微波炉中加热萃取。

8. 水蒸气蒸馏法

各种挥发性有机物与水的蒸汽压是所有组分按自己固有分压的总和。因此,在进行水蒸气蒸馏时,挥发性有机物容易随水蒸气一起被带出来,收集馏出液进行分析。此法适合醇、醛、酮、酚等低沸点有机物的分析。

四、检测方法(详见生物样品中有毒物质或其代谢物测定方法)

生物样品的分析方法不仅要求准确、精密,还要求简单、快速、灵敏并具有良好的选择性即特异性。

1. 光谱法

紫外/可见光分光光度计、荧光分光光度计、原子吸收分光光度计等应用十分普遍。紫外/可见光分光光度计、荧光分光光度计既可用于有机物的分析,也可用于无机物的分析。原子吸收分光光度计用于痕量金属的分析。

2. 色谱法

气相色谱和高压液相色谱由于其分离效能高、灵敏度高、应用范围广等优点,使用已日趋广泛。

3. 其他方法

极谱法、溶出伏安法、电感耦合等离子发射光谱法、色-质联机等也用于生物样品的分析。

五、注意事项

实验注意事项如下:

(1)分析实验用的计量仪器和器材应采用计量局标定的量具。

(2)在测定样品前应对方法标准曲线、最低检出限、线性范围、精密度、准确度等进行验证。

(3)检测结果为阴性时,应寻找原因,针对不同原因进行再分析。

六、生物材料测定结果的分析

1. 有效数字和数据的取舍

在记录和整理分析结果时,每个数据只能保留一位可疑数字,也就是说只有末位数是可疑的,而且记录的数据位数,只决定于方法(或仪器)的精确度。可疑数以后的数字可根据"四舍六入五单双法"的原则处理。有效数字的计算是以几个数值相加减或相乘时，保留有效数字的位数最少的一个数为准。在大量的测定中，常有个别数据偏离其他测定值，这种数据称为可疑值(离群值)。在数据处理时需按一定的方法取舍。常用的方法有 Q 检验法(测定次数 $n \leq 10$ 时用)和 Grubbs 检验法(数据呈正态分布时用)等。

2. "未检出值"的判断与处理

"未检出"常常是由于被测定物浓度太低或分析方法不够灵敏时，往往出现一些小于方法检测限的数值，通常称为"未检出"。"未检出"并不等于被测物浓度为零，而是分布在真正的零值到检测下限之间的数值，所以用零来代替显然是不合理的。在实际工作中有下述两种方法：①将"未检出值"按生物限值的 $\frac{1}{10}$ 参加统计处理；②将"未检出值"按分析方法检测下限的 $\frac{1}{2}$ 参加统计处理。

3. 实验结果的正确表达

在生物监测中用平均数和标准差来表示实验结果。平均数常用的有算术均数、几何均数和中位数。当各测量值大小呈正态分布时常用算术均数。若测量值呈倍数关系和偏态分布时应用几何均数。另一种数据呈偏态分布，但表现为有集中趋势则常用中位数。标准差用作表示结果的精密度，也常用标准差与均值计算出来的相对标准偏差(变异系数)来表示。

4. 结果的统计分析

根据监测的目的不同有不同的统计分析方法，如当两个均数间、一组成对测定数据间进行比较时，常用的是 t 检验。制作标准曲线时需用直线回归。表示两个变量间直线关系的密切程度和相关方向则用相关系数。随着生物监测的深入研究，多因素分析是必须掌握的。

七、分析过程的质量控制

(一) 良好的分析方法

评价分析方法的主要指标有准确度、精密度、检出限、标准曲线的线性范围、抗干扰能力等。

(1)准确度可采用以下三种方法。

①分析标准物质的几个平行样，测定值应在证书给出的标准值的范围之内。

②用接触者样品加标回收率来表示，做高、中、低三种浓度。现场样品浓度与加标的水平要接近。判断标准为回收率大于75%。当均值大于105%时，说明存在系统误差，要找出原因加以解决。

③同时用本法和另一不同原理的标准方法或经典方法测定高、中、低 3 种浓度各 6 个样品，各组相对偏差应小于 10%。或经 t 检验差异无显著性。

(2)精密度系指同一人用同一方法重复分析同一均匀样品的结果之间的符合程度。在标准曲线的线性范围内取高、中、低三种浓度，每种浓度分析 2~3 个样品，连续重复 6 次。变异系数应小于 10%。

（3）检出限即在给定的可信度下，能检出的最低浓度或最小量。影响检出限的因素很多，如由试剂的杂质、仪器的工作状态、电源稳定性、光源的温度变化和污染等不能控制的因素决定的，以统计学的方法控制。通常以空白值测定的 3 倍标准差计算。色谱以 3 倍噪声水平计算。检出限应小于 0.3 倍接触生物限值。表示方法为以分析溶液中的分析物的浓度（$\mu g/mL$）或分析物的绝对量（μg 或 ng）表示。并应注明分析时的取样体积或取样量。

（4）标准曲线的线性范围是指在规定的体积内，在浓度为 0.3~3 倍生物接触限值的范围内做标准曲线。光度法做 5 个点，色谱法和原子吸收法做 3 个点（或按仪器要求）。按回归方程做标准曲线。

（5）抗干扰能力干扰物来自环境空气中的共存物或样品基体及其他成分，对此两方面的干扰物在实际存在浓度下进行实验，并说明其影响程度；影响大者要改进方法。

(二) 实验室内的质量控制

分批内质控和批间质控，常用的指标是精密度（即相对标准偏差）。具体做法批内是取一定数量样本测定和计算平行样本的差值及标准差。由于标准差与浓度有关，应分为几个浓度段（浓度范围应包括方法的全程）进行计算。批间是对 3 个以上的样本（包括低、中、高浓度）连续测定至少 6 次（天）。为保证监测的连续性，批间质控尚可用质控图来表示。同时每批测定中均需带有质控样品。其结果应落在上、下控制限内，说明测定结果在一定的可信水平之内，反之则表明失控，需要找出原因加以纠正。

(三) 实验室间的分析质量控制

实验室间的分析质量控制是在实验室内质控的基础上进行的，是保证结果准确可信和可比的重要措施。通过质控样品的分析（分析者不知其浓度）、评价分析工作（分析方法和操作）和分析结果。它可以弥补实验室内本身存在的质量保证工作能力的不足，发现实验室内难以察觉的误差，如标准溶液或量具不准确、蒸馏水或试剂纯度、分析方法和个人技能所造成的系统误差。

实验室间的质量控制工作一般由一个实验室主持进行，通常将标准物质或质控样分发给待评价的实验室，将各实验室测定结果收集并进行统计分析。

项目一　全血中多种微量元素的 ICP-MS 测定方法

一、目的

(1) 了解生物材料中金属元素测定的卫生学意义。
(2) 掌握 ICP-MS 测定的原理和方法。

二、仪器与材料

(1) 电感耦合等离子体质谱 Perkin Elmer SciexDRC Ⅱ；
(2) 微波消解仪 Mars5、消解罐 HP500 CEM 公司；Millipore Elix/Rios Milli-Q 纯水系统。

三、试剂

(1) 实验用水：实验用纯水电阻率≥18.2MΩ。
(2) 硝酸，优级纯 ρ_{20} = 1.42 g/mL。
(3) 硝酸铅，优级纯或金属铅，光谱纯。
(4) 硝酸溶液 1%(V/V)。
(5) 硝酸溶液 0.1%(V/V)。
(6) 肝素钠溶液，5g/L。
(7) Triton X-100 溶液，0.1%(V/V)。
(8) 混合标准溶液(内含铅、镉、砷、汞、锰、镍、锑、钼、钴和铊等 20 种)：
混合标准贮备液：购买国家级混合标准贮备液(1mL=1mg 以铅计)；
标准应用液(以铅计)：临用前用硝酸溶液(4.5)逐级稀释成 1mL=0.4μg 铅的中间液，然后用 1%硝酸溶液稀释成 1mL=0.1μg 铅(应用液Ⅰ)和 1mL=0.2μg 铅(应用液Ⅱ)的标准应用液。
(9) 质控样：用标准血样、接触者混合血样或加标的正常人混合血样作质控样。

四、采样、运输和保存

早晨空腹采集静脉血，置入事先加好肝素钠溶液(4.6，用量为每毫升血 20~40μL)的管冰瓶运输，于 4℃下可保存三周。

样品处理：准确量取静脉全血 200μL，加入 5%硝酸 800μL，于 1.5mL 塑料离心管中，盖紧后于振荡混匀器中混匀 3 分钟，1500r/min 离心 10min，取上清液 100μL，加超纯水 900μL，待测。同时制备空白待测液。

五、样品分析

1. 仪器操作条件

参照下列仪器操作条件，将 ICP-MS 调整到最佳测定状态。

射频功率 1500W；采样深度 7.6mm；CRI 采样锥内径 1.0mm，CRI 截取锥内径 0.5mm；等离子体氩气流量 18.0L/min，辅助氩气流量 1.82L/min；雾化气氩气流量 0.98L/min；进样泵转速 5r/min；雾化室温度 3℃；He 碰撞气 40mL/min；扫描模式为跳峰，重复扫描 30 次；样品重复测定 3 次。用 5μg/L 含不同质量数元素调谐液（钡，铍，铈，钴，铟，铅，镁，铊，钍）调整等离子体气流量、射频功率、提取透镜和离子透镜等参数，实现仪器条件最优化，同时监控氧化物离子比例（$^{140}Ce^{16}O/^{140}Ce<1\%$）、二价离子比例（$^{138}Ba^{2+}/^{138}Ba^{+}<3\%$）和背景水平（质荷比 5，信号值<5cps），保证这些参数都达到指标要求。

2. 标准曲线

以 10mg/L 标准溶液（PE Multi-element Std 3）分别配制含 0.10μg/L、0.5μg/L、1.0μg/L、5.0μg/L、10.0μg/L 的 1% HNO_3 系列溶液，在所定条件下使用 ICP-MS 仪测定各溶液的强度。以浓度对各标准溶液的强度值作线性回归分析。

六、计算

按下式计算血中金属元素浓度：

$$X = 10c$$

式中：X ——血中金属元素的浓度，μg/L；
c ——由标准曲线查得的金属元素的浓度，μg/L；
10 ——稀释倍数。

七、附表

以下是元素的基本信息、方法线性关系及检出限、正常人群血中微量元素参考范围表。

1. 元素的基本信息

元素的基本信息见表 1.3.1。

表 1.3.1　　元素的基本信息

元素名称	元素符号	化学文摘号（CAS 号）	分子量
锰	Mn	7439-96-5（Mn）	54.9
钴	Co	7440-48-4（Co）	58.9

续表

元素名称	元素符号	化学文摘号（CAS 号）	分子量
镍	Ni	7440-02-0（Ni）	58.7
砷	As	7440-38-2	77.9
钼	Mo	7439-98-7（Mo）	95.9
铬	Cr	7440-47-3（Cr）	52.0
锑	Sb	440-36-0(Sb)	121.7
汞	Hg	7439-97-6	200.5
铊	Tl	7440-28-0（Tl）	204.3
铅	Pb	7439-92-1（Pb）	207.2

2. 方法线性关系及检出限

方法线性关系及检出限见表 1.3.2。

表 1.3.2　　方法线性关系及检出限（$n=6$）

元素	仪器检出限（μg/L）	标准工作曲线线性范围（μg/L）	线性关系（r）	方法检出限（μg/L）
Mn	0.05	0.2~5.0	0.999 1	0.83
Co	0.01	0.05~2.0	0.999 2	0.17
Ni	0.07	0.3~5.0	0.999 3	1.17
As*	0.02	0.07~5.0	0.999 2	0.33
Mo	0.003	0.01~2.0	0.999 2	0.05
Cd	0.02	0.08~2.0	0.999 5	0.33
Sb	0.003	0.01~5.0	0.999 8	0.05
Hg	0.04	0.2~5.0	0.999 2	0.67
Tl	0.001	0.005~1.0	0.999 1	0.017
Pb	0.05	0.2~50	0.999 7	0.83

注：*为 CRI 模式测定结果，其余为标准模式。

3. 正常人群血中微量元素参考范围

正常人群血中微量元素参考范围见表 1.3.3。

表 1.3.3　　　　　　　　　　健康成年人血清中微量元素含量

名称	元素符号	范围（μg/L）	中位数（μg/L）
锰	Mn	3.25~13.4	7.32
钴	Co	0.66~2.16	1.55
镍	Ni	0.82~4.39	1.77
砷	As	4.98~18.0	8.77
钼	Mo	0.31~1.83	0.85
镉	Cd	0~0.49	—
锑	Sb	0~4.79	0.76
汞	Hg	0~0.75	—
铊	Tl	0~0.017	—
铅	Pb	0.43~5.28	1.95
铬	Cr	50.8~93.4	71.6

项目二 尿中 δ-氨基-γ-酮戊酸(δ-ALA)含量的测定
——乙酸乙酯萃取-对二甲氨基苯甲醛比色法

一、实验目的

(1)了解尿中 δ-ALA 测定的临床意义。
(2)掌握乙酸乙酯萃取-对二甲氨基苯甲醛比色法测定 δ-ALA 的原理和方法。

二、临床意义

铅进入机体后,抑制 δ-氨基-γ-酮戊酸脱水酶(ALAD)和血红素合成酶。ALAD 受抑制后,δ-氨基-γ-酮戊酸形成胆色素受阻,使血中 ALA 增加,由尿中排出。故测定尿中的含量,有助于了解铅吸收和铅中毒的程度。尿中 δ-ALA 大于等于 23.8μmol/L 或大于等于 35mmol/24h 可诊断为轻度中毒。

三、实验原理

在 pH4.6 及温度为 100℃的条件下,尿中 δ-ALA 与乙酰乙酸乙酯缩合生成吡咯化合物。此化合物用乙酸乙酯提取,并与显色剂(对二甲氨基苯甲醛)作用生成红色化合物,根据颜色深浅进行比色定量。

四、器材与试剂

1. 器材
分光光度计、水浴锅、电炉、离心机(1500~2000r/min);具塞比色管 10mL 20 支,移液管 2mL 1 支,吸管 10mL 4 支,5mL 1 支,2mL 2 支,离心管 10mL 10 支。
2. 试剂
(1)乙酰乙酸乙酯。
(2)乙酸乙酯。
(3)醋酸盐缓冲液(pH=4.6):于 700mL 水中加入 57mL 冰乙酸,82g 无水醋酸钠,溶解后加水至 1000mL。
(4)对-二甲氨基苯甲醛显色剂:于 50mL 量筒中,依次加入 30mL 冰乙酸,1g 对二甲氨基苯甲醛,5mL 高氯酸(70%),5mL 水,溶解后,用冰乙酸稀释至 50mL,混匀。贮于冰箱中保存。
(5)pH 9.2、0.01mol/L 四硼酸钠缓冲液:$Na_2B_4O_7 \cdot 10H_2O$ 3.8143g 用蒸馏水溶解并稀释至 1000mL 即可。

(6)酚红标准溶液：称取酚红 0.050g 于小烧杯中，加入 1 滴(约 3mol/L)NaOH，用玻璃棒搅拌均匀，以 pH 9.2、0.01mol/L 四硼酸钠缓冲液溶解并移入 250mL 容量瓶中，再继续用四硼酸钠缓冲液稀释至刻度，即为 1mL≈200μg 贮存液。应用液可移取酚红贮存液 5mL 于 100mL 容量瓶中，以四硼酸钠缓冲液稀释至刻度，即为 1mL≈10μg 酚红。

五、分析步骤

1. 标准曲线的绘制

取具塞比色管 10mL 6 支，按表 1.3.4 配制标准色列：

本次实验用酚红人工色列替代 ALA 纯品色列。应用国产酚红配制 pH9.2 的四硼酸钠缓冲液(或 pH9.5 的磷酸盐缓冲液)，显色与 ALA 一致，色调稳定，可以代替 ALA 配制人工标准色列。

酚红人工色列配制方法经与 ALA 纯品比较，其与 ALA 浓度的关系如表 1.3.4 所示：

表 1.3.4　　酚红人工色列配制及与 ALA 浓度的关系

管号	0	1	2	3	4	5
酚红标准应用液(mL)	0.00	0.10	0.20	0.40	0.80	1.00
四硼酸钠缓冲液(mL)	4.00	3.90	3.80	3.60	3.2	3.00
酚红含量(μg)	0	1	2	4	8	10
相当于 ALA 的浓度(mg/L 尿)	0	0.108	2.16	6.48	8.64	10.80

用分光光度法(波长 554nm)，以"0"管作参比，测其吸光度。根据 ALA 浓度与吸光度的关系绘制标准曲线。

2. 尿样测定

(1)分别取 1mL(尿样浓者取 0.5mL)比重在 1.010~1.035g/cm^3 的尿样于两支 10mL 具塞比色管内，各加水 1mL，乙酸缓冲液 2mL，混匀。其一为样品管，另一为尿样空白管。向尿样管中加入 0.4mL 乙酰乙酸乙酯，向尿样空白管中加入 0.4mL 乙酸缓冲液，充分混匀，同时置沸水浴中加热 10 分钟，取出冷却至室温。

(2)各管加入 4mL 乙酸乙酯，加塞振摇 1 分钟，离心 5 分钟，取出静置分层。

(3)各取乙酸乙酯提取液 2mL 于另 6 支 10mL 具塞比色管中，各管加入 2mL 显色剂加塞振摇，静置 10 分钟。

(4)用分光光度法(波长 554nm)，以蒸馏水作参比，测其吸光度。根据 ALA 浓度与吸光度的关系绘制标准曲线。

3. 计算

样品管吸光度减去尿样空白管吸光度，查标准曲线得样品管中 ALA 含量(μg)。

$$尿中 ALA 浓度(mmol/L) = \frac{样品管(尿)含量 \times (1.020-1.000)}{(尿比重-1.000) \times 0.0076}$$

六、注意事项

(1) 乙酸乙酯、乙酰乙酸乙酯最好为近期产品。显色剂宜新鲜配制。

(2) 加入显色剂后，静置 10 分钟，应在半小时内完成比色。

(3) 尿样易腐败，可导致 pH 值增高，影响测定结果。如不能及时测定，应将尿样保存在冰箱中。

(4) 如尿样比重在正常范围内，测得结果可按下式计算：

$$尿中\ ALA(mg/L) = 样品管中\ ALA\ 含量(\mu g)$$

(5) 其他能与显色剂反应的物质，不被乙酸乙酯萃取，故不干扰测定。

(6) 方法的线性范围为 $0\sim0.5\mu g/0.5mL$，检测下限为 $0.3mg/L$ 尿样。

实验四　外周血淋巴细胞染色体分析

一、实验目的

(1) 了解外周血淋巴细胞染色体分析的卫生学意义。
(2) 掌握外周血淋巴细胞染色体分析的原理和方法。

二、临床意义

电离辐射可以引起生物体内分子水平的变化，特别是生物大分子的改变，如核酸、蛋白质等，使其发生电离、激发或化学键的断裂等，从而造成这些生物大分子结构和性质的改变。另外，细胞内外都有大量的水分子，射线作用于水分子，引起其电离和激发，形成化学性质非常活泼的一些产物，如激发态的水分子、氢自由基、羟自由基、水合电子等。这些作用的结果引起细胞损伤。最重要的是细胞内DNA的损伤。外周血淋巴细胞是辐射敏感的细胞，淋巴细胞染色畸变是辐射效应的一个灵敏指标。长期慢性小剂量照射时，染色体畸变的特点是：①以断片为主；②双着丝点加环不伴断片；③染色体畸变率和畸变细胞率相等；④稳定性畸变（臂间倒位、易位）增加；⑤畸变率与剂量的关系不明显。

三、实验原理

染色体是双螺旋结构的DNA链和比较松散地结合在蛋白质上的复合物。它是遗传单位基因的载体，具有独特的形态和结构，在一般细胞核中，因为细胞在间期时染色体内DNA双螺旋成高度伸展状态（即解螺旋状态），变得非常纤细，充满于核质内，以至在一般光学显微镜下不能观察到。只有当细胞进入分裂时，螺旋丝才进入高度的螺旋化状态，才能成为在光学显微镜下可见的染色体。当细胞分裂完成后，染色体恢复成解螺旋状态，又成为间期细胞的染色质。为了观察染色体形态上的改变，应经过秋水仙素的预处理，使细胞停留于中期以利观察。当一个电离粒子通过间期核染色体或经过其附近导致染色体直接或间接的断裂，这种断裂可重新愈合成原来的形态，也可接成新的形态，也可不愈合而游离着，彼此间进行互换，互换的方式很多，由此导致各种类型的畸变。

四、实验仪器

光学显微镜,低温冰箱,隔水式恒温培养箱,离心机,无菌操作台,恒温水浴箱等。

五、试剂

(1) 1640 培养液:RPMI 1640 粉剂 10.4 克溶于三蒸水,呈透明橘红色,置磁力搅拌器上搅拌至完全溶解(如出现不溶性沉淀物,通 CO_2 气)。1.5 克 $NaHCO_3$ 用少量三蒸水溶解后,用 5% $NaHCO_3$ 调节 1640 溶液的 pH 值至 7.2 即玫瑰红色,最后总体积为 1000mL,加入青霉素 20 万单位,链霉素 10 万单位,加肝素(12500 单位/支)1.0mL,过滤除菌,备用。

(2) 小牛血清:将小牛血清过滤除菌、分装,放入 56℃ 水浴 30 分钟灭活,细菌检查为阴性后,低温冰箱保存。

(3) 植物血球凝集素(PHA):冻干粉剂每安瓶 10 毫克,分实验、临床两种,均可使用。

(4) 秋水仙素溶液。

原液:无菌操作称取 5.0mg 秋水仙素,加无菌的生理盐水到 20mL,浓度为 $250\mu g/mL$。

$5\mu g/mL$ 应用液:取原液稀释 50 倍。

(5) 0.2% 肝素:0.2 克肝素钠加生理盐水 100mL,消毒 20 分钟。

(6) 0.075mol/L 氯化钾:5.6 克氯化钾加双蒸水到 1000mL。

(7) 磷酸盐缓冲液(pH 7.0)。

(8) 染液配制:称取 1 克 Gimsa,加入少量的甘油研磨,加入 66mL 甘油后在 50~60℃ 水浴中溶解 2 小时,待全部溶解后加入甲醇 66mL,静置 2 周后过滤备用。

六、操作程序

(1) 无菌操作配制含 15%~20% 小牛血清,100~140$\mu g/mL$ PHA 的 1640 培养液,分装 5mL/瓶,每瓶加入 0.4~0.5mL 肝素化全血(50 单位/mL 血),混匀。

(2) 将培养瓶置隔水式恒温箱 37℃ 培养 52~54 小时。

(3) 中止培养前 4~6 小时时加秋水仙素,使培养瓶内最终浓度为 0.1$\mu g/mL$,使用 5mL 注射器,6 号针头加 4 滴秋水仙素。将培养液转移至 10mL 离心管,以 1000r/min 转速离心 7 分钟,弃上清液,加入 37℃ 预热的 0.075M KCl 5mL,混匀。37℃ 水浴中低渗 30 分钟,加新配制的甲醇、冰醋酸(3:1)固定液 0.5mL 予以固定,以 1000r/min 转速离心 7 分钟,弃上清液,留约 1mL 低渗液与细胞混匀,吸入滴管内,离心管中加入 5mL 新配固定液,再将滴管内的细胞悬液轻轻打入固定液中,充分混匀,固定三次,第一次 30 分钟,第二次可放入 4℃ 冰箱过夜,第三次离心后去上清液加 0.2mL 新固定液,冰水法滴片,过酒精火焰。

（4）染色：用 pH7.0 的缓冲液配制 2%~4%Gimsa 染液，染 15~20 分钟，染色标本较多时，可用 pH 7.0 的缓冲液配制 2%~4%Gimsa 染液两缸，第一缸染 10~15 分钟，第二缸复染 5~10 分钟，自来水、单蒸水冲洗，干后封片光学显微镜下观察。

七、观察与分析

在油镜下观察分散良好的中期分裂相，观察的畸变类型包括双着丝粒、断片、微小体、环状染色体。计数 200 个分裂相，各类型细胞畸变率以百分率表示。

诊断标准：双着丝粒与环状染色体畸变率≥1.0%；断片与微小体畸变率≥2.0%；细胞畸变率合计≥2.0% 为异常。

【思考题】
1. 在收获细胞过程中，预固定环节应注意哪些问题？
2. 电离辐射导致机体损伤实验室检查包括哪几方面？

实验五 尘肺阅片技术

一、目的

(1)了解国家尘肺诊断标准。
(2)对临床尘肺胸片做出诊断。

二、胸片质量标准与质量评定

(一)胸片质量标准

1. 胸片的基本要求
(1)必须包括两侧肺尖和肋膈角,胸锁关节基本对称,肩胛骨阴影不与肺野重叠;
(2)片号、日期及其他标志应分别置于两肩上方,排列整齐,清晰可见,不与肺野重叠;
(3)照片无伪影、漏光、污染、划痕、水渍及体外物影像。
2. 解剖标志显示
(1)两侧肺纹理清晰、边缘锐利,并延伸到肺野外带;
(2)两侧侧胸壁从肺尖到肋膈角显示良好;
(3)心缘及横膈面成像锐利;
(4)气管及两侧主支气管轮廓可见,并可显示胸椎轮廓;
(5)心后区肺纹理可以显示;
(6)右侧膈顶一般位于第十后肋水平。

(二)胸片质量评定分级标准

一级片(优片):完全符合质量要求。
二级片(良片):不完全符合质量要求,但尚未降到三级片。
三级片(差片):有下列情况之一者为三级片,不能用于尘肺初诊。
(1)完全符合胸片基本要求,其缺陷影响诊断区面积之和在半个肺区至一个肺区之间;
(2)两侧肺纹理不够清晰锐利,或局部肺纹理模糊,其影响诊断区面积之和在半个肺区至一个肺区之间;

(3) 两侧肺尖至肋膈角的侧胸壁显示不佳，气管轮廓模糊，心后区肺纹理难以辨认；

(4) 吸气不足，右侧膈顶位于第八后肋水平；

(5) 照片偏黑，上中肺区最高光密度在 1.85~1.90；或照片偏白，上中肺区最高光密度在 1.30~1.40；或灰雾度偏高，膈下光密度在 0.40~0.50；或直接暴光区光密度在 2.20~2.30。

四级片（废片）：胸片质量达不到三级片者，不能用于尘肺诊断。

三、尘肺诊断标准

按我国《尘肺病诊断标准》（GBZ 70—2002），根据小阴影的密集度和累及范围、大阴影占肺野的面积进行诊断。

（一）尘肺的分级

1. 无尘肺（0）

0：X射线胸片无尘肺表现。

0^+：胸片表现尚不够诊断为 I 者。

2. 壹期尘肺（I）

I：有总体密集度 I 级的小阴影，分布范围至少达到 2 个肺区。

I^+：有总体密集度 I 级的小阴影，分布范围超过 4 个肺区或有总体密集度 2 级的影，分布范围达到 4 个肺区。

3. 贰期尘肺（II）

有总体密集度 2 级的小阴影，分布范围超过 4 个肺区；或有总体密集度 3 级的影，分布范围达到 4 个肺区。

有密集度 3 级的小阴影，分布范围超过 4 个肺区；或有小阴影聚集；或有大阴影，但尚不够诊断为 III 级者。

4. 叁期尘肺（III）

有大阴影出现，其长径不小于 2mm，短径不小于 10mm。

单个大阴影的面积或多个大阴影面积的总和超过右上肺区面积者。

另附尘肺诊断标准片一套(23张)，胸大片 15 张，组合片 8 张。

（二）小阴影形态的判定及书写

1. 小阴影形态的判定

判断小阴影的形态是圆形还是不规则形，首先认识到 X 线影像是各种各样的病理改变相互交错重叠的影像，在形态上不可能都是典型的。即使是典型的圆形小阴影，有时也可以看到小阴影的周边是不整齐的，有时一些圆形小阴影与线条状阴影相连呈"星芒状"。

如果与圆形小阴影相连的线条状阴影较细，且较短，则仍可判定为圆形小阴影。如果与之相连的线条状影较宽且长，则可以判定为不规则小阴影，总之，在判断小阴影的形态时要从整体的轮廓上判定。

2. 小阴影形态的书写

(1) 胸片上的小阴影几乎全部为同一形态和大小时，将其字母符号分别写在斜线的上面和下面，例如：p/p、S/S 等。

(2) 胸片上出现两种以上形态的小阴影时，将主要的小阴影的字母符号写在斜线上面，次要的且有相当数量的另一种写在斜线下面，例如：S/p、q/t 等。

(3) 如果两种以上形态的小阴影存在的数量基本相似时，则应将圆形小阴影作为主要形态的小阴影记录在斜线上面。

(4) 如果有两种以上的圆形小阴影同时存在，而且数量相近时，将较大的作为主要形态加以描述和记录。

(三) 小阴影分布范围及总体密集度判定

判定一定范围内小阴影的数量，是尘肺诊断和分期的重要依据，它包括判定每个肺区内小阴影的密集度、全肺小阴影的密集度，采用综合判定的方法：

(1) 判定肺区密集度要求小阴影分布至少占该区面积的三分之二；

(2) 小阴影分布范围是指出现有Ⅰ级密集度（含Ⅰ级）以上的小阴影的肺区数。

(3) 总体密集度是指全肺内密集度最高的肺区的密集度。

四、附加代号

bu (bushel)：肺大泡
ca (cancer)：肺癌或胸膜间皮瘤
cp (cardiopathy)：肺心病
cv (cavity)：空洞
ef (pleural effusion)：胸腔积液
em (emphysema)：肺气肿
es (egg-shell calcification)：淋巴结蛋壳样钙化
pc (pleural calcification)：胸膜钙化
ho (honeycomb)：蜂窝肺
pt (pleural thickening)：胸膜增厚
px (pneumothorax)：气胸
rp (rheumatoid pneumoconiosis)：类风湿尘肺
tb (tuberculosis)：活动性肺结核
cn：小阴影钙化尘肺诊断标准

【思考题】

1. 胸片的基本要求是什么？
2. 小阴影形态的判定及书写方式是什么？

实验六 职业生理与心理学测试

项目一 能量代谢率、劳动时间率和体力劳动强度指数测定

一、术语和定义

1. 能量代谢率

指某工种工作日内各类活动和休息的能量消耗的平均值,以单位时间内每平方米体表面积每分钟的能量消耗值表示,单位是 $kJ/min \cdot m^2$。

2. 劳动时间率

工作日内纯工作时间与工作日总时间的比,以百分率表示。

3. 体力劳动性别系数

在计算体力劳动强度指数时,为反映相同体力强度引起男女性别不同所致的不同生理反应,使用性别系数。男性系数为1,女性系数为1.3。

4. 体力劳动方式系数

在计算体力劳动强度指数时,为反映相同体力强度由于劳动方式的不同引起人体不同的生理反应,使用体力劳动方式系数。"搬"的方式系数为1,"扛"的方式系数为0.40,"推/拉"的方式系数为0.05。

5. 体力劳动强度指数

用于区分体力劳动强度等级。指数大,反映体力劳动强度大;指数小,反映体力劳动强度小。

二、能量代谢率、劳动时间率和体力劳动强度指数的计算方法

(一)平均能量代谢率 M 计算方法

根据工时记录,将各种劳动与休息加以归类(近似的活动归为一类),按表1.6.1的内容及计算公式(1)求出各单项劳动与休息时的能量代谢率,分别乘以相应的累计时间,最后得出一个工作日各种劳动休息时的能量消耗值,再把各项能量消耗值总计,除以工作日总时间,即得出工作日平均能量代谢率($kJ/(min \cdot m^2)$)。

$$M(\text{kJ/min}\cdot\text{m}^2)=\frac{\text{单项劳动能量代谢率}(\text{kJ}/(\min\cdot\text{m}^2))\times\text{单项劳动占用时间}(\min)+\cdots+\text{休息时的能量代谢率}(\text{kJ}/(\min\cdot\text{m}^2))\times\text{休息时占用的时间}(\min)}{\text{工作日总时间}(\min)} \quad (1)$$

每分钟肺通气量 3.0~7.3L 时采用式(2)计算。

$$\lg M = 0.0945x - 0.53794 \quad (2)$$

式中：M——能量代谢率，$\text{kJ}/(\min\cdot\text{m}^2)$；

x——单位体表面积气体体积，$\text{L}/(\min\cdot\text{m}^2)$；

每分钟肺通气量 8.0~30.9L 时采用式(3)计算。

$$\lg(13.26-M) = 1.1648 - 0.0125x \quad (3)$$

式中：M——能量代谢率，$\text{kJ}/(\min\cdot\text{m}^2)$；

x——单位体表面积气体体积，$\text{L}/(\min\cdot\text{m}^2)$；

每分钟肺通气量 7.3~8.0L 时采用式(2)和式(3)的平均值。

单项劳动能量代谢率测定表见表 1.6.1 所示。

表 1.6.1　　　　　　　　　　　　能量代谢率测定表

工种：_____ 动作项目：_____
姓名：_____ 年龄：_____ 岁　　　工龄：_____ 年
身高：_____ cm　　　　体重：_____ kg　　　体表面积：_____ m²
采气时间：_____ min _____ s
采气量：
气量计的初读数_____
气量计的终读数_____
采气量(气量计的终读数减去气量计的初读数)_____ L
通气时气温_____ ℃，气压_____ Pa
标准状态下干燥气体换算系数(查标准状态下干燥气体体积换算表)：_____
标准状态气体体积(采气量乘标准状态下干燥气体换算系数)：_____ L
每分钟气体体积＝标准状态气体体积/采气时间＝_____ L/min
换算单位体表面积气体体积·每分钟气体体积/体表面积＝_____ L/(min·m²)
能量代谢率：_____ kJ/(min·m²)
调查人签名_____　　　　　　　　　　　年　　月　　日

(二) 劳动时间率 T 计算方法

每天选择接受测定的工人 2~3 名，按表 1.6.2 的格式记录自上工开始至下工为止整个工作日从事各种劳动与休息(包括工作中间暂停)的时间。每个测定对象应连续记录 3 天(如遇生产不正常或发生事故时不做正式记录，应另选正常生产日，重新测定记录)，取平均值，求出劳动时间率(T)。

$$T(\%) = \frac{\text{工作日内净劳动时间(min)}}{\text{工作日总工时}} \times 100\%$$

$$= \frac{\sum[\text{各单项劳动占用的时间(min)}]}{\text{工作日总时间(min)}} \times 100\% \tag{4}$$

表 1.6.2　　　　　　　　　　　　工时记录表

动作名称	开始时间(h, min)	耗费工时(min)	主要内容(如物体重量、动作频率、行走距离、劳动体位)
调查人签名：		年　　月　　日	

(三)体力劳动强度指数计算方法

体力劳动强度指数计算公式：

$$I = T \times M \times S \times W \times 10 \tag{5}$$

式中：I——体力劳动强度指数；

　　　T——劳动时间率,%；

　　　M——8h 工作日平均能量代谢率，kJ/(min·m²)；

　　　S——性别系数：男性=1，女性=1.3；

　　　W——体力劳动方式系数：搬=1，扛=0.40，推/拉=0.05。

(四)体力作业时心率和能量消耗测定方法

1. 测定方法

1)测定对象

测定对象为从事体力作业的工人。

2)心率的测定

测定仪器：应用心率遥测计。

测定条件：作业前，先将测定心率的传感器固定在检测部位(按仪器使用要求而定)，待受检者从事该项作业 10 分钟以上时进行测定。一次持续时间不足 5 分钟的作业，在作业停止前 1 分钟测定心率值。

3)能量消耗测定

2. 劳动和休息时间计算方法

每天选择接受测定的工人2名，按表1.6.3的格式记录自上工开始至下工为止，整个工作日从事各种劳动与休息(包括工作中间暂停)的时间，每个测定对象应连续记录3天，取3天的平均值，统计每项操作和休息的占用时间。如遇生产不正常或发生事故时，不做正式记录。

表1.6.3　　　　　　　　　　　　劳动和休息时间测定记录表

动作名称	开始时间(h，min)	占用时间(min)	主要内容(如物体重量、动作频率、行走距离、劳动体位)

3. 能量消耗测定方法

能量代谢测定采用气体代谢方法(物理法、化学法和仪器法等)，本标准推荐估算法。

1) 人体呼出气体的采集和计量——采气袋

一般采用特制的采气袋(通称多氏)来收集劳动者的呼出气体。首先应将袋内的气体全部排出，采气用口罩应严密不漏气，再将采气袋三通活塞的方向调整到正常位置。让受试者背上采气袋，戴上采气口罩，检查有无漏气，如无漏气，即可令工人从事该项活动，持续5分钟后，打开采气活塞开始采气，同时用秒表记录采气时间。采气时间依劳动强度而定，一般以采气袋内充气量达到总容积的$\frac{2}{3}$为宜。当采气中止时，迅速关闭三通活塞，同时停止秒表，记录采气时间。然后将采气袋上的侧管连接到湿式流量计的进气口，在记录流量计数字盘上的数字(初读数)后，再开动连接在流量计出口的抽气机，流速应与流量计上标明的额定流速相一致，当流过气袋中气体总量的一半时，记录流量计上温度计的温度和气压数值，气体采集完毕，记录流量计上数字盘的读数(终读数)，流量终读数减去流量计的初读数，即为采气量的数值，具体步骤见表1.6.4。

表1.6.4　　　　　　　　　　　　能量代谢率测定记录表

工种：		动作项目：		年　月　日	
姓名：		年龄：	岁	身高：	cm
工龄：		体重：	kg	体表面积：	m^2

续表

1. 采气时间：	min
2. 采气量(气量计的终读数减去气量计的初读数)： L	
气量计的终读数： L	
气量计的初读数： L	
3. 采气时气温： ℃； 气压 Pa	
4. 标准状态下干燥气体换算系数：由标准状态下干燥气体体积换算表查得	
5. 换算标准状态呼气量：采气量乘标准状态下干燥气体换算系数 L	
6. 换算每分钟呼气量：$\dfrac{标准状态呼气量}{采气时间}=$ L/min	
7. 换算每平方米体表面积、每分钟呼气量： $\dfrac{每分钟呼气量}{体表面积}=$ L/(min·m²)	
8. 计算能量代谢率(kCal/(min·m²))	
$\log y_e = 0.0945x - 0.53794$ (1)	
$\log(13.26 - y_e) = 1.1628 - 0.0125x$ (2)	

注：①y_e 为能量代谢率(kCal/(min·m²))；x 为每平方米体表面积每分钟呼气量。②每分钟肺通气量 3.0~7.3L 时采用公式(1)；每分钟肺通气量 8~30.9L 时采用公式(2)；每分钟肺通气量 7.3~8.0L 时采用公式(1)和(2)的平均值。

2）采气操作过程的注意事项

采集劳动过程中工人的呼出气时，全部过程均要在工人不停止劳动的状态下进行，测定者应当熟练地掌握采气的操作方法，为保证采样准确，避免发生错误，应先予必要的训练，熟练后方得正式采气。

采气时，操作采气三通活塞和掌握秒表计时，最好由两个人进行，以保证开始采气与开始记录时间和终止采气与终止记录时间的完全一致。

采气终止，解下背上的气袋后，应咨询受试者主观上是否有漏气或憋气的感觉，如有明显的漏气或憋气主诉，该次采气应作废。

如有的动作因工艺要求持续时间很短，如小于 5 分钟，此时应同受检者协商，要求按正常操作适当延长持续操作时间，以满足采气所要求的必需时间。

计量气体所用的湿式流量计，一定要根据流量计的水平仪，调整好水平位置，里面盛水量应对齐水标志。

在没有抽气机的条件下，也可用人力挤压，此时要注意做到把气袋内的气体完全排空。

记录流量计读数时，应反复核对 2~3 次。

3) 使用肺通气量计

按下列公式换算肺通气量值(L)：

$$肺通气量\ Q = (N \times A) + B \tag{1}$$

式中：N——仪器显示器显示数值；

　　　A——仪器常数；

　　　B——仪器常数。

使用仪器时严格按照使用方法及注意事项进行操作。

4) 能量消耗值及平均能量代谢率的计算

(1) 单项活动能量代谢率由多氏袋采集流量或由肺通气量计计算得到每分钟肺通气量，由肺通气量和能量代谢率换算表查出一定肺通气量时相应的能量代谢率。测定单项活动的能量代谢率系一个人次，按照同样方法，对每单项操作要测定 8~10 个样品，取其均值，见表 1.6.5。

表 1.6.5　　　　　　　　某单项动作能量代谢率统计表

受试者	能量代谢率($kJ/min \cdot m^2$)	备注
1	x.xxxx	
2	x.xxxx	
3	x.xxxx	
.	.	
.	.	
.	.	
平均	x.xxxx	

(2) 8 小时工作日总能量消耗统计。将各种劳动与休息加以归类（近似的活动归为一类），然后分别计量从事各类劳动与休息时呼出气的体积，根据公式计算（或查表）出各项劳动与休息时的能量代谢率，分别乘以相应的累积时间，最后得出一个工作日各种活动和休息时的总的能量消耗值（即能量代谢率（$kJ/(min \cdot m^2)$）乘以体表面积）即为工作日总能量消耗值，见表 1.6.6。

表 1.6.6　　　　　　　　　　工作日能量消耗统计表

动作项目	例数	能量代谢率 （kJ/min·m²） （1）	占用时间 （min） （2）	工作日总能量消耗 （kJ/m²） （3）
××	××	×.××××	×××	×××.×
×××	×	×.××××	××	××.×
×××	××	×.××××	××	××.×
××	×	×.××××	××	××.×
立位休息	××	×.××××	××	××.×
坐位休息	××	×.××××	×××	×××.×
合计			×××	××××.×

项目二　职业紧张调查与神经行为功能测试

一、目的

(1)了解职业紧张的概念、模式、劳动场所中的紧张因素、缓解因素、紧张反应的表现；掌握紧张的测试方法和评分方法。

(2)了解神经行为功能测试的原理，掌握神经行为功能测试的步骤和评分方法。

二、原理

根据职业紧张理论，个体所处环境中的工作因素和社会心理因素均能使个体产生心理紧张，紧张因素和缓解因素通过生理—神经—内分泌从而引起心理、生理和行为的变化。根据作业者紧张因素、缓解因素、紧张反应的测试得分，可反映作业者的紧张程度。

神经行为功能测试根据职业危害因素尤其是神经毒物对正在发育的、成熟的和老化的神经系统产生的亚临床影响——神经和心理行为的功能性改变，通过测定受试者情绪状态、智能、记忆、感知、判别、注意力、心理运动或操作运动等指标的变化，可判定受试者的神经行为功能状态。

三、测试工具和仪器

(1)学生紧张测试量表。
(2)神经行为功能测试组合。
①简单反应时测定仪。
②数字跨度。
③圣他·安娜手工敏捷度测试组合工具。
④数字译码测试工具。
⑤Benton 视觉保留测试图片。
⑥瞄准或目标追踪测试图。

(一)工作紧张问卷评分方法

1. 工作满意感

工作本身满意感(ji = job itself satisfaction) = B2+B3+B6+B7+B9+B12

工作组织满意感(jo = job organization satisfaction) = B1+B4+B5+B8+B10+B11

工作满意感(jj = job satisfaction) = ji+jo

2. 心理卫生

心理满足(ma = mental contentment) = C2+C4+C7+C10+C12

信心充足(mr=mental resilience) = 28−C3−C5−C8−C11

心情平静(mw=mental peace of mind) = C1+C6+C9

3. 行为方式

忍耐性(ti=type of patience) = D2+D4+D6

竞争性(td=type of drive) = 21−D1−D3−D5

4. 工作心里控制源(work locus of control)

wlcs = 56−E1−E2−E3−E4−E7−E11−E14−E15+E5+E6+E8+E9+E10+E12+E13+E16

5. 应付策略

控制策略(ct=control tactic) = F2+F7+F3+F5+F8+F9

支持策略(st=support tactic) = F1+F6+F4+F10

6. 与工作无关的活动

nonwork = G1+G2+G3+G4+G5

7. 物理环境(physical environment)

pev = 18−H1−H2+H3+H4−H5−H6+H7+H8−H9−H10

8. 工作中的冲突

组内冲突(inter) = 24−I1+I2+I3+I4−I5+I6−I7−I8

组间冲突(intra) = 18+I9−I10+I11−I12+I13−I14+I15+I16

工作冲突(inee) = inter+intra

9. 工作控制

任务控制(taskct=task control) = J1+J3+J5+J6+J15+J16

决策控制(decict=decision control) = J8+J10+J11+J13

环境控制(dyect=physical environment control) = J7+J14

资源控制(recoct=resource control) = J2+J12

工作控制(perct=perceived job control) = taskct+decict+dyect+resoct

10. 心身症状(psychosomatic symptom)

psycho = K1+K2+K3+K4+K5+K6+K7+K8+K9+K10+K11+K12+K13+K14+K15+K16

11. 自尊感(self-esteem)

selfe = 30+L1−L2−L3+L4−L5−L6−L7+L8−L9+L10

12. 工作需求(job require)

定量负荷(jrqw=quantitative workload) = M1+M2+M3+M4

负荷变化(jruw=variance in workload) = M5+M6+M7

技术利用(jrsu=skill underutilization) = 18−M8−M9−M10

工作需求(jr) = jrqw+jruw+jrsu

13. 心理需求

mental = 15−N1−N2−N3+N4+N5

14. 其他健康信息

抑郁症(cesp=depression) = 16+O1+O2+O3−O4+O5+O6+O7−O8+O9+O10+O11−O12+O13+O14+O15−O16+O17+O18+O19+O20

每日紧张感(dstress=daily life stress)=O28+O29+O30+O31

正性情绪(posaff=positive affection)=O32+O33+O34+O35+O36

副性情绪(negaff=negative affection)=O37+O38+O39+O40

情绪平衡(affect=affective ambulance)=posaff-negaff+5

15. 工作危险

工作危险(qq=job hazards)=Q1+Q2+Q3+Q4+Q5

16. 工作责任

对人的责任(rbfp=responsibility for people)=R1+R2+R3+R4

对事的责任(rbft=responsibility for thing)=R5+R6+R7+R8

17. 工作角色

角色冲突(rolec=role conflict)=S3+S5+S7+S8+S10+S11+S12+S14

角色模糊(rolea=role ambiguity)=48-S1-S2-S4-S6-S9-S13

18. 工作前景

jobfa(job future ambiguity)=24-T1-T2-T3-T4

19. 社会支持

上级支持(pfs=support from supervisor)=P1+P4+P7+P10

同事支持(pfc=support from coworker)=P2+P5+P8+P11

家庭支持(pff=support from family)=P3+P6+P9+P12

20. 提升与参与机会

提升(advin)=U1+U2+U3

参与(partm)=U4+U5+U6

(二)学生紧张测试量表

下列问题是了解您目前的一般情况的,如果项目后有供您选择的多个答案,请在符合您的答案的数字上划"○",如果项目后有供您填写的空格线,请您据实填写。

A. 背景资料

姓名：_____

性别：　　　1=男　　　2=女

出生年月：____年____月

文化程度：　1=初中　2=高中(中专)　3=大学(大专)　4=硕士　5=博士

家庭人均收入：_____元/月

您的学业

1. 您是几年级学生?_____

2. 您在大学几年都担任过哪些职务(包括组长)?_____

3. 在一个典型的星期中,您实际学习了多长时间?_____小时

4. 您学习这么长时间,是您自己选择的呢,还是别人或工作所要求的?
　　　1=自己选择的　　2=别人或工作所要求的

5. 您每个星期做其他工作(业余兼职)多少小时?_____小时

6. 您在过去的 12 个月里,发生过考试不及格或违纪的现象吗?
    1=发生过   2=未发生过
7. 在您的学校里有很多管理规章制度,您对这些规章制度的看法是:
    1=这些规章制度是必要的,我能自觉地遵守它
    2=这些规章制度完全没有必要
    3=这些规章制度对我限制太严,我时时提心吊胆,生怕没有做到而被人发现
8. 您通常每个夜晚睡眠几个小时? _____小时

您的爱好及身体状况

1. 您坚持锻炼身体吗?(例如,每周坚持 3 次以上 15~30 分钟的强有力的锻炼)请选择
    1=一贯   2=经常   3=有时   4=偶尔   5=从来没有
2. 您吸烟吗? 1=吸 2=不吸 开始吸烟年龄_____岁 戒烟年数_____年 吸烟年数_____年
    吸烟量:1≤10 支/天   2=10~20 支/天   3≥20 支/天(纸烟)(具体_____支/天)
3. 您饮酒吗?1=饮 2=不饮 开始饮酒年龄__岁 戒酒年数__年 饮酒年数____年
    饮酒量:1≤1 两/天   2=1~3 两/天   3≥3 两/天(白酒)(具体____两/天)
           1≤1 瓶/天   2=1~2 瓶/天   3≥2 瓶/天(啤酒)(具体____瓶/天)
4. 在过去的 3 个月(12 周)里,您一共请了多少天病假? ____天
5. 在您请的这些病假中,有__天是因为您自己生病?
6. 在过去的 3 个月里,您看过多少次病? ____次   因何病就医:_____
7. 您已认真地考虑过将来不从事目前所学专业吗?
    1=从来没有考虑   2=偶尔考虑   3=有时考虑
    4=较经常考虑   5=相当经常考虑   6=极其经常考虑
8. 近一年内,您的生活中有以下事件发生吗?
    1=亲人有死亡者   2=亲人有生病者   3=亲人下岗   4=子女升学   5=子女结婚

疾病史
    1=神经衰弱   2=糖尿病   3=心脏病   4 消化系统疾病   5=无

B. 工作满意感

这一部分是有关您对您的工作满意或不满意的程度的,请根据您的真实感受来选择。6 个数字的含义如下:
    1=非常不满意   2=较不满意   3=有些不满意
    4=有些满意   5=比较满意   6=非常满意

1. 学校的信息沟通和交流方式   1 2 3 4 5 6
2. 对于实际所学专业本身   1 2 3 4 5 6
3. 被学习激励的程度(由学习引起的积极性)   1 2 3 4 5 6
4. 学校采用的管理风格   1 2 3 4 5 6
5. 对于改革和革新的实施方式   1 2 3 4 5 6

6. 学校要求您完成的工作或任务的类型　　　　　　1　2　3　4　5　6
7. 学校里能得到个人发展或成长的程度　　　　　　1　2　3　4　5　6
8. 对于学校里解决纠纷的方式　　　　　　　　　　1　2　3　4　5　6
9. 在学校里发挥各项技能的程度　　　　　　　　　1　2　3　4　5　6
10. 学校里起主导作用的心理"感受"或气氛　　　　1　2　3　4　5　6
11. 学校的管理体制　　　　　　　　　　　　　　　1　2　3　4　5　6
12. 在学校里能够增长本领和才干的程度　　　　　　1　2　3　4　5　6

C. 您对当前健康状况的评估

这部分集中于职业的感受和行为以及它们受您的工作压力影响的程度,请根据您最近三个月来的真实感受选择。

1. 您是否觉得自己是一个过于谨慎,常为一些过去所做的错事或行为而担忧的人?
　　1=完全对　　　　2=比较对　　　　3=有些对
　　4=有些不对　　　5=比较不对　　　6=完全不对

2. 在一个普通的工作日里,您会无故感到心绪不宁和情绪低落吗?
　　1=经常　　　　　2=一般　　　　　3=有时
　　4=偶尔　　　　　5=一般不　　　　6=从不

3. 感到工作上的压力越来越大时,您是否有足够的精力去应付和采取行动?
　　1=足够　　　　　2=较充足　　　　3=有些充足
　　4=有些不充足　　5=比较不充足　　6=不足

4. 当您在工作中感到困惑时,会不会静下来问自己:"生活就这么费力吗"?
　　1=经常　　　　　2=一般　　　　　3=有时
　　4=偶尔　　　　　5=一般不　　　　6=从不

5. 您在工作时,是否会对自己的能力、判断力感到怀疑,自信心因而下降?
　　1=不明显　　　　2=较不明显　　　3=有些不明显
　　4=有些明显　　　5=比较明显　　　6=明显

6. 如果同事和朋友以躲避或冷淡的方式对待您,您是否担心自己得罪了他们?还是根本不在乎?
　　1=肯定担心　　　2=比较担心　　　3=有些担心
　　4=一般不担心　　5=比较不担心　　6=肯定不担心

7. 如果您已完成的或正在做的工作出现错误,您是否会感到缺乏信心或惊慌失措,仿佛事情完全失控?
　　1=经常　　　　　2=一般　　　　　3=有时
　　4=偶尔　　　　　5=一般不会　　　6=从不

8. 最近,您有信心在工作上应付自如以及处理好家庭内出现的问题吗?
　　1=有信心　　　　2=比较有　　　　3=一般有
　　4=一般没有　　　5=比较没有　　　6=没有信心

9. 就一般工作和生活而言,您认为自己是否会感到困扰或杞人忧天?
　　1=肯定是　　　　2=一般是　　　　3=可能是

   4=可能不是   5=一般不是   6=肯定不是
 10. 随着时间的推移,您有没有发现自己在很长一段时间里感到莫名的苦恼或忧郁?
   1=经常   2=一般   3=有时
   4=偶尔   5=一般不   6=从不
 11. 您觉得自己有信心克服目前的或将来遇到的困难,并能解决可能面对的困境和难题吗?
   1=肯定有   2=一般有   3=可能有
   4=可能没有   5=一般没有   6=肯定没有
 12. 您是否因工作负担过重而感到心力交瘁?
   1=肯定有   2=一般有   3=可能有
   4=可能没有   5=一般没有   6=肯定没有

D. 行为方式

这一部分的目的是记录您处理事务的方式和您的总的行为方式,请根据您的真实情况来选择。数字的含义如下:
   1=非常强烈不赞同 2=强烈不赞同   3=不赞同
   4=赞同   5=强烈赞同   6=非常强烈赞同

1. 由于对现在的生活感到满意,所以我不是一个特别 1 2 3 4 5 6
  有抱负的人,也不刻意要在事业上取得成就
2. 我不能容忍缓慢,例如同别人谈话时,我常常想到 1 2 3 4 5 6
  前面去,预计对方将要说些什么
3. 我不是一个十分看重事业成就的人,例如做任何事 1 2 3 4 5 6
  都与人竞争,非胜不可,或要超过别人
4. 生活节奏很快,如吃饭、谈话和走路等   1 2 3 4 5 6
5. 我是一个相当自在的人,凡事顺其自然不会太过强求 1 2 3 4 5 6
6. 我是一个十分急躁的人,最怕等待,尤其是等人   1 2 3 4 5 6

E. 控制信念

下列问题涉及您对工作(但不仅指您现在的)的一般信念,请根据您的真实想法来选择。数字的含义如下:
   1=非常不赞同 2=中等不赞同   3=有些不赞同
   4=有些赞同   5=中等赞同   6=非常赞同

1. 您从工作中得到的取决于您付出的努力(即付出的越多, 1 2 3 4 5 6
  得到的越多)
2. 就大多数工作而言,凡是人们打算完成的,他们都能非 1 2 3 4 5 6
  常好的完成
3. 如果您知道您需要从工作中得到什么,那么,您就能找 1 2 3 4 5 6
  到满足您需要的一份工作
4. 如果职工对他们的上司所做出的决定不满意,他们应该 1 2 3 4 5 6
  对这个决定采取措施(提出异议、抵制等)

5. 得到您想得到的工作，很大程度上来说，要靠机遇　　　1 2 3 4 5 6
6. 挣钱主要是要有好运气　　　1 2 3 4 5 6
7. 如果付出努力的话，大多数人能做好他们的工作　　　1 2 3 4 5 6
8. 为了得到一份真正好的工作，您必须有家庭成员或朋友　　　1 2 3 4 5 6
　　在较高的位置上做领导或管事
9. 职务(称)晋升通常要靠好运气　　　1 2 3 4 5 6
10. 就得到一份真正好的工作而言，您认识的人比您掌握的　　　1 2 3 4 5 6
　　本领更重要
11. 得到晋升的人都是工作做得好的　　　1 2 3 4 5 6
12. 为了挣大钱，您必须认识适当的人　　　1 2 3 4 5 6
13. 在大多数工作中，成为一名优秀职工需要有好运气　　　1 2 3 4 5 6
14. 工作做得好的人，一般都能得到回报(奖赏)　　　1 2 3 4 5 6
15. 大多数职工对其管理者的影响比自己想象的要大　　　1 2 3 4 5 6
16. 挣得多和挣得少的人之间的主要差异是运气不同　　　1 2 3 4 5 6

F. 您如何应付您所经历的紧张

人们对压力来源和紧张的反应方式各不相同，一般来说，我们都会有意或无意地做出努力来应付这些困难。这一部分列出了一些潜在的应付策略，请您根据您将它们作为应付紧张的方式而实际使用的程度，来对它们进行评定。请根据您的真实情况来选择。数字的含义如下：

　　　1＝我从来不用　　　2＝我很少用　　　3＝总的说来，我不用
　　　4＝总的说来，我用　　5＝我广泛地使用　　6＝我非常广泛地使用

1. 求助于爱好和娱乐　　　1 2 3 4 5 6
2. 以客观、理智的方式处理问题　　　1 2 3 4 5 6
3. 有效地分配时间　　　1 2 3 4 5 6
4. 向理解您的朋友倾诉　　　1 2 3 4 5 6
5. 提前计划　　　1 2 3 4 5 6
6. 扩大工作以外的兴趣和活动　　　1 2 3 4 5 6
7. 选择性地集中注意(将注意力集中于具体问题上)　　　1 2 3 4 5 6
8. 将问题按轻重缓急排序并依次处理　　　1 2 3 4 5 6
9. 尽量从旁观者的角度考虑问题　　　1 2 3 4 5 6
10. 尽量寻找更多的人支持　　　1 2 3 4 5 6

G. 工作紧张：与工作无关的活动

请回答下列问题：

1. 除了现在的工作，您还兼职吗？　　　0＝否　　　1＝是
2. 您家中有孩子吗？　　　0＝否　　　1＝是
3. 需要您照看孩子吗？　　　0＝否　　　1＝是
4. 需要您打扫房间吗？　　　0＝否　　　1＝是
5. 需要您经常照顾老人和残疾人吗？　　　0＝否　　　1＝是

6. 为了获得学位(历),您正在学校学习(自学)吗？　　0＝否　　　　1＝是

H. 工作紧张：物理环境

请回答下列有关您工作的陈述：

1. 我学习场所的噪声水平通常是高的　　　　　1＝真的　　2＝假的
2. 我学习场所的照明水平通常较差　　　　　　1＝真的　　2＝假的
3. 夏天,我学习场所的温度通常是适宜的　　　1＝真的　　2＝假的
4. 冬天,我学习场所的温度通常是适宜的　　　1＝真的　　2＝假的
5. 我学习场所的湿度通常不是太高就是太低　　1＝真的　　2＝假的
6. 我学习场所的空气流通(循环)较好　　　　　1＝真的　　2＝假的
7. 我学习场所的空气清洁,没有污染　　　　　1＝真的　　2＝假的
8. 在我的工作中,我不接触危险物质　　　　　1＝真的　　2＝假的
9. 我工作和学习的地方的物理环境总体质量较差　1＝真的　　2＝假的
10. 我的学习场所很拥挤　　　　　　　　　　　1＝真的　　2＝假的

I. 工作中的冲突

请回答下列有关您工作情况的问题：

　　1＝强烈不赞同　　2＝中等度不赞同　　3＝既不赞同,也不反对
　　4＝中等度赞同　　5＝强烈赞同

1. 我的学习组(部门)内关系和谐　　　　　　　　　　1 2 3 4 5
2. 我的学习组内,经常为谁应该做什么而争吵　　　　　1 2 3 4 5
3. 我的学习组内,经常发生肢体冲突　　　　　　　　　1 2 3 4 5
4. 我的学习组内存在着纠纷(矛盾)　　　　　　　　　1 2 3 4 5
5. 我的学习组内成员相互支持对方的意见　　　　　　　1 2 3 4 5
6. 我的学习组内各小组间存在着冲突　　　　　　　　　1 2 3 4 5
7. 我的学习组内成员之间存在着友谊　　　　　　　　　1 2 3 4 5
8. 我的学习组内成员有"大家是一个整体"的感受　　　1 2 3 4 5
9. 我的学习组同其他组间有争执　　　　　　　　　　　1 2 3 4 5
10. 我的学习组同其他组对问题的看法是一致的　　　　1 2 3 4 5
11. 其他组拒绝提供完成我们组的任务所必需的信息　　1 2 3 4 5
12. 我的学习组同其他组的关系,就达到单位的整体　　1 2 3 4 5
    目标而言是和谐的
13. 我的学习组同其他组之间缺乏相互支持　　　　　　1 2 3 4 5
14. 我的学习组与其他组之间合作较好　　　　　　　　1 2 3 4 5
15. 我的学习组与其他组之间存在着个性冲突　　　　　1 2 3 4 5
16. 其他学习组给我的组制造麻烦　　　　　　　　　　1 2 3 4 5

J. 控制量表

这一系列的问题询问您对几个方面的影响有多大,这种影响是指您对别人所做事情的控制程度和您有决定您自己所做事情的自由程度。

　　1＝非常小　　2＝小　　3＝中等　　4＝大　　5＝非常大

1. 您对所执行任务的变化性影响有多大？　　　　　　　　　1　2　3　4　5
2. 您获得做工作所必需的设备的自由度有多大？　　　　　　1　2　3　4　5
3. 您工作中先做什么、后做什么的自由度有多大？　　　　　1　2　3　4　5
4. 您对您的工作量的影响有多大？　　　　　　　　　　　　1　2　3　4　5
5. 您对您的工作速度的影响有多大？　　　　　　　　　　　1　2　3　4　5
6. 您对您工作的质量的影响有多大？　　　　　　　　　　　1　2　3　4　5
7. 您对工作场所的装饰和布置的影响有多大？　　　　　　　1　2　3　4　5
8. 您对单位职工做什么工作的决定的影响有多大？　　　　　1　2　3　4　5
9. 您对您的工作时间或计划的影响有多大？　　　　　　　　1　2　3　4　5
10. 您对单位中何时做何事的决定的影响有多大？　　　　　 1　2　3　4　5
11. 您对单位的政策、工作程序和绩效的影响有多大？　　　 1　2　3　4　5
12. 您获得做您的工作所必需的材料的自由度有多大？　　　 1　2　3　4　5
13. 您对单位中的其他人的培训影响有多大？　　　　　　　 1　2　3　4　5
14. 您对单位的家具和工作设备的布置影响有多大？　　　　 1　2　3　4　5
15. 您在工作时间内，能提前做工作和工间短时休息的　　　 1　2　3　4　5
    自由度有多大？
16. 总的来说，您对工作和工作有关因素的影响有多大？　　 1　2　3　4　5

K. 一般健康

这一部分问卷包括与一般健康有关的项目，这些项目未必与严重的躯体疾病有关，但是是人们日常生活中所经历的事情。

　　　　1＝从来无　　2＝偶尔　　3＝有时　　4＝较经常　　5＝十分经常

1. 当您不在热的房间里或不进行身体锻炼时，面部发热　　　1　2　3　4　5
2. 当您不在热的房间里或不进行身体锻炼时，出汗过多　　　1　2　3　4　5
3. 嘴发干　　　　　　　　　　　　　　　　　　　　　　　1　2　3　4　5
4. 肌肉发紧　　　　　　　　　　　　　　　　　　　　　　1　2　3　4　5
5. 被头痛所困扰　　　　　　　　　　　　　　　　　　　　1　2　3　4　5
6. 感到血液仿佛直往头上涌　　　　　　　　　　　　　　　1　2　3　4　5
7. 感到喉中有一肿块或有阻塞感　　　　　　　　　　　　　1　2　3　4　5
8. 手震颤到足以使您感到痛苦　　　　　　　　　　　　　　1　2　3　4　5
9. 当您正在努力工作或锻炼身体时，感到气短　　　　　　　1　2　3　4　5
10. 感到心脏跳得厉害，并为此而烦闷　　　　　　　　　　 1　2　3　4　5
11. 手出汗，以至于您有潮湿和黏糊糊的感觉　　　　　　　 1　2　3　4　5
12. 感到时不时的头晕眼花　　　　　　　　　　　　　　　 1　2　3　4　5
13. 被肠胃不适或胃痛所困扰　　　　　　　　　　　　　　 1　2　3　4　5
14. 健康不佳，并因此而影响您的工作　　　　　　　　　　 1　2　3　4　5
15. 食欲减退　　　　　　　　　　　　　　　　　　　　　 1　2　3　4　5
16. 晚上睡眠不好　　　　　　　　　　　　　　　　　　　 1　2　3　4　5

L. 您对您自己的感受
请表明您对下列陈述的赞同或不赞同的程度：
    1＝强烈不赞同   2＝中等度不赞同   3＝既不赞同，也不反对
    4＝中等度赞同   5＝强烈赞同

1. 总的来说，我对自己是满意的	1 2 3 4 5
2. 我感到我没有太多值得自豪的	1 2 3 4 5
3. 有时我确实感到自己无用	1 2 3 4 5
4. 我感到我是一个有价值的人，至少同其他人一样	1 2 3 4 5
5. 我感到我有很多好的品质	1 2 3 4 5
6. 总的来说，我倾向于认为自己是一个失败者	1 2 3 4 5
7. 我希望我能为自己赢得更多的尊重	1 2 3 4 5
8. 我能同其他大多数人一样把事情做好	1 2 3 4 5
9. 有时，我认为我自己一无是处	1 2 3 4 5
10. 我对自己持肯定态度	1 2 3 4 5

M. 工作需求
现在我们想了解您工作中某些事情发生的频度：
    1＝极少   2＝偶尔   3＝有时   4＝相当常见   5＝非常常见

1. 您的工作需要您工作速度很快	1 2 3 4 5
2. 您的工作需要您付出很大的努力	1 2 3 4 5
3. 您的工作几乎不允许您有时间做其他事情	1 2 3 4 5
4. 有大量的工作要做	1 2 3 4 5
5. 您的工作负荷显著增加	1 2 3 4 5
6. 工作时，需要您注意力集中的程度显著增加	1 2 3 4 5
7. 工作需要您不得不快速思考的程度显著增加	1 2 3 4 5
8. 您的工作允许您使用在学校里学到的技术和知识	1 2 3 4 5
9. 给予您做您最能做好的事情的机会	1 2 3 4 5
10. 工作中能使用您以前的经验和在培训中学到的技术	1 2 3 4 5

请回答下列问题：
    1＝极少 2＝偶尔 3＝有时 4＝相当常见 5＝非常常见

11. 我的工作做起来令人很感兴趣	1 2 3 4 5
12. 我对我不得不做的工作很厌烦	1 2 3 4 5
13. 我的工作很单调	1 2 3 4 5

N. 心理需求
在过去的几个星期中，您有下列感受吗？

1. 由于完成了某项工作而高兴	1＝是	2＝否
2. 事情在按您的意愿发展	1＝是	2＝否
3. 因为别人对您做的工作表示赞扬，而感到自豪	1＝是	2＝否
4. 极其兴奋或对某事感兴趣	1＝是	2＝否

5. 兴高采烈　　　　　　　　　　　　　　　　　1=是　　　2=否
6. 感到坐立不安　　　　　　　　　　　　　　　1=是　　　2=否
7. 心烦　　　　　　　　　　　　　　　　　　　1=是　　　2=否
8. 抑郁或非常不愉快　　　　　　　　　　　　　1=是　　　2=否
9. 因为某人的批评，而感到心烦意乱　　　　　　1=是　　　2=否

O．其他健康信息

在过去的一周里，您经历过下列情况吗？

　　0=几乎没经历过(少于1天)　1=有时(1~2天)　2=较多(3~4天)
　　3=几乎天天经历(5~7天)

1. 一些通常并不困扰我的事使我心烦　　　　　　0　1　2　3
2. 我不想吃东西，我的胃口不好　　　　　　　　0　1　2　3
3. 我感到即便有家人或朋友帮助，也无法消除烦闷　0　1　2　3
4. 我感到我和别人一样好　　　　　　　　　　　0　1　2　3
5. 我很难集中精力做事　　　　　　　　　　　　0　1　2　3
6. 我感到压抑　　　　　　　　　　　　　　　　0　1　2　3
7. 我感到做什么事都很吃力　　　　　　　　　　0　1　2　3
8. 我感到未来有希望　　　　　　　　　　　　　0　1　2　3
9. 我认为我的生活是失败的　　　　　　　　　　0　1　2　3
10. 我的睡眠不解乏　　　　　　　　　　　　　　0　1　2　3
11. 我是愉快的　　　　　　　　　　　　　　　　0　1　2　3
12. 我比平时话少了　　　　　　　　　　　　　　0　1　2　3
13. 我不愿与朋友交流了　　　　　　　　　　　　0　1　2　3
14. 我感到孤独　　　　　　　　　　　　　　　　0　1　2　3
15. 人们对我不友好　　　　　　　　　　　　　　0　1　2　3
16. 我生活快乐　　　　　　　　　　　　　　　　0　1　2　3
17. 我曾时时哭泣　　　　　　　　　　　　　　　0　1　2　3
18. 我感到忧愁　　　　　　　　　　　　　　　　0　1　2　3
19. 我觉得别人不喜欢我　　　　　　　　　　　　0　1　2　3
20. 在开始做事时，我犹豫不决　　　　　　　　　0　1　2　3

在过去的一个月里，您服用过下列药物吗？

　　1=根本没有　　2=每星期少于1次　　3=每星期1~2次
　　4=每星期3~4次　　5=每天都用

21. 阿司匹林　　　　　　　　　　　　　　　　　1　2　3　4　5
22. 胃药或助消化药　　　　　　　　　　　　　　1　2　3　4　5
23. 泻药　　　　　　　　　　　　　　　　　　　1　2　3　4　5
24. 治咳嗽，感冒药　　　　　　　　　　　　　　1　2　3　4　5
25. 兴奋药剂　　　　　　　　　　　　　　　　　1　2　3　4　5
26. 镇静药剂　　　　　　　　　　　　　　　　　1　2　3　4　5

27. 治头痛药剂　　　　　　　　　　　　　　　1　2　3　4　5

近来，下列情况经常发生吗？

　　　1=从未有过　　2=偶尔　　3=经常　　4=总是

28. 白天结束的时候，我感到精神和躯体上都筋疲力尽　　1　2　3　4
29. 精神很紧张，并且与每天的活动有关　　　　　　　　1　2　3　4
30. 我每天的活动是极其紧张和充满压力的　　　　　　　1　2　3　4
31. 总的说来，我非常紧张和不安　　　　　　　　　　　1　2　3　4

在过去的几个星期中，您有下列感受吗？

32. 由于完成了某项工作而高兴　　　　　　　　1=是　　　2=否
33. 事情在按您的意愿发展　　　　　　　　　　1=是　　　2=否
34. 因为别人对您做的工作表示赞扬，而感到自豪　1=是　　　2=否
35. 极其兴奋或对某事感兴趣　　　　　　　　　1=是　　　2=否
36. 兴高采烈　　　　　　　　　　　　　　　　1=是　　　2=否
37. 感到坐立不安　　　　　　　　　　　　　　1=是　　　2=否
38. 心烦　　　　　　　　　　　　　　　　　　1=是　　　2=否
39. 抑郁或非常不愉快　　　　　　　　　　　　1=是　　　2=否
40. 因为某人的批评，而感到心烦意乱　　　　　1=是　　　2=否

P. 社会支持

　　1=很多　　2=有些　　3=很少　　4=根本没有　5=没有这种人

下列这些人中有多少人想尽各种办法来帮助您，以使您工作起来更容易？

1. 您的直接上级　　　　　　　　　　　　　1　2　3　4　5
2. 工作中的其他人　　　　　　　　　　　　1　2　3　4　5
3. 您的家庭成员、亲戚和朋友　　　　　　　1　2　3　4　5

能很容易地同下列这些人交谈的有多少？

4. 您的直接上级　　　　　　　　　　　　　1　2　3　4　5
5. 工作中的其他人　　　　　　　　　　　　1　2　3　4　5
6. 您的家庭成员、亲戚和朋友　　　　　　　1　2　3　4　5

当工作中出现棘手的事情时，下列这些人中有多少是您可依靠的？

7. 您的直接上级　　　　　　　　　　　　　1　2　3　4　5
8. 工作中的其他人　　　　　　　　　　　　1　2　3　4　5
9. 您的家庭成员、亲戚和朋友　　　　　　　1　2　3　4　5

下列这些人中有多少人愿意倾听您的个人问题？

10. 您的直接上级　　　　　　　　　　　　　1　2　3　4　5
11. 工作中的其他人　　　　　　　　　　　　1　2　3　4　5
12. 您的家庭成员、亲戚和朋友　　　　　　　1　2　3　4　5

Q. 工作危险

请回答下列问题：

1. 您的工作从根本上来说涉及给某个特有的群体或委托人提供直接的服务？

　　　　1＝是　　2＝否
　　　　1＝从未有过　2＝偶尔　3＝有时　4＝相当经常　5＝十分经常
2. 工作使您经常受到委托人或公众的语言攻击(对抗)吗？　　　　　1　2　3　4　5
3. 工作使您经常受到人身伤害的威胁吗？　　　　　　　　　　　　1　2　3　4　5
4. 在过去的12个月里，您在工作时，经常受到人身攻击吗？　　　　1　2　3　4　5
5. 您的工作经常使您个人负有法律责任吗？　　　　　　　　　　　1　2　3　4　5

R．工作责任

下列问题涉及您工作活动的各个方面，请您选择在工作中这些方面的问题有多少。
　　　　1＝几乎没有　　2＝很少　　3＝有一些　　4＝较多　　5＝很多
1. 对其他人的未来，您所负的责任多吗？　　　　　　　　　　　　1　2　3　4　5
2. 对其他人的工作安全，您所负的责任多吗？　　　　　　　　　　1　2　3　4　5
3. 对其他人的士气(信心)，您所负的责任多吗？　　　　　　　　　1　2　3　4　5
4. 对其他人的生活和福利，您所负的责任多吗？　　　　　　　　　1　2　3　4　5
5. 制订工作任务和计划，您所负的责任多吗？　　　　　　　　　　1　2　3　4　5
6. 对经费预算和支出，您所负的责任多吗？　　　　　　　　　　　1　2　3　4　5
7. 对执行工作任务和计划，您所负的责任多吗？　　　　　　　　　1　2　3　4　5
8. 对设备和工具，您所负的责任多吗？　　　　　　　　　　　　　1　2　3　4　5

S．工作角色

下列有关您工作的陈述的准确性如何？
　　　　1＝极不准确　　2＝很大程度上不准确　　3＝有些不准确　　4＝不能确定
　　　　5＝有些准确　　6＝很大程度上准确　　　7＝极准确
1. 我知道我的权威有多大　　　　　　　　　　　　　　　1　2　3　4　5　6　7
2. 我的工作目标和目的是清楚的　　　　　　　　　　　　1　2　3　4　5　6　7
3. 我不得不去做应该由其他人去做的工作　　　　　　　　1　2　3　4　5　6　7
4. 我知道我已恰当地分配了我的时间　　　　　　　　　　1　2　3　4　5　6　7
5. 我接到一项无人帮助的工作任务，但要完成这项任务，　1　2　3　4　5　6　7
　　需要有人帮助
6. 我知道我的责任是什么　　　　　　　　　　　　　　　1　2　3　4　5　6　7
7. 为了完成某项任务，我不得不向规则或政策屈服或破坏它　1　2　3　4　5　6　7
8. 我与以不同方式工作的人或部门一起工作　　　　　　　1　2　3　4　5　6　7
9. 我明确地知道别人对我的期望是什么　　　　　　　　　1　2　3　4　5　6　7
10. 我接到来自两个或更多的人的不一致的要求　　　　　 1　2　3　4　5　6　7
11. 我做的是易于被某个人接受而不易被其他人接受的事情　1　2　3　4　5　6　7
12. 我接到一项任务，但没有完成它所必需的足够的资源和材料　1　2　3　4　5　6　7
13. 关于我的工作应该做什么的说明是清楚的　　　　　　 1　2　3　4　5　6　7
14. 我不断做不必要的事情　　　　　　　　　　　　　　 1　2　3　4　5　6　7

T．您的工作前景

请回答下列问题：

　　　　1＝几乎不确定　2＝有些不确定　3＝有些确定　4＝相当确定　5＝十分确定
1. 您能确定将来的工作前景是个什么样子吗？　　　　　1　2　3　4　5
2. 您能确定在今后几年中晋升和进步的机会吗？　　　　1　2　3　4　5
3. 您能确定今后五年您的工作技能还有用吗？　　　　　1　2　3　4　5
4. 您能确定今后6个月您的责任吗？　　　　　　　　　1　2　3　4　5
5. 如果您失去了当前的工作，您能确定能养活自己吗？　1　2　3　4　5

U．提升与参与机会

下列条目是有关您在工作中参与决策和提升的机会以及受重视程度的
　　　1＝很少　　2＝少　　3＝有一些　　4＝多　　5＝很多
1. 职称(务)提升的机会　　　　　　　　　　　　　　　1　2　3　4　5
2. 个人技能发展的机会　　　　　　　　　　　　　　　1　2　3　4　5
3. 因为工作出色或重要而受到单位的重视　　　　　　　1　2　3　4　5
4. 所在部门讨论涉及每个人利益的决定时，您参与的多吗？1　2　3　4　5
5. 在讨论您的工作应该如何做时，您参与的多吗？　　　1　2　3　4　5
6. 在决定您将做某项工作的哪一部分时，您参与的多吗？1　2　3　4　5

(三) 神经行为功能测试

1. 简单反应测试：测试视觉感知到手部运动的时间。

测试时受试者必须注意力高度集中，并需眼和手迅速地协调配合。受试者的任务是见到测试仪上信号红灯闪亮时，以尽可能快的速度用手按相应开关将灯熄灭，间隔一定时间后，灯有闪亮，再次按灭，如此反复，时间为6分钟。

读取记录仪上的均数、标准差、最小值、最大值。

正确反应次数_____　　　　　　　错误反应次数_____

平均反应时间_____　　　　　　　反应时间的标准差_____

最快反应速度_____　　　　　　　最慢反应速度_____

2. 数字跨度测试：测试即时听觉记忆及注意力集中程度。

分顺序和倒序复述。主试者用清晰的语调，以每秒钟1个数字的速度依次读出2~9位数字序列，要求受试者立即按顺序或倒序加以复述。

评判标准：按正确复述的序列数给分，每一序列给1分，计总分。如：

顺背数字　3——　4——　5——　6——　7——　8——9

倒背数字　3——　4——　5——　6——　7——　8——9　总和_____

3. 手工敏捷度：测试手部操作的敏捷度及眼-手快速的协调能力。

测试方法：测试器材为一块横向有12个方孔、纵向有4个方孔的木板，每孔可嵌进一底座为方形的表面呈圆柱形的栓子，栓子半黑半白色(或半红半绿色)。受试者的任务是分别以习惯用手及非习惯用手在各自的30秒钟内以尽快的速度将栓子从孔中取出，然后在水平位置提转180°，并将栓子放回原孔内，每手共测两次。

评判标准：按正确提转栓子数打分，每一只给1分，最终分别求得习惯与非习惯用手两次测试得分之和。

习惯用手第一次测试得分_____　　非习惯用手第一次测试得分_____

习惯用手第二次测试得分_____　　非习惯用手第二次测试得分_____

习惯与非习惯用手两次测试得分之和_____

4. 数字译码测试：测试视觉感知、记忆、模拟学习及手部反应能力。

本测试取自韦克斯勒成人智力量表，表1.6.7中有一列数字及与之相联系的符号，先向受试者展示数字1~9及其译码20秒，然后在表内示例行中试填20秒，接着让受试者在表的空格内尽快地依次逐一填上相应的译码，整个测试时间为90秒。

评判标准：每填对1格得1分。

5. 视觉持留记忆测试：测试几何图形组织及即时视觉记忆能力。（见视觉持留记忆测试图册）

测试方法：视觉持留记忆测试图册共10组图形，先向受试者展示图1上的左图10秒钟，然后展示图2上的右图，右图包含4个图形，其中1个与左图完全相同，余3个与左图相似，但略有不同，要求受试者在10秒内识出与左图相同的图形。

评判标准：按正确识别的图数打分，每识出1图给1分。

表1.6.7　　　　　　　　　　　　　**数字译码测试表**

1	2	3	4	5	6	7	8	9
一	⊥	⊣	⌐	∏	O	∧	×	=

2	1	3	7	2	4	8	2	1	3	2	1	4	2	3	5	2	3	1	4

1	5	4	2	7	6	3	5	2	8	5	4	6	3	7	2	8	1	9	5

2	1	3	7	2	4	8	2	1	3	2	1	4	2	3	5	2	3	1	4

1	5	4	2	7	6	3	5	2	8	5	4	6	3	7	2	8	1	9	5

6	2	5	1	9	2	8	3	7	4	6	5	9	4	8	3	7	2	6	1

2	1	3	7	2	4	8	2	1	3	2	1	4	2	3	5	2	3	1	4

6. 目标瞄准追击测试：测试受部运动速度的准确性。

测试方法：用一测试图（图1.6.1），受试者的任务是用笔以尽可能快的速度在图上圆圈内打点，打的点要清晰可见，但不要触及圆圈的边。每次测试60秒，测两次。

评判标准：计算两次正确打点之和，非正确打点之和（如打的点触及圆圈的边或圆圈外，为非正确打点）及两次测试打点数之总和。

⟶OOOOOOOOOOOOOOOOOOOOOOOOOOOOOO
                              O30

OOOOOOOOOOOOOOOOOOOOOOOOOOOOOO
O

OOOOOOOOOOOOOOOOOOOOOOOOOOOOOO
                              O90

OOOOOOOOOOOOOOOOOOOOOOOOOOOOOO
O

OOOOOOOOOOOOOOOOOOOOOOOOOOOOOO
                              O150

OOOOOOOOOOOOOOOOOOOOOOOOOOOOOO
O

OOOOOOOOOOOOOOOOOOOOOOOOOOOOOO
                              O210

OOOOOOOOOOOOOOOOOOOOOOOOOOOOOO
O

OOOOOOOOOOOOOOOOOOOOOOOOOOOOOO
                              O270

OOOOOOOOOOOOOOOOOOOOOOOOOOOOOO
O

OOOOOOOOOOOOOOOOOOOOOOOOOOOOOO
                              O330

图1.6.1 目标瞄准追击测试

实验七　物理因素的测量及对人体影响的测试

项目一　工作场所 WBGT 指数测量

(GBZ/T 189.7—2007)

一、范围

(1)本部分规定了作业场所 WBGT 指数测量方法。
(2)本部分适用于高温作业的 WBGT 指数的测量。

二、测量仪器

(1)WBGT 指数测定仪，WBGT 指数测量范围为 21~49℃，可用于直接测量。
(2)干球温度计(测量范围为 10~60℃)、自然湿球温度计(测量范围为 5~40℃)、黑球温度计(直径 150mm 或 50mm 的黑球，测量范围为 20~120℃)。分别测量三种温度，通过下列公式计算得到 WBGT 指数：
室外：WBGT=湿球温度(℃)×0.7+黑球温度(℃)×0.2+干球温度(℃)×0.1
室内：WBGT=湿球温度(℃)×0.7+黑球温度(℃)×0.3
(3)辅助设备：三脚架、线缆、校正模块。

三、测量方法

1. 现场调查
(1)了解每年或工期内最热月工作环境变化幅度和规律。
(2)工作场所的面积、空间、作业和休息区域划分以及隔热设施、热源分布、作业方式等一般情况，绘制简图。
(3)工作流程包括生产工艺、加热温度和时间、生产方式等。
(4)工作人员的数量、工作路线、在工作地点停留时间、频度及持续时间等。
2. 测量
(1)测量前应按照仪器使用说明书进行校正。
(2)确定湿球温度计的储水槽中注入了蒸馏水，确保棉芯干净并且充分地浸湿，注意不能加自来水。
(3)在开机的过程中,如果显示电池电压低,则应更换电池或者给电池充电。
(4)测定前或者加水后,需要 10min 稳定时间。

四、测点选择

1. 测点数量
(1)工作场所无生产性热源,选择 3 个测点,取平均值;存在生产性热源,选择 3~5 个测点,取平均值。
(2)工作场所被隔离为不同热环境或通风环境,每个区域内设置 2 个测点。取平均值。
2. 测点位置
(1)测点应包括温度最高和通风最差的工作地点。
(2)劳动者工作是流动的,在流动范围内相对固定工作地点分别进行测量,计算时间加权 WBGT 指数。
(3)测量高度:立姿作业为 1.5m 高,坐姿作业为 1.1m 高。作业人员实际受热不均匀时,应测头部、腹部和踝部。立姿作业为 0.1m、1.1m 和 1.7m 处;坐姿作业为 0.1m、0.6m 和 1.1m 处。WBGT 指数的平均值计算公式:

$$WBGT = \frac{WBGT_{头} + 2 \times WBGT_{腹} + WBGT_{踝}}{4}$$

式中:WBGT——WBGT 指数平均值;
    $WBGT_{头}$——测得头部的 WBGT 指数;
    $WBGT_{腹}$——测得腹部的 WBGT 指数;
    $WBGT_{踝}$——测得踝部的 WBGT 指数。

五、测量时间

(1)常年从事接触高温作业,在夏季最热月测量;不定期接触高温作业,在工期内最热月测量;从事室外作业,在最热月晴天有太阳辐射时测量。
(2)作业环境热源稳定时,每天测 3 次,工作开始后及结束前 0.5h 分别测 1 次,工作中测 1 次,取平均值。如在规定时间内停产,测定时间可提前或推后。
(3)作业环境热源不稳定,生产工艺周期变化较大时,分别测量并计算时间加权平均 WBGT 指数。
(4)测量持续时间取决于测量仪器的反应时间。

六、测量条件

(1)测量应在正常生产情况下进行。

(2)测量期间应避免受到人为气流影响。

(3)WBGT指数测定仪应固定在三脚架上,同时避免物体阻挡辐射热或者人为气流,测量时不要站立在靠近设备的地方。

(4)环境温度超过60℃,可使用遥测方式,将主机与温度传感器分离。

七、时间加权 WBGT 指数计算

在热强度变化较大的工作场所,应计算时间加权平均 WBGT 指数,公式为:

$$\overline{WBGT}=\frac{WBGT_1 \times t_1 + WBGT_2 \times t_2 + \cdots + WBGT_n \times t_n}{t_1 + t_2 + \cdots + t_n}$$

式中:$\overline{WBGT}$——WBGT 指数时间加权均值;

$t_1 + t_2 + \cdots + t_n$——工作人员在第 1,2,…,n 个工作地点实际停留的时间;

$WBGT_1$,$WBGT_2$,…,$WBGT_n$——时间 t_1,t_2,…,t_n 时的测量值。

八、测量记录

测量记录应该包括的内容:测量日期、测量时间、气象条件(温度、相对湿度)、测量地点(单位、厂矿名称、车间和具体测量位置)、被测仪器设备型号和参数、测量仪器型号、测量数据、测量人员等。

九、注意事项

在进行现场测量时,测量人员应注意个体防护。

十、附录

工作场所不同体力劳动强度 WBGT 限值见表1.7.1。

表1.7.1　　　　　　　　工作场所不同体力劳动强度 **WBGT** 限值(℃)

接触时间率	体力劳动强度			
	I	II	III	IV
100%	30	28	26	25
75%	31	29	28	26
50%	32	30	29	28
25%	33	32	31	30

注:室外通风设计温度指近十年本地区气象台正式记录每年最热月的每日13~14时的气温平均值。唐山地区室外通风设计温度为30℃。

项目二　工作场所噪声的测量
（GBZ/T 189.8—2007）

一、术语和定义

下列术语和定义适用于本标准。

1. 生产性噪声

指在生产过程中产生的一切声音。

2. 稳态噪声

指在观察时间内，采用声级计"慢挡"动态特性测量时，声级波动小于3dB(A)的噪声。

3. 非稳态噪声

指在观察时间内，采用声级计"慢挡"动态特性测量时，声级波动大于等于3dB(A)的噪声。

4. 脉冲噪声

噪声突然爆发又很快消失，持续时间不超过0.5s，间隔时间大于1s，声压有效值变化大于40dB，称为脉冲噪声。

5. A计权声压级（A声级）（L_{pA}，L_A）

指用A计权网络测得的声压级。

6. C计权声压峰值（L_{Cpeak}）

指用C计权网络测得的声压峰值，可用于评价脉冲噪声。

7. 等效连续A计权声压级（等效声级）（L_{Aeq}，T，L_{Aeq}）

指在规定的时间内，某一连续稳态噪声的A计权声压，具有与时变的噪声相同的均方A计权声压，则这一连续稳态声的声级就是此时变噪声的等效声级，单位用dB(A)表示。

8. 按额定8h工作日规格化的等效连续A计权声压级（8h等效声级）（$L_{EX,8h}$）

指将一天实际工作时间内接触的噪声强度等效为工作8h的等效声级。

9. 按额定每周工作40h规格化的等效连续A计权声压级（每周40h等效声级）（$L_{EX,w}$）

指将一周工作天数不是5天的特殊工作所接触的噪声声级等效为每周工作5天(40h)的等效声级。

二、测量仪器

测定作业环境噪声常用的仪器为声级计，声级计有多种类型，大致分为普通声级计和精密声级计。

声级计主要由传声器、放大器、衰减器及计权网络等部分组成。

1. 传声器

是将声能(声压)转变为电能的换能器。通常用的有晶体式、电容式及动圈式换能器。

2. 放大器

将传声器输出的信号经一级或多级放大,转换成可以显示的信号。

3. 衰减器

将放大后的信号精确地按照每挡 10dB 衰减,以便读数。仪器面板上输出衰减器由旋钮、按钮或移动键控制。

4. 计权网络

常用的有 A、B、C 三种滤波器,是根据不同频率声音的响应曲线而设计的计权网络,用计权网络测出的声级必须注明该计权网络的代号,如 dB(A)、dB(B)、dB(C)。

5. 倍频程滤波器

这是一种频谱分析仪,可用以测量各频带声压级的大小,倍频程滤波器有的与主机组装在一起,有的是与主机分离的,使用时需与主机配套使用。有的声级计还可同时设 $\frac{1}{2}$ 倍频程、$\frac{1}{3}$ 倍频程滤波器,供频谱分析使用。

6. 指示器

用以显示所测噪声强度的大小,指针式指示器需与衰减器配合读数,指示器量程为 -10~10dB,并附有"快""慢"二挡,一般情况下,如果所测噪声比较稳定,可使用"快"挡测量,以便节省测量时间,如果所测噪声稳定性不好,使用"慢"挡能够读出比较准确的读数。有的声级计使用液晶数字显示器,使用按键控制衰减器。

三、测量方法

1. 噪声仪器测量要求

(1)声级计:2 型或以上,具有 A 计权,"S(慢)"挡。

(2)积分声级计或个人噪声剂量计:2 型或以上,具有 A 计权、C 计权、"S(慢)"挡和"Peak(峰值)"挡。

(3)声校准器:1 型,1000Hz,94dB(A)。

2. 测量前的准备

为正确选择测量点、测量方法和测量时机等,必须在测量前对工作场所进行现场调查。调查内容主要包括:

(1)工作场所的面积、空间、工艺区划、噪声设备布局等,绘制略图。

(2)工作流程的划分、各生产程序的噪声特征、噪声变化规律等。

(3)预测量,判定噪声是否稳态、分布是否均匀。

(4)工作人员的数量、工作路线、工作方式、停留时间等。

3. 测量仪器的准备

(1)测量仪器选择:固定的工作岗位噪声强度使用声级计进行测量,流动的工作岗位噪声强度使用个人噪声剂量计进行测量，或对不同的工作地点使用声级计分别测量，并计算等效声级。

（2）测量前应根据仪器校正要求对测量仪器校正。

（3）积分声级计或个人噪声剂量计设置为 A 计权、"S（慢）"挡，取值为声级 L_{pA} 或等效声级 L_{Aeq}；测量脉冲噪声时使用积分声级计，设置为 C 计权、"Peak（峰值）"挡，取值为 C 计权峰值声压级 L_{Cpeak}。

4. 测点选择

（1）固定工作岗位噪声强度的测点选择。

①工作场所声场分布均匀（测量范围内 A 声级差别<3dB(A)），选择 1~3 个测点。

②工作场所声场分布不均匀时，应将其划分为若干声级区，同一声级区内声级差不超过 3dB(A)。每个区域内选择 1~2 个测点。

（2）流动工作岗位噪声强度的测点选择。

①选择人员经常停留的工作地点，其中应包括人员接触噪声强度最高、接触时间最长的工作地点。

②劳动者工作是流动性的，在流动的范围内，每 10m 设置 1 个采样点。

③仪表控制室和劳动者休息室，至少设置 1 个测量点。

④使用个人噪声剂量计的抽样方法参见本项目"六、使用个人噪声剂量计的抽样方法"。

5. 传声器要求

（1）传声器的位置相当于人员工作时耳部的位置，站姿人员：1.5m；坐姿人员：1.1m。

（2）传声器的指向是声源的方向。

（3）测量仪器固定在三脚架上，置于测点；若现场不适于放三脚架，可手持声级计，但应保持测试者与传声器的间距大于 0.5m。

6. 测量时机和时间

（1）稳态噪声的工作场所，每个测点测量 3 次。

（2）非稳态噪声的工作场所，根据声级变化（声级波动≥3dB）确定时间段，测量各期间的等效声级，并记录各期间的时长，测量结果按公式（2）计算当天的等效声级。每次测量持续时间 2~10 min。

（3）脉冲噪声测量时，应测量脉冲噪声的峰值（C 计权）和工作日内脉冲次数。

7. 测量条件

（1）测量应在正常生产情况下进行。

（2）工作场所风速超过 3m/s 时，传声器应戴风罩。

（3）应尽量避免电磁场的干扰。

8. 测量声级的计算

稳态噪声声级的计算：稳态噪声的工作场所使用声级计测量各点声级。

（1）声级或等效声级的平均值按公式（1）计算：

$$L_{平均} = 10\lg \frac{1}{N} \sum_{i=1}^{N} 10^{0.1L_i} \quad \text{dB(A)} \tag{1}$$

式中：N——声级总个数；

L_i——测量到第 i 个 A 声级或等效声级。

（2）非稳态噪声的工作场所，按声级相近的原则把一天的工作时间分为 n 个亚时间段，用积分声级计测量等效声级 L_{Aeq,T_i}，按照公式（2）计算全天的等效声级：

$$L_{\text{Aeq},T} = 10\lg\left(\frac{1}{T}\sum_{i=1}^{n} T_i \, 10^{L_{\text{Aeq},T_i}/10}\right) \quad \text{dB(A)} \tag{2}$$

式中：L_{Aeq,T_i}——亚时间段 T_i 内等效连续 A 计权声压级；

T——这些亚时间段的总时间和 $\sum_{i=1}^{n} T_i$；

n——总的亚时间段的个数。

（3）8h 等效声级（$L_{\text{EX},8h}$）的计算：

将一天实际工作时间规格化到工作 8h 的等效声级，按公式（3）计算：

$$L_{\text{EX},8h} = L_{\text{Aeq},T_e} + 10\lg\frac{T_e}{T_0} \quad \text{dB(A)} \tag{3}$$

式中：T_e——实际工作日的工作时间；

L_{Aeq,T_e}——实际工作日的等效声级；

T_0——标准工作日时间，8h。

（4）每周 40h 等效声级（$L_{\text{EX},w}$）的计算：

通过 $L_{\text{EX},8h}$ 计算规格化每周工作 5 天（40h）的等效连续 A 计权声级用公式（4）：

$$L_{\text{EX},w} = 10\lg\left(\frac{1}{5}\sum_{i=1}^{n} 10^{0.1(L_{\text{EX},8h})_i}\right) \quad \text{dB(A)} \tag{4}$$

这里：$L_{\text{EX},w}$ 是指每周平均接触值，通过每天接触值 $L_{\text{EX},8h}$ 计算而来；

n 是指每周实际工作天数。

（5）脉冲噪声：使用积分声级计，设置为 C 计权、"Peak（峰值）"挡，可直接读 C 计权声级峰值 L_{Cpeak}。

9. 频谱分析

进行声压级测量后，将开关置于"滤波器"位置，滤波器开关按照顺序旋转到相应的中心频率的位置，依次测得各中心频率的声压级并做好记录，按倍频程中心频率的大小顺序以及相应的声压级，可绘制出该声音的频谱曲线。

四、注意事项

（1）在存在脉冲噪声和稳态噪声的混合噪声工作场所应该用"A"挡测量稳态噪声。

（2）电池极性或外接电源极性切勿接反，以免损坏仪器，使用完毕或长期不使用时，应将电池取出。

（3）装卸电容传声器时，必须将电源关闭，勿随意打开传声器前面的护栅，勿用力触碰内部膜片。

(4)转动衰减器时,勿用力过猛,以免造成错位或损坏仪器。
(5)测声仪器和活塞发生器应定期送交计量单位校准。

五、等效连续 A 声级的测量和计算

首先测量各个时间段的 A 声级并记录接触时间,测量数据按声级大小由小到大分段进行排列,按 5 dB 分段,以中心声级表示,如 85 dB(A)表示由 83~87 dB(A),90 dB(A)表示由 88~92 dB(A),计算出各段声级在一个工作日中总的接触时间,填入相应的记录表中。

以每个工作日 8 小时计算,小于 80 dB(A)不计入,一个工作日接触的等效连续 A 声级按下式计算:

$$L_{Aeq} = 80 + 10\log(\sum_i 10^{(i-1)/2} T_i)/480$$

式中:L_{Aeq}——等效连续 A 声级,dB(A);
　　　I——中心声级分段序号;
　　　T_i——第 i 段中心声级(L_i)在一个工作日内累积接触时间(min)。

举例:某纺厂送料工,每天工作 8 小时,其中 4 小时接触 100 dB(A)的噪声、2 小时接触 90 dB(A)的噪声、2 小时接触 80 dB(A)的噪声,按上式计算其接触的等效连续 A 声级为:

$$L_{Aeq} = 80 + 10\log \frac{10^{(5-1)/2} \times 240 + 10^{(3-1)/2} \times 120 + 10^{(1-1)/2} \times 120}{480}$$

六、使用个人噪声剂量计的抽样方法

抽样对象的选定:要在现场调查的基础上,根据检测的目的和要求,选择抽样对象。在工作过程中,凡接触噪声危害的劳动者都列为抽样对象范围。抽样对象中应包括不同工作岗位的、接触噪声危害最高和接触时间最长的劳动者,其余的抽样对象随机选择。

抽样对象数量的确定:在测量的全部对象范围内,能够确定接触噪声危害最高和接触时间最长的劳动者时,每种工作岗位按表 1.7.2 选定抽样对象的数量,其中应包括接触噪声强度水平最高和接触时间最长的劳动者。每种工作岗位劳动者数不足 3 名时,应全部选为抽样对象,劳动者大于 3 名时,按表 1.7.2 选择。

表 1.7.2　　　　　　　　　　　　　　抽样对象的选定

劳动者数	采样对象数
3~5	2
6~10	3
>10	4

项目三 工作场所振动的测量
（GBZ/T 189.9—2007）

振动的测量是研究和评价振动对人体影响的基础，主要是测量振动的强度，并对振动进行频谱分析，现在多是测量振动物体不同振动频率下的加速度。目前国内普遍使用的是电子测振仪，一般由传感器(加速度计)、放大器、滤波器(频率计权网络)和指示器几部分构成。其测定原理是将振动的机械能经换能器转换成电能，通过测量电信号取得振动的主要参数，再经计算或利用仪器中的计权网络，获得频率计权振动加速度有效值。

一、术语和定义

1. 手传振动
指生产中使用手持振动工具或接触受振工件时，直接作用或传递到人的手臂的机械振动或冲击。

2. 日接振时间
指工作日中使用手持振动工具或接触受振工件的累积接振时间，单位为 h。

3. 加速度级
振动加速度与基准加速度之比以 10 为底的对数乘以 20，以 L_h 表示。

4. 频率计权振动加速度
指按不同频率振动的人体生理效应规律计权后的振动加速度，单位为 m/s^2。

5. 频率计权加速度级
用对数形式表示的频率计权加速度，以 $L_{h,w}$ 表示。

6. 4h 等能量频率计权振动加速度
指在日接振时间不足或超过 4h 时，要将其换算为相当于接振 4h 的频率计权振动加速度值。

7. 生物力学坐标系
以第三掌骨头作为坐标原点，Z 轴(Z_h)由该骨的纵轴方向确定。当手处于正常解剖位置时(手掌朝前)，X 轴垂直于掌面，以离开掌心方向为正向。Y 轴通过原点并垂直于 X 轴，手坐标系中各个方向的振动均应以"h"作下标表示(Z 轴方向的加速度记 a_{Z_h}，X 轴、Y 轴方向的振动依次类推)(见图 1.7.1)。

二、手传振动测量

1. 测量仪器
(1)振动测量仪器采用设有计权网络的手传振动专用测量仪，直接读取计权加速度或计权加速度级。
(2)测量仪器覆盖的频率范围至少为 5~1500Hz，其频率响应特性允许误差在 10~

800Hz 范围内为±1dB；4~10Hz 及 800~2000Hz 范围内为±2dB。

（3）振动传感器应选用压电式或电荷式加速度计，其横向灵敏度应小于10%。

（4）指示器应能读取振动加速度或加速度级的均方根值。

（5）对振动信号进行 1/1 或 1/3 倍频程频谱分析时，其滤波特性应符合 GB/T 7861 的相关规定。

（6）测量仪器应在规定的有效期内使用，使用前后均应按仪器使用说明书进行检查及校准。

（7）测量仪器校准：测量前应该按照仪器使用说明书进行校准。

2. 测量方法

按照生物力学坐标系分别测量三个轴向振动的频率计权加速度，取三个轴向中的最大值作为被测工具或工件的手传振动值。

生物力学坐标系可用图 1.7.1 表示：

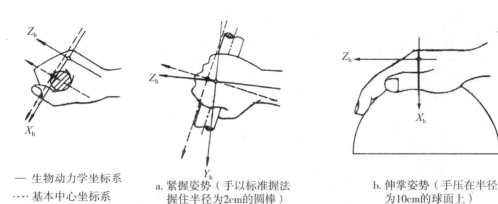

图 1.7.1 手臂振动轴向定位

3. 取值方法

（1）使用手传振动专用测量仪时，可直接读取计权加速度值（m/s²）；若测量仪器以计权加速度级（dB）表示振动幅值，则可通过公式（1）换算成计权加速度。

$$L_h = 20\lg\left(\frac{a}{a_0}\right) \quad \text{或} \quad a = 10^{(L_h/20)} \times a_0 \tag{1}$$

式中：L_h——加速度级，dB；

a——振动加速度有效值，m/s²；

a_0——振动加速度基准值，$a_0 = 10^{-6}$ m/s²。

（2）如果只获得 1/1 或 1/3 倍频程各中心频带加速度均方根值时，可采用式（2）换算成频率计权加速度。当各中心频带为加速度级均方根值时，先用式（3）换算为频率计权加速度级，然后再利用公式（2）换算成频率计权加速度。

$$a_{h,w} = \sqrt{\sum_{i=1}^{n}(K_i a_{h,i})^2} \tag{2}$$

式中：$a_{h,w}$——频率计权振动加速度，m/s^2。

$a_{h,i}$——1/1 或 1/3 倍频程第 i 频段实测的加速度均方根值，m/s^2；

K_i——1/1 或 1/3 倍频程第 i 频段相应的计权系数，见表 1.7.3；

n——1/1 或 1/3 倍频程总频段数。

$$L_{h,w} = 20\lg\sqrt{\sum_{i=1}^{n}(K_i \cdot 10^{L_{h,i}/20})^2} \tag{3}$$

式中：$L_{h,w}$——频率计权加速度级；

$L_{h,i}$——1/1 或 1/3 倍频程第 i 频段实测的加速度级均方根值；

K_i 及 n——同式(2)。

表 1.7.3　　　　　　　　　　1/1 与 1/3 倍频程的计权系数 K_i

中心频率	1/3 倍频程 K_i	1/1 倍频程 K_i
6.3	1.0	
8.0	1.0	1.0
10.0	1.0	
12.5	1.0	
16	1.0	1.0
20	0.8	
25	0.63	
31.5	0.5	0.5
40	0.4	
50	0.3	
63	0.25	0.25
80	0.2	
100	0.16	
125	0.125	0.125
160	0.1	
200	0.08	
250	0.063	0.063
315	0.05	
400	0.04	
500	0.03	0.03
630	0.025	

续表

中心频率	1/3 倍频程 K_i	1/1 倍频程 K_i
800	0.02	
1000	0.016	0.016
1250	0.0126	

4. 测量记录

测量记录应该包括以下内容：测量日期、测量时间、气象条件（温度、相对湿度）、测量地点（单位、厂矿名称、车间和具体测量位置）、被测仪器设备型号和参数、测量仪器型号、测量数据、测量人员等。

5. 注意事项

在进行现场测量时，测量人员应注意个体防护。

项目四　工作场所 1Hz~100kHz 电场和磁场的测量
（GBZ/T 189.3—2018）

一、范围

本部分适用于频率范围为 1Hz~100kHz 的交流输变电系统及其他电子电气设备的工作场所及个人接触电场和磁场的测量。

二、术语和定义

下列术语和定义适用于本文件。

1. 频率

电流在导体内每一秒钟所振动的次数，单位为赫兹（Hz）。

2. 均方根值，Frms.

电场和/或磁场时变函数 $F(t)$ 在指定的时间区间 t_1 到 t_2 内平方平均值的平方根。它是通过先求函数平方，再确定所获得函数平方的平均值，最后求出该平均值的平方根，见式（1）：

$$\mathrm{Frms} = \sqrt{\frac{1}{t_2 - t_1} \int_{t_1}^{t_2} [F(t)]^2 \mathrm{d}t} \tag{1}$$

式中：t_2——结束时间，s；
　　　t_1——开始时间，s；
　　　$F(t)$——电场和磁场时变函数，V/m、A/m 或 T；
　　　$\mathrm{d}t$——从 t_1 到 t_i 的总时间，s。

3. 峰值

V_p 电场强度、磁场强度、磁感应强度的峰值表示为场矢量的最大值。它是建立在电场或磁场强度或磁通密度上的三个相互垂直方向的瞬时值，见式（2）：

$$V_p = \max \sqrt{[V_x^2(t) + V_y^2(t) + V_z^2(t)]} \tag{2}$$

式中：V_x——某时间点 x 轴电场强度、磁场强度或磁通密度的瞬时值，单位为 V/m、A/m 或 T；
　　　V_y——某时间点 y 轴电场强度、磁场强度或磁通密度的瞬时值，单位为 V/m、A/m 或 T；
　　　V_z——某时间点 z 轴电场强度、磁场强度或磁通密度的瞬时值，单位为 V/m、A/m 或 T。

三、测量仪器

(1)仪器响应的频率应覆盖被测设备的频率,如测量工频时测量仪器应能够响应50Hz。仪器量程根据被测频率的接触限值,应至少达到限值0.01~10倍的要求。

(2)仪器首选能响应均方根值的配置三相式感应器的仪器。单相的仪器和个体磁场计如满足现场测量的要求也可使用。

(3)仪器应注明温度和相对湿度的适用范围。

(4)仪器要求定期进行校准,校准结果需符合相关校准要求方可使用。

四、测量方法

1. 现场调查

应在测量前对工作场所进行现场调查。调查内容主要包括:电磁场源的位置、体积、频率、功率、电流、电压等;生产工艺流程;接触作业人员工作班制度、作业方式(固定作业或巡检作业)、作业姿势(站姿作业或坐姿作业)、接触情况(接触时间和频次)、防护情况等。

2. 测量点的选择

测量点应布置在存在电场和磁场的有代表性的作业点。作业人员为巡检作业时选择其规定的巡检点和巡检过程中靠近电磁场源最近的位置;作业人员为固定岗位作业时选择其固定的操作位。相同或类似的测点可按电磁场源进行抽样,相同型号、相同防护、相同电流电压的低频电磁场设备,数量为1~3台时至少测量1台,4~10台时至少测量2台,10台以上至少测量3台。不同型号、防护或不同电流电压的设备应分别测量。

3. 测量高度

电磁场的检测以作业人员操作位置或巡检位置为依据,测量头、胸或腹部离电磁场源最近的部位,如无法判断时,应对头、胸、腹三个部位分别进行测量。

4. 测量读数

(1)现场环境电磁场较稳定,如电厂或变电站中的变压器、配电柜及变压开关等设备作业点,每个测点连续测量3次,每次测量时间不少于15s,并读取稳定状态的均方根值,取平均值。

(2)现场环境电磁场不稳定,如电阻焊作业等,应在预期电场和/或磁场强度最高的时间段测量,读取电磁场峰值及最高时间段的均方根值,每次测量时间一般不超过5min,劳动者接触时间不足5min时按实际接触时间进行测量,每个测点连续测量3次,取最大值。

5. 测量注意事项

(1)测量应在电磁场源正常运行状态下进行。

(2)为减少误差,测量仪器应选择没有电传导的材质支架(如塑料支架等)进行固定。

(3)测量电场时测量者和其他人宜距离测量探头2.5m以外。

(4)测量地点应比较平坦,且无多余的物体。对不能移开的物体应记录其尺寸及其与探头的相对位置,以及该物体的物理性质并应补充测量离物体不同距离处的场强。

(5)测量时环境温度和相对湿度应符合仪器规定的要求。

(6)测量仪器有挡位设置的,应先将测试仪器调至最高挡位,然后进行测试,避免超过仪器挡位量程,造成仪器失灵。

(7)评估作业人员接触的8h工频电场强度时,需调查作业人员在各作业点的停留时间。

(8)佩戴心脏起搏器或类似医疗电子设备者不宜从事该项测量工作。

(9)在进行现场测量时,测量人员应注意个体防护。

五、测量结果的应用

1. 与职业接触最高容许限值进行比较

现场作业点测量的均方根值可直接与相应频率的低频电场和磁场职业接触最高容许限值进行比较。

当现场环境低频电磁场不稳定,其电磁场强度峰值测量结果还应与相应限值的3倍进行比较。

2. 与8h工频电场职业接触限值进行比较

接触工频电场的作业人员,需根据测量结果结合作业人员在各作业点的停留时间,计算该岗位作业人员8h工频电场强度时间加权平均值,与工频电场的8h职业接触限值比较。如每天接触工频电场强度和/或时间不同,按接触最高强度和最长时间的工作天数进行计算。

六、工作场所工频电场强度8h时间加权平均值的计算

(1)如每天接触工频电场时间不为8 h,应按式(3)计算工频电场8h时间加权平均值。

$$E_8 = E\sqrt{\frac{T}{T_0}} \tag{3}$$

式中:E_8——工频电场8h时间加权平均值,V/m 或 kV/m;

E——现场测量的工频电场强度,V/m 或 kV/m;

T——接触工频电场时间,h;

T_0——取8h。

(2)如每天接触不同强度工频电场强度,应按式(4)计算工频电场8h时间加权平均值。

$$E_8 = \sqrt{\frac{1}{T_0}\sum_{i=1}^{n} E_i^2 T_i} \tag{4}$$

式中:E_8——工频电场8h时间加权平均值,V/m 或 kV/m;

T_0——取8h;

E_i——现场测量的工频电场强度，V/m 或 kV/m；
T_i——接触电场时间，h。

七、测量记录

测量记录应该包括以下内容：测量日期、测量时间、气象条件（温度、相对湿度）、测量岗位、地点（单位、厂矿名称、车间和具体测量位置）、测量部位（头、胸或腹部）、测点与电磁场源的距离、场源类型、电流电压、场源的频率、特征、测量仪器型号、测量数据、测量人员等。

项目五　工作场所紫外辐射的测量

（GBZ/T 189.6—2007）

一、范围

本标准规定了工作场所紫外辐射的测量；
本标准适用于工作场所人工紫外辐射的测量。

二、规范性引用文件

GBZ 2—2002《工作场所有害因素职业接触限值》

三、名词术语

1. 紫外辐射
紫外辐射又称紫外线，指波长为 100~400nm 的电磁辐射。
2. 紫外线混合光源
包括各段波长紫外线的光源，如电焊弧光。

四、紫外辐射测量

1. 测量对象
本方法用于紫外线人工光源辐照度测定。
2. 测量仪器
紫外照度计。
3. 测量位置
（1）应测量操作人员面、眼、肢体及其他暴露部位辐照度。
（2）当使用防护用品如防护面罩，应测量罩内和罩外辐照度。具体部位是测定被测者面罩内眼、面部及面罩外辐照度或照射量。
4. 测量方法
（1）仪器校准：测量前应按照仪器使用说明书进行校准。
（2）量程选择：为保护仪器不受损害，应从最大量程开始测量，读数应在表头范围内。
（3）用毕后关闭电源开关，取下探测器用遮光物屏蔽。取下电池，立即将探测器及仪器放入干燥器中。
（4）为保证测定准确，一年应校正一次。

（5）仪器探测器应轻拿、轻放，切勿碰撞。

5. 混合光源如电焊弧光的计算有效辐照度方法

电焊弧光的主频率分别为 254nm、290nm 以及 365nm，其相应的加权因子 S_λ 分别为 0.5、0.64 以及 0.00011，具体计算方法如下：

$$E_{\text{eff}} = 0.00011 \times E_A + 0.64 \times E_B + 0.5 \times E_C$$

式中：E_{eff}——有效辐照度；

E_A——所测 UVA 辐照度；

E_B——所测 UVB 辐照度；

E_C——所测 UVC 辐照度。

五、注意事项

测量时注意个体防护。

项目六 排风罩的风量、风速的测量

一、测定项目

(1)排风罩的排风量。
(2)排风罩的阻力及阻力系数。
(3)排风罩的控制风速。

二、排风量的测定

排风罩的排风量可以通过测定罩口平均风速的方法求得,也可以通过测定排风罩连接风内测定断面的平均风速的方法得到。

(一)罩口风速测定法

1. 匀速移动法
(1)测定仪器:叶轮式风速仪;测定范围:0.3~40m/s。
(2)测定方法:对于开口面积小于 0.3m² 的排风罩口,可将风速仪沿整个罩口断面按图 1.7.2 所示的路线慢慢地匀速移动,移动时风速仪不得离开测定平面,此时测得的结果是罩口平均速度。此法最少进行 3 次,取其平均值,每次测定误差应在±5%以内。

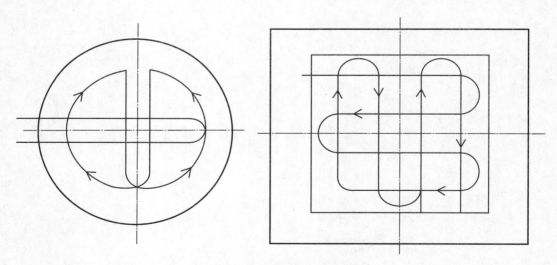

图 1.7.2 罩口平均风速测定路线

2. 定点测定法

(1)测定仪器：热电式风速计。

(2)测定方法：对于矩形排风罩，按罩口断面的大小，把它分成若干个面积相等的小块，在每个小块的中心处测量其气流速度。断面面积大于 0.3m² 的罩口，可分成 9~12 个小块测量，每个小块的面积小于 0.06m²（见图 1.7.3(a)）；断面面积小于或等于 0.3m² 的罩口，可取 6 个测点测量（见图 1.7.3(b)）；对于条缝形排风罩，在其高度方向至少应有 2 个测点，沿条缝长度方向根据其长度可以分别取若干个测点，测点间距小于或等于 200mm（见图 1.7.3(c)）；对于圆形排风罩，则至少取 4 个测点，测点间距小于或等于 200mm（见图 1.7.3(d)）。测定时，最少测定 3 次，至少取得 3 组数据，罩口风速为至少 3 组数据，分别求得风速的平均值。

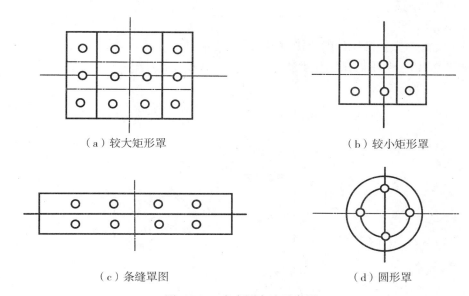

（a）较大矩形罩　　　　　　　　（b）较小矩形罩

（c）条缝罩图　　　　　　　　　（d）圆形罩

图 1.7.3　定点测定法示意图

(二)各种形式罩口测点布置

1. 结果计算

(1)排风罩罩口平均风速按式(1)计算：

$$\bar{v} = v_1 + v_2 + v_3 + \cdots + v_n \tag{1}$$

式中：$\bar{v}$——罩口平均风速，m/s；

v_1、v_2、v_3、$\cdots$、v_n——罩口各测点的风速，m/s；

n——测点总数。

(2)排风罩的排风量按式(2)计算：

$$Q = F \times \bar{v} \tag{2}$$

式中：Q——排风罩的排风量，m³/s；

F——排风罩罩口面积，m²；

v——排风罩罩口平均风速,m/s。

(三)排风罩连接风管内平均风速测定法

1. 测定仪器

标准毕托管及倾斜微压计。

2. 测定位置

在连接排风罩的直风管上,距连接口为 $3D \sim 5D$(D 为连接风管直径)处作为测定断面,在此断面上开设互成 $90°$ 的两个测定孔,在孔口接上直径为 25mm、长度为 15mm 左右的短管,并装上丝堵。测定时将测定断面划分成若干个等面积同心环,测定位置要符合 GB/T 6719—2009 的规定。

3. 测定方法

标准毕托管与倾斜微压计的连接方法如图 1.7.4 所示,按上述测点位置逐个测量各点的动压值和全压值(全压值在计算排风罩的阻力及阻力系数时用)。

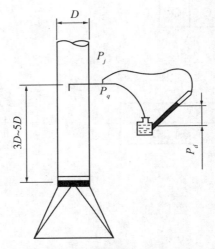

图 1.7.4 排风罩连接风管内平均风速测定方法

最少测定三次,至少获得三组动压值,风管内断面风速为至少三组动压值分别求得的风速的平均值。按 GB/T 6719—2009 的方法,计算出排风罩的排风量。排风罩的阻力按式(3)计算:

$$P_z = |P_q| - P_m \tag{3}$$

式中:P_z——排风罩的阻力,Pa;

P_q——测定断面各测点的平均全压,Pa;

P_m——排风罩连接口到测定断面处的摩擦阻力,Pa。

排风罩的阻力系数按式(4)计算:

$$\varsigma = P_z / P_d \tag{4}$$

式中:P_d——测定断面各测点的平均动压,Pa。

4. 控制风速的测定

（1）测定条件：

①测定应在生产和通风系统运行正常时进行；

②在测点处尽量避免干扰气流。

（2）测定仪器：电式风速计（包括热球风速仪和热线风速计）。

（3）测定方法：将热球式电风速计的探头置于控制点处，测出此点的风速即为控制点吸入风速。

项目七 物理因素对人体健康影响的检查

一、高温作业工人生理反应的检查

高温作业工人生理反应的检查一般包括：体温、皮温、呼吸、脉搏、血压、视（听）觉-运动反应时、水盐代谢及能量代谢等项目。检查的项目和测定的时间依调查目的而定，一般可于工前安静状态下测一次；劳动毕，立即测一次，以后每隔5~10分钟测一次，直至基本恢复到工前水平为止。工前和劳动后恢复期指标的测定可在工人休息地点进行。有条件时，最好采用生理遥测仪，直接测定工人劳动过程中的生理反应。

1. 体温的测量

一般用水银体温计测定舌下温，每次测定时间为3~5分钟。正常情况下，成人的体温（舌下温）为36.5~37℃。测量舌下温前半小时勿进饮食，以免影响测定结果。测定时，应注意避免高气温和热辐射对体温计的影响。

对于坐位或活动范围不大的工人，可用ST-I型数字体温计连续监测舌下温（该仪器尚配有食道温、脏温和皮温测头）。

2. 皮温的测量

可用半导体点温计、热电偶温度计和数字体温计在短时间内测定多点皮温。通常测定额（两眉弓之间）、胸（胸骨柄上端）、背（两肩胛骨之间）、手背（大拇指与食指之间）、小腿（胫骨前中外侧）、脚背（踝关节正中）6点。如皮肤有汗，可用纱布轻轻抹去，并避免高气温和热辐射的影响。要求在1~2分钟内测完6点，按下式计算平均皮温：

平均皮温=0.07 额温+0.25 胸温+0.25 背温+0.10 手温+0.25 腿温+0.08 脚背温

如测定点数不同，其计算平均皮温公式中所用系数也相应要改变。在正常情况下，健康成人的平均皮温为30.5~32.0℃。

半导体点温计：半导体点温计由半导体热变电阻器制成，该电阻随温度上升而减小，故仪器表头标尺按电阻大小以温度度数分度。本仪器测量范围为0~50℃，最小分度值为0.2~0.5℃。使用前开关应置"关"处，机械调整电表，指针与起点刻度线重合（0℃处），然后将开关转到"满"处，用"粗、细调"电位器调整，使指针与满刻度线重合（50℃处），再从"满"处转到"测"处，使测头良好地接触被测部位，此时电表指针迅速移动，待稳定后即得被测部位的温度。测毕，即将开关转至"关"处。

3. 脉搏的测量

劳动时心率的变化及其恢复到工前水平所需时间，对于评价机体的生理应激反应有重要意义。条件受限时，可以脉搏表示心率，因为健康者每分钟脉搏跳动的次数与心率是一致的。一般用手指触摸被测者的桡动脉，计数1分钟，取两次平均值。由于脉搏或心率恢复很快，欲反映劳动时的心率，只能劳动毕迅速触摸计数15秒钟的脉搏数，再换算为1分钟的脉搏数。

目前，心率自动测定可采用手表式的测试器，便于现场使用。还有长时程心电记录仪，除心率外还可分析心电的变化，缺点是价格昂贵。国内也研制生产心率测定仪器。

4. 血压的测量

用台式水银血压计或其他血压计在相同姿势下测量同一手臂肱动脉血压。

5. 水盐代谢的检查

水盐代谢的检查主要包括出汗量、进出水量的平衡与尿盐排出量等方面。

(1)出汗量通常采用体重法求出汗量。可用灵敏度25g的磅秤或改良式人体杆秤(灵敏度5g)在劳动前后各称一次，每次称量时被测者应排尽小便，脱去衣服、鞋袜，仅着短内裤；劳动毕称重量，应将身上汗水抹去后再称。在劳动过程中，须严格记录工人的饮水量、尿量及食物量(可在进食前后各称体重一次，两次之差即为食物重量)。如欲大便时，则在大便前后各称一次，两次之差即为大便量。按下式计算出汗量：

出汗量=(工前体重–工毕体重)+(饮水量+食物量)-(尿量+大便量)

出汗量本应再减去呼气中的水蒸气量及呼吸中二氧化碳与氧重量之差，但因这两者不便在此过程中测定，故未计入。因而所求得的出汗量较实际出汗量稍多一点。出汗量可用单位时间内若干千克来表示，由于汗的比重与水近似，亦可用单位时间体积(L)来表示。如需了解汗液蒸发情况，应于称体重的同时，称取工前、工毕的干、湿衣服(包括鞋、裤、毛巾等)的重量，两者之差即为未蒸发的汗量。出汗量减去未蒸发汗量即为蒸发汗量。蒸发汗量占出汗量的百分比即为有效蒸发率(%)。

(2)进出水量的平衡主要记录被测者在工作日内每小时的进出水量，以观察其进出水的动态情况(表1.7.4)。

进水量=工作日饮水量+食物含水量+食物在体内的氧化生水量。

表1.7.4　　　　　　　　　高温作业工人进出水量的记录

进水量(mL)								出水量(mL)					进出水平衡(±mL)
饮水量								食物中的水量	工作日总进水量	出汗量			粪中的水量	工作日总出水量	
1h	2h	3h	4h	5h	6h	7h	8h			1h	4h	8h			

食物含水量可实际计算或约计，如米饭60%、稀饭90%、菜70%、馒头40%。食物氧化生水量按每千克体重24小时氧化生水5mL计算，并认真记录被测者每次饮水时间、种类、水量等。

出水量=出汗量+小便量+大便中水分量+呼气中水分量

收集每次排尿，并量其体积。大便中水分量可按稀便90%，较稀70%，一般50%或每天由大便排水200mL计算。呼气中水分量每天按300~400mL计算。

(3)尿盐含量的测定用原子吸收光谱或离子选择电极法测定尿中钠、钾、氯离子浓度，再计算尿中盐的含量（g/L）。

6. 主观感觉的询问

主要询问被测者的热感、不适感或疲劳感，并做好记录。

二、振动对人体影响的检查

振动作业工人的主要体检项目是末梢血管功能和末梢神经感觉功能等的检查。

（一）末梢血管功能检查

1. 皮温测定

在18~22℃室温下，用校正过的点温度计或热电偶皮肤温度计测定双手食指、中指、无名指或小指第二指节背面中央皮肤温度。皮温低于18℃或各手指皮温相差较大者为异常。近年红外线热成像技术（Infrared Thermography，IRT）测量皮温已用于局部振动病患者，该法精确、可靠，并可同时测得不同部位的皮温。

2. 冷水复温试验

开始按皮温测定条件，先取得基础皮温，然后将双手浸入4℃冷水至腕部2分钟，沾干双手后立即测量皮温，以后每隔5分钟重复测量一次，观察皮温恢复至基础皮温的时间。水中加冰块时，应经常搅拌容器中的水以保持水温恒定。浸手时，双手不得接触冰块和容器。冷水试验后，皮温明显降低或皮温恢复时间超过30分钟者为异常。

3. 冷水复温率

开始按皮温测定，先取得基础皮温，然后将双手浸入10℃冷水至腕部10分钟，于出水后即刻、5分钟、10分钟测定皮温，按下式计算5分钟和10分钟复温率：

$$\frac{复温率}{（5分钟或10分钟）} = \frac{冷水试验后5分钟或10分钟时皮温 - 冷水试验后即刻皮温}{冷水试验前皮温 - 冷水试验后即刻皮温} \times 100\%$$

4. 甲皱毛细血管检查

被检者洗净双手，甲床上涂以镜油，在室温和斜上前方照明下，用总放大倍数为80~160的显微镜，检查中指、食指、无名指或小指的甲床毛细血管的形态变化。正常管袢为发夹形，如为点状、扭曲、鹿角状、花瓣状、瘤样、乳头状为异常。一般检查30根（或第一排）管袢，计算异型管袢所占百分比。还可用目镜测微尺测量甲床毛细血管的直径，正常在15~20μm，如小于15μm谓痉挛型管袢，大于20μm称弛张型管袢。

5. 肢端血流图检查

①电桥电阻法，使用血流图仪和心电图仪测定。被检者取坐位，双手平放相当心脏高度。用铅板或银板电极两只，绕手指一周，两极间距1cm。标准信号选0.1Ω，测双手无名指，用心电图标准Ⅱ导联描记，观察波形、波幅、流入时间等指标。②光敏电阻法，使用血管容积描记仪及心电图仪，同步记录，描记双手无名指的脉搏波形。波形平坦、倾斜时间明显延长可视为血管容积的病理性改变，重搏波消失或降支凸起则反映血管有器质性病变。

(二)末梢神经感觉功能检查

1. 痛觉检查

常温下检查双手食指、中指和无名指中指节背面皮肤痛觉。常用砝码法或注射针管重量法。前法是在6号注射针头上焊接一小砝码盘,制成痛觉计。将痛觉计的针尖在支架支持下放于被检查部位,按1g递增向盘上加砝码,直至被检者感觉疼痛时为止,砝码加针头和盘子的重量为痛觉阈值;后法用2mL注射器作套管,将6号注射针头分别制成重量为1~15g的若干个痛觉刺针。检查时将刺针置于套管内,手持套管,让针尖垂直接触受检者皮肤,刺针的重量为痛阈值。正常人痛觉阈值多在6g以下。检查时,受检者采取坐位,双手平伸,轻闭目,集中注意感觉。

2. 触觉检查

包括深度觉和两点分辨觉检查,可采用改进的嵴试验仪及两点辨别阈试验仪。嵴试验仪的斜率为0.1mm/cm,两点辨别阈试验仪的分开率为0.4mm/cm。受检者轻闭目,集中注意感觉,将中指贴附在"V"形槽内,使指尖皮肤接触在仪器基板上,压力正好达100g红线处。检查者轻轻地缓慢拉动基板,使之在弹性轨道上平稳匀速向前滑动。当受检者刚感到隆起或分开两点时,基板上的距离刻度即表示深度觉(嵴试验)和两点分辨觉的阈值。每手测定3次取平均值。正常人嵴试验在0.3mm以下,两点辨别试验在2mm以下。

3. 振动觉检查

多采用正弦波音频发生器制作的振动觉测定仪,振动频率为62.5Hz,125Hz,250Hz。检查双手食指、中指、无名指末节指腹中点的振动觉。检查时受检者轻闭目,集中注意感觉,手指末节指腹中点轻轻接触振动觉测定仪的振动处,以刚感到振动时的振动强度作为该频率下的振动觉阈值。利用上升法重复测3次取平均值。

(三)肌电图检查

被检者取合适体位,使肌肉得到支持和稳定,既能自由放松,又能按要求做各种活动。接地电极放在所查肌肉同一肢体。局部皮肤用碘酒和酒精擦洗消毒。

1. 插入时的肌电活动

以同心轴针电极快速插入肌腹,扫描速度为50~100ms/cm,灵敏度为100μV/cm,观察针极插入时电活动的特点及有无肌强直、肌强直样放电或插入电活动延长。

2. 肌肉松弛时的肌电活动

肌肉松弛时的肌电活动扫描速度为5~10ms/cm,灵敏度为100μV/cm,观察有无自发的纤颤电位、正相电位和束颤电位。

3. 小力收缩时的肌电活动

测定条件同2。测定20个动作电位的平均时限与平均电压,及多相电位的百分数。为测定运动单位平均时限,可将针电极挪至皮下,按顺时针方向,分别更换方向,必要时应在同一肌肉选择不同位置进行检查。为避免误差,每个波要同时出现2~3次,方能计算在内。时限从基线最初的偏斜处起到偏斜回基线为止。运动单位的位相以波峰越过基线者为准。

4. 大力收缩时的肌电活动

扫描速度为 50~100ms/cm，灵敏度为 500μV/cm~1mV/cm。在被检者用最大力量收缩受检肌肉时，观察是否为干扰相、混合相或单纯相，并测其波幅峰值。

(四) 神经传导速度测定

这是一种电刺激检查方法，电刺激周围神经观察肌肉有无收缩，有助于判定周围神经的功能。从电刺激伪迹到出现肌电的时间即为电脉冲由刺激点沿神经干经神经-肌肉接头到肌肉的传导时间。根据两侧对比或与正常传导速度所需时间相比，即可作出传导速度是否正常的判断。使用电刺激方法，既可测定运动神经的传导速度，也可测定感觉神经的传导速度。测定时，被检者皮肤保持在30℃以上，用酒精擦洗受检部位，除去油脂。

1. 运动神经传导速度

采用表面电极作刺激电极。主要受检神经的电极置放部位是：①尺神经，近端刺激点置于肱骨内上髁与尺骨鹰嘴窝之间，远端刺激点在腕横纹尺侧缘，记录电极放在手小指展肌；②正中神经，近端刺激点置于肱骨内上髁上方，远端刺激点在腕横纹中点，记录电极放在手拇指展肌。给予单脉冲方形波刺激，每秒1~1.5次，方形波时限0.1~0.2ms，刺激强度需达超强刺激后，再增加强度30%。测量从刺激伪迹到诱发电位波形开始出现的时间(ms)，称潜伏期，分别测定近端刺激点和远端刺激点的潜伏期，两者之差即为该段神经之间的传导时间(ms)。用钢尺或骨盆尺精确测量近端刺激点与远端刺激点的距离，即为该段神经两点间的长度(cm)。按下式计算该段神经两点间的传导速度：

$$传导速度(m/s) = \frac{距离(cm)}{传导时间(ms)} \times 10$$

2. 感觉神经传导速度

刺激电极采用环形电极，绕于手指，负极置于近端指节，正极置于末端指节，电极间相距至少1cm。电极放置位置：正中神经为食指，尺神经为小指。记录电极用表面电极，放置位置无论远端点或近端点均应放在测定运动神经传导速度时引出最大诱发电位的部位。以单脉冲方形波刺激，每秒1~1.5次，每次0.1~0.2ms，增大刺激强度至被检者感觉手指明显麻木。需用累加仪，累加次数可根据图形的清晰度而定。测量诱发电位的峰-峰高度，即电位波幅(电压)。潜伏期、刺激电极与记录电极间的距离的测定方法及感觉神经传导速度的计算公式同运动神经传导速度测定。

三、噪声作业人员听力测定

通常使用的测听仪器为纯音电测听仪，不同型号的测听仪器外形可有较大差别，但其基本构造和工作原理大致相同。

(一) 仪器构造及原理

(1) 仪器主要部件包括：音频振荡器，也称纯音发生器，可发出不同频率的纯音，经多级放大达到测试要求；噪声发生器，用以测听时作掩蔽声；耳机，分为气导和骨导两种耳机；衰减器即声音强度调节器，用以控制耳机输出的纯音和噪声的强度。此外，还设有送话和回话装置。

（2）频率选择开关：频率设置多为 125、250、500、1000、2000、3000、4000、6000、8000、10000（Hz），气导测试范围 125Hz～10kHz，骨导测试范围 250Hz～8kHz。

（3）纯音或语音信号功率衰减器：一般按 5dB 分挡，衰减范围从 -10～100dB，0dB 为听力零级。

（4）"纯音-语言"信号输出开关：分左、右两挡，以纯音或语言信号输出给左耳或右耳的装置。

（5）"掩蔽-平衡"信号输出开关：分左、右及平衡各挡，用以将噪声信号输出给左耳或右耳或作两耳交替平衡实验用。

（6）"断续-阻断-连续"开关为纯音信号输出方式选择开关，置于"断续"位置时，纯音信号周期性自动输出；置于"阻断"位置时，则无纯音信号输出；置于"连续"位置时，则有连续信号输出。

（二）操作方法

1. 准备

听力测定应在隔声室内进行，隔声室本底噪声应低于 30dB。听力计应经过校准。测试前向被试者说明测试要求及注意事项，并进行预试，待反应正确后再进行正式测听。听力测定记录表见表 1.7.5。

表 1.7.5　　　　　　　　　　　听力测定记录表

姓名　　　性别　　　年龄　　　岁　　　工种　　　工龄　　　单位　　　年　月

日期	测前接触时间	停止接触时间	右耳（Hz）	左耳（Hz）
	时分	时分	250 500 1000 2000 3000 4000 6000 8000 10000	250 500 1000 2000 3000 4000 6000 8000 10000
听力损失情况				

2. 听阈测定

采用断续纯音测定听阈，两耳分别进行，如两耳听力接近，一般先测左耳，后测右耳；如两耳听力相差较大，则应先测听力较好的一侧。

（1）气导听阈测定：通常从 1kHz 纯音开始，按下 1kHz 纯音按键，调节听力衰减器旋钮或按键，增加分贝值，当被试者在某一分贝值下听到声音信号后，便将信号强度降至听不到为止，然后再以 5dB 为一挡上下推动数次，最后确定刚刚听到声音的听阈值。以后用同样方法测 1kHz 以上的高频听力和 1kHz 以下的低频听力。由高频回测低频听力时仍从1kHz开始,即重测一次1kHz的听力,如前后两次基本一致(或相差不超过5dB),则表示测试准确,否则需要重复高频听力测试,再依次测试低频部分听力。测完一耳再测另一耳。如果两耳听力相差较大时,则测听力较差耳时应同时对较好耳进行噪声掩蔽。测试时纯音衰减器的调节时间不宜太快,声音刺激的停留时间不宜短于2秒。

(2)骨导听阈测定:如气导听阈正常,则骨导测听可以免测。如气导听阈不正常,特别是低频听阈明显提高时,需进行骨导测听。测听时将骨导耳机置放于乳突处,其他操作方法同气导测听。

(3)掩蔽:因为给予被测耳的信号可以绕过头顶或通过头颅传到对侧耳,造成测试误差,所以需对好耳用一定强度的噪声进行掩蔽。如测左耳气导听力时将"掩蔽-平衡"开关置于"右"的位置,则右耳机即有噪声输出,掩蔽用的声级一般采用60~70dB。

(4)听阈测试记录:一般用符号"。"表示右耳,"×"表示左耳;实线"-"表示气导,虚线"……"表示骨导。测试时如衰减器已调到最大值而被试者仍无反应时,则以"+"符号表示之。

(5)测试时间:每人每次测试一般不超过10分钟。TTS测试时间应在停止噪声接触后两分钟内进行;PTS测定应在停止噪声接触12小时以后进行。

(三)注意事项

(1)职业性噪声聋的听力评定以纯音的气导结果为依据,纯音测听结果为感音性听力损失。鉴于职业性噪声听力损失有暂时性听阈位移,故应将受试者脱离噪声环境12~48小时作为测定听力的筛选时间。若筛选测听所得的结果已达听力损伤及噪声聋水平者,应进行复查,复查时间定为脱离噪声环境一周。测试人员应经过专门培训并达到合格水平。

(2)纯音气导的年龄修正值:确定职业性噪声聋时,应考虑年龄因素,按GB/T 7582—2004《声学 听阈与年龄关系的统计分布》,耳科正常人(18~70岁)听阈偏差的中值(50%)进行修正。

(3)如某一频率纯音气导听阈提高至100dB或听力计最大声输出受检查者仍无反应时,以100dB计算。

(4)诊断原则中所述的排除其他致聋原因,主要包括伪聋、外伤性聋、药物中毒耳聋、传染中毒耳聋、家族性聋、老年性聋、iere氏病、突发耳聋、迷路炎、听神经瘤、各种中耳疾患等。

(5)若出现语频听力损失大于高频听力损失或双耳听力损失分级相差为3级或3级以上者(职业性噪声聋分级),均应请耳科医生复查,以排除其他致聋原因。若听力较差耳的致聋原因与职业性噪声无关,则不记入,只可以较好耳听阈值进行听力损失分级。

(6)当一侧耳为混合性聋,若骨导听阈提高符合职业性噪声聋的特点,并且与传导性聋不为同一病因,可按骨导听阈进行评定;若骨导听阈提高可能与传导性聋是同一病因,则按对侧耳分级。同时,应结合以前定期体检的结果综合分析。

(四)评定听力损伤程度及噪声聋

1. 计算单耳平均听阈

$$右耳平均听阈 = \frac{HL500Hz + HL1000Hz + HL2000Hz}{3}$$

$$左耳平均听阈 = \frac{HL500Hz + HL1000Hz + HL2000Hz}{3}$$

2. 计算双耳平均听阈

$$双耳平均听阈 = \frac{较好耳平均听阈(dB) + 较差耳平均听阈(dB) \times 1}{5}$$

(五) 诊断证明

由卫生主管部门所指定的专业机构开具的诊断证明方为有效。

四、物理因素测定结果的分析与评价

从事生产劳动或其他作业，经常要接触物理因素，接触这类因素是否对人体健康造成危害以及危害程度如何，需要对作业环境中的物理因素进行测定，同时还要对测定结果进行分析评价，这样才能对物理因素的存在情况和危害程度作出判断。对物理因素测定结果进行分析和评价时主要应考虑以下几个方面。

1) 测定的目的和要求

作业场所物理因素测定，需要根据一项工作的目的和要求进行组织安排，比如测定目的是属于经常性卫生监督，还是为了抽样调查或全面普查，或是为了进行科研课题的研究。不同的工作目的选取的样本和测定时间有所不同。例如，若对作业场所的气象条件进行全面评价，需要在一年之中的不同季节分别进行测量；如果只是为了研究高温对人体健康的危害，则测量工作仅在夏季高温季节进行即可。

2) 使用的仪器

不同的物理因素具有不同的性质，测量时使用的仪器也各不相同。即使同一种因素，如非电离辐射，由于频率不同，通常也需要使用不同的仪器。每一种物理因素测量都需要使用专门的测试仪器，进行测定时首先要选择和使用正确的仪器。此外，物理因素测试仪器需要定期进行校正，一般每年要校正一次，未经校正的仪器不能获得可靠的测试结果。

3) 测量方法

由于物理因素在空间的存在和分布特点不同，不同的因素有不同的测试方法，包括测试时间、地点、位置等。例如，噪声测点的高度取相当于人耳的高度，如果不同时间接触的噪声强度差别很大，需要按照接触情况分段测量。气象条件测定主要选择工人经常停留的地点，如果工作地点热源分布不均匀，热辐射强度要在不同高度、不同方向分别进行测定，评价炉前工则要在工人头、胸、腿等不同高度水平分别进行测量。又比如振动的测量，不是测量其在空间的存在和分布，而是在人体上进行测量，测量人体实际感受的物理量，在具体测量时还要测量物理量在不同轴向的分布特点。因此，物理因素测定时一定要遵循正确的测试方法或测试规范，以保证测定结果准确、可靠。物理因素测定时一般可以直接读取结果数值，读数后要及时做好记录。

4) 分析评价

对于作业场所中常见的物理因素，我国大多制定了卫生标准。在实际工作中，对于作业场所物理因素的测定结果，要结合我国卫生标准进行评价，遇有超过卫生标准的情况，应进一步分析产生原因，以便提出改进意见或措施。对于我国暂时尚未制定卫生标准的物理因素，可参考国外的标准，特别是国际标准化组织(ISO)的有关标准，提出可供参考的意见，同时也可为我国标准的制定提供依据。此外，还要结合人群流行病学调查结果进行评价，根据对人体健康有无危害及危害程度，提出评价意见。

【思考题】
1. 职业卫生标准 GB/T 189 中物理因素测量方法有哪些项目？
2. 噪声测量过程应该注意哪些？
3. 在什么情况下测定通风除尘设施的通风量？评价依据是什么？

第二单元　职业中毒案例讨论

一、目的要求

(1)掌握职业病的诊断及处理原则；
(2)熟悉工作场所职业病危害调查与评价的方法；
(3)掌握职业中毒案例的分析方法。

二、案例一

患者肖××,男性,55岁,于1988年以来常感头痛、头晕、失眠、记忆力减退、全身乏力、关节酸痛、食欲不振,近两年来上述症状加重,并出现经常性的脐周、下腹部无固定的绞痛,用手压腹部可使其缓解,于1993年入院。体查:神志清楚,一般情况尚可,体温37.2℃,脉搏72次/min,呼吸20次/min,血压120/70mmHg,心肺(-),肝脾不大,腹软,脐周有轻微压痛,无反跳痛,四肢痛触觉未见异常,未引出病理反射,血、尿常规正常；肝功能、心电图正常。胸部X线照片未见异常改变。

1. 问题讨论1

(1)上述资料中,你认为病史还应补充什么内容？
(2)当你遇到腹绞痛患者时,应考虑哪些病症？
(3)引起腹绞痛常见的毒物是什么？哪些工种的工人可接触该毒物？

进一步追问患者的职业史,发现该人于1985年起从事印刷厂的浇板工作,即将一大熔铅锅熔融的铅水浇进字模当中,当浇板时有大量的铅蒸气逸散到空气中。工人每天工作8h,疑为慢性铅中毒。

2. 问题讨论2

(1)慢性铅中毒的临床表现有哪些？
(2)要证实患者是铅中毒,还应做何临床检验？
(3)对患者的工作场所应进行哪些职业病危害调查？

对患者的工作场所进行调查,发现空气中铅烟浓度为0.3~0.8mg/m^3,根据患者的职业接触史和临床表现,随即转至职业病院进行诊治。入院时检查:尿铅浓度12.5μmol/L,尿ALA浓度80.5μmol/L,血红细胞游离原卟啉浓度3.5μmol/L,诊断为慢性中度铅中毒。

3. 问题讨论3

(1)常用的慢性铅中毒的解毒剂是什么？其作用机制是什么？用药时应注意哪些事项？
(2)除解毒治疗外,还应给以哪些辅助治疗？
(3)经驱铅治疗,出院后应注意哪些事项？

职业病院组织了一个调查组到该印刷厂浇板车间进行调查,发现工人浇板时有一股蓝灰色的烟,熔铅锅上方有一个排毒罩,但经常不开。防护服、口罩、手套等防护用品很少用,调查同车间其他工人,大多数反映有头痛、头昏、记忆力减退、四肢无力、肌肉酸痛等症状,少数人有腹痛。组织该车间工人体检,发现9人中有6人的尿铅、尿ALA值高于正常值,其中 4 人有肢端麻木,1 人有中毒性周围神经病。

4. 问题讨论 4

(1)该工作场所中存在哪些问题?怎样改进?

(2)试述职业病的三级预防范畴,职业病院组织工人体检属于哪一级预防?

三、案例二

患者张××,女性,36 岁,某皮鞋厂仓库保管员。因头痛、头昏、乏力、失眠、多梦、记忆力减退、月经过多、牙龈出血而入院。入院检查:神志清楚,呈贫血面容,皮肤黏膜无淤点,体温 37℃,呼吸 21 次/min,血压 110/65mmHg,心肺(-),腹部平软,肝在肋下 1.5cm;血象检查:白细胞计数 $2.5×10^9$/L,中性粒细胞 $1.3×10^9$/L,血小板 $50×10^9$/L,红细胞 $3×10^{12}$/L,血红蛋白 60g/L;尿常规检查(-);肝功能检查正常。骨髓检查诊断为再生障碍性贫血。

1. 问题讨论 1

(1)引起再生障碍性贫血的常见毒物是什么?其接触机会有哪些?

(2)要确定其为职业性中毒,还应调查什么?

患者自诉以往身体健康,从 1990 年开始担任仓库保管员工作,工作一贯勤勤恳恳,每天都在仓库工作。仓库中存放有苯、甲苯、汽油、醋酸乙酯等化学品。经测定,空气中苯浓度最低为 120mg/m³,最高达 360mg/m³(苯的时间加权平均容许浓度为 6mg/m³),是标准值的 20~60 倍,诊断为慢性苯中毒。

患者的办公室设在仓库内,工作时无任何防护措施,室内无通风排毒装置。无在岗期间健康检查制度,未接受过职业卫生宣传教育。上岗前未进行健康检查。本人不知道仓库中存放的苯、甲苯、醋酸乙酯等是有毒物质,从事此工作后出现头痛、头昏、失眠、记忆力减退、月经过多、牙龈出血才去医院就诊。

2. 问题讨论 2

(1)试述慢性苯中毒的临床表现及毒作用机制。比较急、慢性苯中毒的临床表现有何不同?

(2)指出造成患者慢性苯中毒的原因是什么?

(3)如何防止此类事件的发生?

住院后经用升白细胞、多种维生素、核苷酸类药物及强的松、丙酸睾丸素、辅以中草药治疗,患者的病情好转,血象已回升至正常水平,即出院,休息半个月后,又回到原工作岗位,继续从事仓库保管员工作,7 个月后患者出现反复发热,口腔溃疡,月经过多,牙龈出血等,症状较以前严重而再次入院治疗。

3. 问题讨论 3

(1)简述慢性苯中毒的治疗和处理措施。

(2)患者为什么再次入院?其后果如何?

(3)此患者经治疗出院后,应注意什么事项?

四、案例三

某造纸厂因生产需要，必须修复已停产一个多月(正常生产时，纸浆只停放 1~2d)的贮浆池，该池深度3m，直径3m，内存纸浆约2m深。工人检修抽浆泵、马达和管道完毕，即开泵抽取贮浆池的纸浆，几分钟后，泵的橡皮管道破裂，纸浆从管内喷出，立即停泵。工人李××马上顺着铁梯子下到池内修理，突然摔倒在池内。张××认为李××是触电摔倒，即刻切断电源，下去抢救，也昏倒在池内。

1. 问题讨论1

(1)看到连续两人突然昏倒在贮浆池内，你认为其可能原因是什么？

(2)能产生"电击样死亡"的毒物有哪些？造纸厂贮浆池最常见的毒物是什么？还有哪些工种的工人接触该种毒物？

经分析认为有毒气，随即用送风机送风，与此同时，黄××又下去抢救，突然感到鼻子发酸，咽部发苦发辣，当伸手去抓张××时，已感两手不由自主，即憋了一口气，到池口时也失去知觉，昏倒在池内。此后又连续有4位工人前赴后继昏倒在池内。

检查发现送风机送进的风量很小，随即在风机上接了管子通入池底，继续送风。后面下去的4人均戴了三层用水浸湿的口罩，腰间系了绳子，经二十多分钟的抢救，池下7人全部拉了上来。前3人因中毒时间较长，虽经多方抢救，终因呼吸心跳全部停止而死亡。1人深度昏迷，抢救12h后苏醒，3人昏迷 5~10min 后苏醒，后面下池的4人均未昏迷。

2. 问题讨论2

如果连续有多人昏倒在某工作现场，应采取哪些紧急救援措施，防止人员继续伤亡？

事后经调查，工人在昏迷前，均感池内有一种臭鸡蛋样气味，鼻子发酸，咽部辣苦，眼发胀，流泪，头痛，恶心，四肢无力，全身发麻，随后昏倒。调查人员了解到生产纸的原料为麦草，再加上一定量的硫化碱和水。麦草为碳氢化物，与硫化碱生成硫化氢气体，加之纸浆在贮浆池放了一个多月，故高度怀疑为急性硫化氢中毒。

3. 问题讨论3

(1)简述硫化氢的理化特性、硫化氢中毒的临床表现和中毒机制。

(2)发生急性硫化氢中毒时，应采取哪些急救措施？其中的关键措施是什么？

某部防化部队戴着防毒面具下到池底部，测定现场环境空气中 H_2S 的浓度，在池底部不同部位进行了4次测定，其结果：硫化氢浓度在 $1000~2000mg/m^3$。用筐子先后将两只健康的鸡用绳子悬于池底部，发现鸡在20s内昏倒。

4. 问题讨论4

指出造成此次重大事故的经验教训，应采取什么措施防止此类事件的发生？

第三单元 综合性实验

实验一　化纤生产过程职业病危害因素检测与评价

一、实验目的

通过工程师进课堂讲解、视频教学、学生独立完成职业病危害因素检测与评价实验内容，使学生对生产企业的生产工艺流程、职业病危害因素、防护措施、职业健康监护现状等内容有一个全面了解，加深了职业卫生理论知识和实践知识的理解和掌握。

二、实验内容

(1) 根据生产工艺过程对化纤生产企业进行职业病危害因素识别；
(2) 对化纤生产企业进行职业病危害因素检测；
(3) 编制职业病危害检测报告。

三、综合性实验实施方案

全班分为 10 个小组，每组 4 人，由老师组织到某化纤生产企业进行职业病危害因素检测。

(1) 工程师进课堂。聘请企业职业卫生管理人员介绍生产企业基本情况、生产工艺过程、职业病危害因素情况、职业病发病情况、职业卫生管理等内容。（配合企业职业病危害因素识别视频）
(2) 介绍工作场所空气中有毒物质监测的采样方法；
(3) 进行现场职业卫生调查；
(4) 编制职业卫生检测计划；
(5) 检测设备及试剂的准备；
(6) 组织学生到企业进行职业病危害因素检测；
(7) 实验室完成样品的检测；
(8) 撰写职业病危害因素检测报告。

实验二　有机硅生产过程职业病危害因素检测与评价

实验内容和方案同实验一。

第四单元　设计性实验

实验一 陶瓷制造业职业危害因素检测方案的设计

一、目的

(1) 了解陶瓷制造业存在的主要职业性有害因素。
(2) 学会职业卫生检测方案的设计方法。

二、实验主要内容

(一) 工艺流程

陶瓷制造业主要生产工艺过程见图 4.1.1：

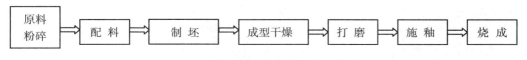

图 4.1.1 陶瓷制造业主要生产工艺过程

1. 原料粉碎

陶瓷的主要原料为瓷土，是含水的硅铝酸盐，其品种不同，主要为高岭土，系长石、霞石、黄晶石、绿宝石等铝的硅酸盐风化后生成，粒子小，多在 10μm 以下。瓷石主要含石英、长石。瓷釉的主要成分为石英、长石、高岭土及滑石。原料经粉碎后进行下一工序。

2. 配料

是指将陶土等原料按一定比例混合。

3. 制坯

是将混合后的原料经机械与水搅拌均匀，并切割成圆盘状。

4. 成型干燥

将青坯放入陶瓷模具，加工成需要的瓷坯。然后将加工成型的瓷坯通过自动装置装入干燥窑中进行烘干。

5. 打磨

采用砂轮、砂纸等将粗糙的瓷坯打磨光滑。

6. 施釉

瓷釉的主要成分为石英、长石、高岭土、滑石，将它们按一定比例混合，并加入氧化铅、硅酸铅、碳酸铅等，经湿式球磨调成油浆，用浸、喷、浇、荡等方法施于坯体表面。

7. 烧成

将施过釉的瓷坯装入炉窑，在1200℃焙烧，使原料中的长石熔融，起黏合作用。

（二）主要生产性有害因素

1. 生产性粉尘

主要发生于原料粉碎、配料、修坯和装出窑过程中。主要为硅酸盐粉尘，也有少量的石英和滑石粉尘。长期接触粉尘，若防护不当，可产生尘肺。

2. 高温、热辐射

主要发生于瓷坯的干燥、烧成过程中。刚出窑的瓷器可产生强烈的热辐射，可使车间形成高气温，若防护不佳可引起中暑。

3. 有害气体和蒸气

美术工艺陶瓷生产过程中，彩画过程中要用苯、甲苯、二甲苯作溶剂，车间可产生"三苯"蒸气，若不具备通风排毒等防护措施，可导致苯中毒。

4. 噪声、振动

原料粉碎、混合、配料、成型、烧成过程中均产生噪声，成型、修坯过程中均接触振动。长期接触高强度的噪声，可导致听力损失甚至噪声性耳聋。长期接触振动，可导致局部振动病。

5. 铅

施釉所用的颜料中含铅，长期接触超过限值的铅，可导致慢性铅中毒。

6. 电离辐射

某些原料如锆英砂有放射性，接触者可导致慢性放射病。

7. 精神紧张

目前陶瓷生产大多采用自动化、半自动化以及流水线作业，工人要保质保量地完成任务，精神长期处于紧张状态。

8. 职业性浸渍

陶瓷生产过程中，某些机械干式修坯被用水刷坯所代替，由于刷坯水呈微弱碱性，工人会发生皮肤浸软、肿胀、起皱，甚至溃破、脱落、糜烂，出现掌部皮肤蜂窝状角质层剥蚀、甲沟炎、甲损伤。

三、实验要求

（1）根据了解的情况，总结出每个生产过程中存在的主要职业有害因素。

（2）根据陶瓷制造业存在的职业性有害因素设计出检测计划表。

实验二　纺织工健康问卷的设计

纺织工业是将纺织纤维加工成各种纱、丝、线、绳、织物及其染整制品的工业。主要有棉纺织、毛纺织、麻纺织、丝纺织、合成纤维纺织及针织和纺织复制等工业。

一、主要生产过程

1. 原料处理

棉纺织需将原棉充分开松除杂，包括开棉、混棉和清棉，最后制成棉卷，由一系列开清棉机械完成。毛纺织需经选毛、打土、洗涤、烤干、梳毛、合毛过程。麻纺织需要打麻和梳麻。丝纺织需煮茧、攥丝、烘干、整理、包装等过程。

2. 纺纱

各种纺织原料需经梳理、并条、粗纺和精纺过程，将棉、麻、毛卷等纺成纱。

3. 织布及整理

细纱分别经过络筒、整经、上浆、穿综与穿筘及络筒、卷纬、给湿等工序，最后在织机上交织成布。织成的布需经验布、修理、拉幅及包装等整理。

4. 染整

织布厂出来的坯布，在印染前需经过烧毛、退浆、漂白、干燥等过程后，根据需要用不同性质的染料在轧浆机上进行染色。对于需要印花的布匹，首先要按花样设计要求雕刻花筒，另将染料调煮印浆，然后上印花机印刷。印好的布匹再经干燥、汽蒸、水洗等过程最终成为产品。

二、生产性有害因素

1. 粉尘

开棉、混棉、清棉及梳棉均可产生大量棉尘，并夹杂砂土、种子壳等。原毛处理，特别是拣、选毛时，打麻和梳麻时，攥丝在烘干后进行选剥时，以及化纤材料在处理过程中，均可产生大量粉尘。吸入棉麻粉尘可引起棉尘病。接触棉花工人可引起两种过敏性疾病"纺织热"和"织工咳"。打麻和梳麻工可发生"梳麻工热病"，毛尘可引起"毛纺热"。

2. 高温、高湿

纺织工艺要求一定的温、湿度，以保证棉蜡不变硬，使纺纱紧固维持一定的弹性及润滑性，减少断头机会等。夏季太阳辐射作用于屋顶，加上机器运转产热和人体散热，车间温度可达40℃以上，尤其浆纱车间，不仅高温，而且高湿，夏季工作场所相对湿度达

80%以上。

3. 噪声和振动

织布车间和纺纱车间是纺织厂生产性噪声最大的车间，可达 90~105dB，主要由机器运转时产生，多为织布机高速运转时及梭心与梭壳撞击而发出的高频噪声。在多层厂房中，安装在楼上的机器，可产生较大的振动。

4. 不良工作体位

大多数纺织工种需要工人来回走动或站立体位工作，相关疾病有扁平足、下肢静脉曲张、痔疮等。穿箱工长期坐位、曲肘、两腕下垂，使腕部和手指肌肉紧张。坐位不合适时发生腰痛。

5. 其他

在印染过程中，漂白和酸洗时有时有氯气逸出。染色过程中，工人接触苯胺，可能引起苯胺中毒。

【思考题】

根据该企业工人有害因素暴露情况设计出一个完整的健康问卷。

第五单元　实训性实验

实验一　个体防护用品使用与维护

一、实验目的

(1)了解个体防护用品配备的原则及国家标准要求；
(2)学会个体防护用品的使用方法。

二、实验内容

(1)介绍个体防护用品的选用方法、佩戴方法，包括耳塞、耳罩、不同型号的防尘口罩、防毒口罩；
(2)在实训室演练各种个体防护用品使用、性能检查与维护方法。

实验二 应急救援设施的使用及维护

一、实验目的

(1)熟悉化学事故应急救援设施选用原则及配备标准；
(2)学会应急救援设施使用方法。

二、实验内容

(1)介绍应急救援设施的配备标准及使用方法，包括正压式呼吸器、氧气呼吸器、防毒面具、滤毒罐、洗眼器、冲淋设施等；
(2)在实训室演练各种应急救援设施使用与维护方法。

第六单元　开放性实验

实验一 粉尘中游离二氧化硅含量的测定
——焦磷酸质量法

游离二氧化硅是指未与金属氧化物结合的二氧化硅（石英），常以结晶形态存在。其化学式为 SiO_2。目前测定粉尘中游离二氧化硅含量的方法有多种，比较传统的有质量法，较新的有 X 线衍射法和红外线测定法，其方法较质量法简单，灵敏度高。各实验室可根据具体情况加以选择。

一、原理

在 245~250℃ 温度下，焦磷酸能溶解硅酸盐及金属氧化物等，而游离二氧化硅几乎不溶。用热焦磷酸处理含硅酸盐和游离二氧化硅等的粉尘，以质量法测定游离二氧化硅含量。

二、器材

25mL 锥形瓶或烧杯；带盖瓷坩埚；铂坩埚；增坩钳或铀尖捕坩钳；25mL 量筒；250mL 烧杯；玻璃漏斗和漏斗架；慢速定量滤纸；pH 试纸；小玻棒和 300℃ 温度计；可调电炉；可控温高温电炉；干燥器（内盛变色硅胶）；万分之一分析天平；玛瑙乳钵；粉尘采样器；测尘滤膜（直径 75mm）。

三、试剂

焦磷酸；硝酸铵；0.1mol/L 盐酸溶液；氢氟酸。
以上试剂均为化学纯。

四、采样

（1）空气中悬浮粉尘：用直径 75mm 滤膜的采样方法，采集 0.2g 左右的粉尘。
（2）沉积尘：在采样地点、生产设备或其他物体上相当于呼吸带高度处采集沉降积尘约 1.0g。

五、分析步骤

(1)将已采集的粉尘样品放在 105℃±3℃烘箱中干燥 2h,稍冷,贮于干燥器中备用。如粉尘粒子较大,需用玛瑙乳钵研磨至手捻有滑感为止。

(2)准确称取 0.1000~0.2000g 粉尘样品于 25mL 锥形瓶或小烧杯中,加入焦磷酸 15mL 及硝酸铵数毫克,搅拌,使样品全部湿润,置可调电炉上,插好带有玻棒的 300℃ 温度计,迅速加热到 245~250℃,并不断搅拌,保持 15min。

(3)样品中如果含有煤、其他碳素及有机物时,应在瓷坩埚中称量,置高温炉中,800~900℃灼烧 30min 以上,使碳及有机物完全灰化,冷却后用 15mL 焦磷酸分次将残渣洗入 25mL 锥形瓶或小烧杯中,再进行步骤(2)。

(4)加热 15min 后,由电炉上取下锥形瓶,在室温下冷却至 40~50℃,将内容物缓慢倾倒入盛有 40~50mL 热蒸馏水(约 80℃)的 250mL 烧杯中,一面倾斜倒一面搅拌,充分混匀,用热蒸馏水冲洗温度计、玻棒及锥形瓶或小烧杯数次,洗液一并倒入烧杯中,使最后体积为 150~200mL。

(5)取慢速定量滤纸折叠成漏斗状,放于漏斗中用蒸馏水湿润。取上液于电炉上煮沸,稍静置,待混悬物略沉降,趁热过滤,倾入漏斗中的滤液应倒至不超过滤纸 2/3 处。

(6)过滤后,用 0.1mol/L 盐酸洗涤烧杯移入漏斗中,并将滤纸上沉渣冲洗 3~5 次,再用热蒸馏水洗至滤出液无酸性反应(用 pH 试纸检验)。如用坩埚时,要洗至无磷酸根反应后再洗 3 次。上述过程应在当日完成。

(7)将带有沉渣的滤纸折叠数次,放入已恒重的瓷坩埚中,在 80℃烘箱中烘干,再放在电炉上炭化,炭化时加盖,稍留一条小缝隙,然后放入高温炉(800~900℃)中灼烧 30min,取出,室温下稍冷后,放入干燥器中冷却 1h,称至恒重并记录。

①按式(1)计算粉尘中游离二氧化硅含量:

$$F = \frac{m_2 - m_1}{G \times 100} \tag{1}$$

式中:F——游离二氧化硅含量,%;
　　　m_1——坩埚质量,g;
　　　m_2——坩埚加残渣质量,g;
　　　G——粉尘样品质量,g。

当粉尘中含有难以被焦磷酸溶解的物质时(碳化硅、绿柱石、电气石、黄玉等),需用氢氟酸处理。将带有沉渣的滤纸放入铂坩埚内,如步骤(7)灼烧至恒重,加入数滴 1:1 硫酸,使残渣全部湿润。然后加 40%氢氟酸 5~10mL(在通风柜内操作),稍加热,使残渣中游离二氧化硅溶解,继续加热至不冒白烟为止(防止沸腾)。再于 900℃温度下灼烧,称至恒重。

②按式(2)计算氢氟酸处理后游离二氧化硅含量:

$$F = \frac{m_2 - m_3}{G \times 100} \tag{2}$$

式中：m_2——氢氟酸处理前坩埚加残渣质量；
$\quad\quad m_3$——经氢氟酸处理后坩埚加残渣质量；
$\quad\quad G$——粉尘样品质量。

六、注意事项

(1) 焦磷酸溶解硅酸盐时温度不得超过250℃，否则易形成胶状物。
(2) 酸与水混合时应缓慢并充分搅拌，避免形成胶状物。
(3) 样品中含有碳酸盐时，遇酸产生气泡，宜缓慢加热，以免样品溅失。
(4) 用氢氟酸处理时必须在通风柜内操作，密切注意防止污染皮肤和吸入氢氟酸蒸气造成中毒。
(5) 用铂坩埚处理样品时，过滤沉渣必须洗至无磷酸根反应为止，否则会损坏铂坩埚。磷酸根检验方法如下：
①原理：磷酸根与钼酸铵在pH4.1时，用抗坏血酸还原生成蓝色。②试剂：a. 酸盐缓冲溶液(pH=4.1)：0.025 mol/L 醋酸钠溶液与0.1mol/L 醋酸溶液等体积混合。b. 1% 抗坏血酸溶液(保存于冰箱中)。c. 钼酸铵溶液：取钼酸铵2.5g溶于100mL 的0.025mol/L 硫酸中(临用时配制)。③检验方法：分别将试剂 b 和 c 用试剂 a 稀释10倍，取滤过液1mL 加上述稀释试剂各4.5mL 混匀，放置20分钟，如有磷酸根离子则显蓝色。
(6) 本法为基本方法，检出限为0.018mg，采用其他方法时，必须以本法为基准。

实验二　工作场所空气中金属及其化合物的测定
（GBZ/T 300.33—2017）

一、适用范围

本部分适用于工作场所空气中 23 种气溶胶态金属及其化合物（见表 6.2.1）浓度的检测。

二、23 种金属及其化合物的基本信息

23 种金属及其化合物的基本信息见表 6.2.1。

表 6.2.1　　　　23 种金属及其化合物的基本信息

序号	化学物质	化学文摘号（CAS 号）	包含的化学物质	分析线（nm）
1	锑及其化合物（Antimony）	7440-36-0（Sb）	金属锑、氧化锑等	206.836
2	钡及其化合物（Barium）	7440-39-3（Ba）	可溶性钡、硫酸钡等	233.527
3	铋及其化合物（Bismuth）	7440-69-9（Bi）	金属铋、碲化铋等	223.061
4	镉及其化合物（Cadmium）	7440-43-9（Cd）	金属镉、氧化镉等	226.502
5	钙及其化合物（Calcium）	7440-70-2（Ca）	氧化钙等、氰氨化钙	317.933
6	铬及其化合物（Chromium）	7440-47-3（Cr）	铬酸盐、重铬酸盐、三氧化铬等	267.716
7	钴及其化合物（Cobalt）	7440-48-4（Co）	金属钴、氧化钴等	228.616
8	铜及其化合物（Copper）	7440-50-8（Cu）	金属铜、氧化铜等	324.752
9	铟及其化合物（Indium）	7440-74-6（In）	金属铟、氧化铟等	325.609
10	铅及其化合物（Lead）	7439-92-1（Pb）	铅烟、铅尘、氧化铅、硫化铅等	220.353
11	锂及其化合物（Lithium）	7439-93-2（Li）	金属锂、氢化锂等	670.784
12	镁及其化合物（Magnesium）	7439-95-4（Mg）	金属镁、氧化镁等	279.077
13	锰及其化合物（Manganese）	7439-96-5（Mn）	金属锰、二氧化锰等	257.610

续表

序号	化学物质	化学文摘号（CAS号）	包含的化学物质	分析线（nm）
14	钼及其化合物(Molybdenum)	7439-98-7（Mo）	不溶性钼、可溶性钼	202.031
15	镍及其化合物(Nickel)	7440-02-0（Ni）	难溶性镍、可溶性镍	231.604
16	钾及其化合物(Potassium)	7440-09-7（K）	氢氧化钾、氯化钾等	766.490
17	锶及其化合物(Strontium)	7440-24-6（Sr）	氧化锶、氯化锶等	460.733
18	铊及其化合物(Thallium)	7440-28-0（Tl）	金属铊、氧化铊等	190.801
19	锡及其化合物(Tin)	7440-31-5（Sn）	金属锡、二氧化锡等	189.927
20	钒及其化合物(Vanadium)	7440-62-6（V）	钒铁合金、五氧化二钒	292.402
21	钇及其化合物(Yttrium)	7440-65-5（Y）	金属钇、氧化钇等	371.029
22	锌及其化合物(Zinc)	7440-66-6（Zn）	氧化锌	213.857
23	锆及其化合物(Zirconium)	7440-67-7（Zr）	金属锆、氧化锆等	339.197

三、规范性引用文件

GBZ 159《工作场所空气中有害物质监测的采样规范》；

GBZ/T 210.4《职业卫生标准制定指南》第4部分：工作场所空气中化学物质的测定方法

四、金属及其化合物的电感耦合等离子体发射光谱法(ICP-AES)

1. 原理

空气中气溶胶态金属及其化合物（表6.2.1中的一种或多种）用微孔滤膜采集，酸消解后，用电感耦合等离子体发射光谱仪测定发射光强度，进行定量。

2. 仪器

（1）微孔滤膜，孔径0.8μm。

（2）大采样夹，滤料直径为37mm或40mm。

（3）小采样夹，滤料直径为25mm。

（4）空气采样器，流量范围为0~2L/min和0~10L/min。

（5）具塞刻度试管，25mL。

（6）微波消解仪。

（7）电感耦合等离子体发射光谱仪，各金属的分析线见表6.2.1，仪器操作参考条件：

①入射功率：1300W；

②冷却气流量：15L/min；

③载气流量：0.8L/min；

④辅助气流量：0.2L/min；

⑤泵流量：1.5mL/min。

3. 试剂

(1)实验用水为去离子水，试剂为优级纯。

(2)硝酸，ρ_{20} = 1.42g/mL。

(3)过氧化氢，30%(体积分数)。

(4)硝酸溶液，5%(体积分数)。

(5)盐酸溶液，5%(体积分数)。

(6)标准溶液：用国家认可的标准溶液配制。23种金属按照使用的溶剂不同分为A组和B组(见表6.2.2)。临用前，稀释成50.0μg/mL的标准应用液。

表6.2.2　　　　23种金属及其化合物的标准溶液及标准系列的浓度范围

组别	溶剂	金属种类	标准系列浓度范围(μg/mL)
A组	硝酸溶液	钡、钙、镁、镍、钼、钾、锌	0.0~10.0
		镉、铬、钴、铜、铟、铅、锰、锶、铊	0.0~1.0
B组	盐酸溶液	锑、铋、锡、钇、锆	0.0~10.00
		锂、钒	0.0~1.0

4. 样品的采集、运输与保存

(1)现场采样按照GBZ 159执行。

(2)短时间采样：在采样点，用装好微孔滤膜的大采样夹，以5.0L/min流量采集15min空气样品。

(3)长时间采样：在采样点，用装好微孔滤膜的小采样夹，以1.0L/min流量采集2~8h空气样品。

(4)采样后，打开采样夹，取出滤膜，接尘面朝里对折两次，放入清洁的塑料袋或纸袋中，置清洁容器内运输和保存。样品在常温下可保存7天。

(5)样品空白：在采样点，打开装好微孔滤膜的采样夹，立即取出滤膜，放入清洁的塑料袋或纸袋中，然后同样品一起运输、保存和测定。每批次样品不少于2个样品空白。

5. 分析步骤

(1)样品处理：将微孔滤膜放入微波消解仪的消解罐中，依次加入2.5mL硝酸和1mL过氧化氢，加盖封闭后，放入微波消解仪中消解，消解条件参考表6.2.3。待消解结束，消解罐冷却后，将消解液定量转移至具塞刻度试管中，A组金属用硝酸溶液转移，B组金属用盐酸溶液转移，并定容至25.0mL刻度，样品溶液供测定。

表 6.2.3　　微波消解仪的参考条件

程序	消解功率(W)	升温时间(min)	消解温度(℃)
第一步	1000	0~15	室温~180
第二步	1000	15~25	180

(2)标准曲线的制备：取 4~7 支容量瓶，根据测定需要，按照表 6.2.2 所列溶剂和浓度范围，配制一种或多种待测金属元素的标准系列。参照仪器操作条件，将电感耦合等离子体发射光谱仪调节至最佳测定状态，用表 6.2.1 所列的金属分析线，分别测定各标准系列各浓度的发射光强度，以测得的发射光强度对相应的金属浓度($\mu g/mL$)绘制标准曲线或计算回归方程，其相关系数应≥0.999。

(3)样品测定：用测定标准系列的操作条件测定样品溶液和样品空白溶液，测得发射光强度，由标准曲线或回归方程得样品溶液中金属的浓度($\mu g/mL$)。若样品溶液中待测金属浓度超过测定范围，分别用硝酸溶液或盐酸溶液稀释后测定，计算时乘以稀释倍数。

6. 计算

(1)按 GBZ 159 的方法和要求将采样体积换算成标准采样体积。

(2)按式(1)计算空气中金属及其化合物的浓度：

$$C = \frac{25c_0}{V_0} \times k \tag{1}$$

式中：C——空气中金属及其化合物的浓度，mg/m^3；

　　　25——样品溶液的体积，mL；

　　　c_0——测得的样品溶液中金属的浓度(减去样品空白)，$\mu g/mL$；

　　　V_0——标准采样体积，L；

　　　k——金属与金属化合物的换算系数，以金属计，$k=1$；以金属化合物计，$k=$金属化合物的分子量/金属元素的原子量。

(3)空气中的时间加权平均接触浓度(C_{TWA})按 GBZ 159 的规定计算。

7. 说明

本法按照 GBZ/T 210.4 的方法和要求进行研制。本法中金属及其化合物(以金属计)的检出限、定量下限、定量测定范围、最低检出浓度、最低定量浓度(以采集75L空气样品计)、回收率、相对标准偏差等方法性能指标见 GBZ/T 300.33—2017《工作场所空气有毒物质测定第33部分：金属及其化合物》。本法的平均采样效率均大于90%。

实验三　工作场所空气中锰及其化合物的测定
——火焰原子吸收光谱法

一、原理

空气中气溶胶态锰及其化合物用微孔滤膜采集，消解后，在 279.5nm 波长下，用乙炔-空气火焰原子吸收光谱法测定。

二、仪器

(1) 原子吸收分光光度计，配备乙炔-空气火焰燃烧器和锰空心阴极灯。
(2) 空气采样器，流量 0~3L/min 和 0~10L/min。微孔滤膜，孔径 0.8μm。采样夹，滤料直径为 40mm。小型塑料采样夹，滤料直径为 25mm。
(3) 烧杯，50mL；电热板或电砂浴；具塞刻度试管，10mL。

三、试剂

实验用水为去离子水，用酸为优级纯。
(1) 硝酸，$\rho_{20}=1.42$g/mL。
(2) 盐酸，$\rho_{20}=1.18$g/mL，高纯。
(3) 高氯酸，$\rho_{20}=1.67$g/mL。
(4) 消化液：取 100mL 高氯酸，加入 900mL 硝酸中。
(5) 盐酸溶液，0.12mol/L：1mL 盐酸加到 99mL 水中。
(6) 标准溶液：称取 0.2748g 硫酸锰（将 $MnSO_4 \cdot H_2O$ 于 280℃ 烘烤 1h 而得），溶于少量盐酸中，用水定量转移入 100mL 容量瓶中，并稀释至刻度。此溶液为 1.0mg/mL 标准贮备液。临用前，用盐酸溶液稀释成 10.0μg/mL 锰标准溶液。或用国家认可的标准溶液配制。

四、样品的采集、运输和保存

现场采样按照 GBZ 159 执行。
(1) 短时间采样：在采样点，将装好微孔滤膜的采样夹，以 5L/min 流量采集 15min

空气样品。

(2) 长时间采样：在采样点，将装好微孔滤膜的小型塑料采样夹，以 1L/min 流量采集 2~8h 空气样品。

(3) 个体采样：将装好微孔滤膜的小型塑料采样夹佩戴在采样对象的前胸上部，进气口尽量接近呼吸带，以 1L/min 流量采集 2~8h 空气样品。

采样后，将滤膜的接尘面朝里对折 2 次，放入清洁塑料袋或纸袋内，置于清洁的容器内运输和保存。样品在室温下可长期保存。

五、分析步骤

(1) 对照试验：将装好微孔滤膜的采样夹带至采样点，除不连接空气采样器采集空气样品外，其余操作同样品，作为样品的空白对照。

(2) 样品处理：将采过样的滤膜放入烧杯中，加入 5mL 消化液，在电热板上加热消解，保持温度在 200 ℃ 左右，待消化液基本挥发干时，取下稍冷后，用盐酸溶液溶解残渣，并定量转移入具塞刻度试管中，稀释至 10.0mL，摇匀，供测定。若样品液中锰的浓度超过测定范围，可用盐酸溶液稀释后测定，计算时乘以稀释倍数。

(3) 标准曲线的绘制：取 6 只具塞刻度试管，分别加入 0.00、0.20、0.50、1.00、2.00、3.00(单位：mL) 锰标准溶液，各加盐酸溶液至 10.0mL，配成 0.0、0.20、0.50、1.0、2.0、3.0(单位：μg/mL) 锰浓度标准系列。将原子吸收分光光度计调节至最佳测定状态，在 279.5nm 波长下，用乙炔-空气火焰分别测定标准系列，每个浓度重复测定 3 次，以吸光度均值对锰浓度(μg/mL)绘制标准曲线。

(4) 样品测定：用测定标准系列的操作条件测定样品溶液和空白对照溶液；测得的样品吸光度值减去空白对照吸光度值后，由标准曲线得锰浓度(μg/mL)。

六、计算

(1) 按式(1)将采样体积换算成标准采样体积：

$$V_0 = V \times \frac{293}{273+t} \times \frac{P}{101.3} \tag{1}$$

式中：V_0——标准采样体积，L；
V——采样体积，L；
t——采样点的温度，℃；
P——采样点的大气压，kPa。

(2) 按式(2)计算空气中锰的浓度：

$$C = \frac{10c}{V_0} \tag{2}$$

式中：C——空气中锰的浓度，乘以 1.58 为二氧化锰的浓度，mg/m³；
c——测得样品溶液中锰的浓度，μg/mL；

10——样品溶液的体积，mL；

V_0——标准采样体积，L。

（3）时间加权平均容许浓度按 GBZ 159 规定计算。

七、说明

（1）本法的检出限为 0.026μg/mL；最低检出浓度为 0.004mg/m³（以采集 75L 空气样品计）。测定范围为 0.03~3μg/mL；平均相对标准偏差为 2.5%。

（2）本法的平均采样效率为 99.4%。

（3）样品中含有 100 倍 Al^{3+}、Ca^{2+}、Cd^{2+}、Cr^{6+}、Cu^{2+}、Pb^{2+}、Zn^{2+} 等不产生干扰；100 倍 Fe^{3+}、Fe^{2+} 有轻度正干扰；Mo^{6+}、Si^{4+} 有轻度负干扰。若有白色沉淀，可离心除去。

（4）本法可采用微波消解法。

实验四　工作场所空气中钾、钠及其化合物的测定
——火焰原子吸收光谱法

一、目的

(1) 了解钾、钠及其化合物测定的卫生学意义。
(2) 掌握原子吸收光谱测定的原理和方法。

二、原理

空气中可溶性气溶胶态钾及其化合物(氢氧化钾和氯化钾等)用微孔滤膜采集，经洗脱后，在766.5nm 波长下，用火焰原子吸收光谱法测定。

三、仪器

(1) 微孔滤膜，孔径 0.8μm。
(2) 采样夹，滤料直径为 40mm。
(3) 空气采样器，流量 0~10L/min。
(4) 烧杯，50mL。
(5) 具塞比色管，25mL。
(6) 原子吸收分光光度计，具有空气-乙炔火焰和钾或钠空心阴极灯。

四、试剂

实验用水为去离子水。
(1) 洗脱液：水。
(2) 钾标准溶液：称取 0.1907g 氯化钾(预先在 400~500℃ 灼烧至恒量，冷却至室温后称量)，溶于水，并定量转移入 100mL 容量瓶中，稀释至刻度。此溶液为 1.0mg/mL 标准贮备液。临用前，用水稀释成 10.0μg/mL 钾标准溶液。或用国家认可的标准溶液配制。
(3) 钠标准溶液：称取 0.2542g 氯化钠(预先在 400~500℃ 灼烧至恒量，冷却至室温后称量)，溶于水，并定量转移入 100mL 容量瓶中，稀释至刻度。此溶液为 1.0mg/mL 标准贮备液。临用前，用水稀释成 10.0μg/mL 钠标准溶液。或用国家认可的标准溶液配制。

五、样品的采集、运输和保存

现场采样按照 GBZ 159 执行。

在采样点,将装好微孔滤膜的采样夹,以 5L/min 流量采集 15min 空气样品。

采样后,将滤膜的接尘面朝里对折 2 次,放入具塞比色管内运输和保存。样品在室温下可长期保存。

六、分析步骤

(1)对照试验:将装好微孔滤膜的采样夹带至采样点,除不连接空气采样器采集空气样品外,其余操作同样品,作为样品的空白对照。

(2)样品处理:向装有滤膜的具塞比色管中加入 10.0mL 水,洗脱 10min。洗脱液供测定。若洗脱液中钾浓度超过测定范围,可用洗脱液稀释后测定,计算时乘以稀释倍数。

(3)钾标准曲线的绘制:取 6 只具塞比色管,分别加入 0.0、2.0、4.0、6.0、8.0、10.0mL 钾标准溶液,各加水至 10.0mL,配成 0.0、2.0、4.0、6.0、8.0、10.0g/mL 钾标准系列。将原子吸收分光光度计调节至最佳操作条件,在 766.5nm 波长下分别测定标准系列,每个浓度重复测定 3 次,以吸光度均值对钾浓度(μg/mL)绘制标准曲线。

(4)钠标准曲线的绘制:取 6 只具塞比色管,分别加入 0.0、1.0、2.0、3.0、4.0、5.0mL 钠标准溶液,各加水至 10.0mL,配成 0.0、1.0、2.0、3.0、4.0、5.0g/mL 钠标准系列。将原子吸收分光光度计调节至最佳测定状态,在 589.0nm 波长下分别测定标准系列,每个浓度重复测定 3 次,以吸光度均值对钠浓度(μg/mL)绘制标准曲线。

(5)样品测定:用测定标准系列的操作条件测定样品溶液和空白对照溶液。测得的样品吸光度值减去空白对照吸光度值后,由标准曲线得钾的浓度(μg/mL)。

七、计算

(1)按式(1)将采样体积换算成标准采样体积:

$$V_0 = V \times \frac{293}{273+t} \times \frac{p}{101.3} \tag{1}$$

式中:V_0——标准采样体积,L;

V——采样体积,L;

t——采样点的温度,℃;

p——采样点的大气压,kPa。

(2)按式(2)计算空气中钾的浓度:

$$C = \frac{10c}{V_0} \tag{2}$$

式中:C——空气中钾或钠的浓度,mg/m³;

10——样品溶液的体积，mL；

c——测得样品溶液中钾的浓度，μg/mL；

V_0——标准采样体积，L。

(3) 时间加权平均容许浓度按 GBZ 159 的规定计算。

八、说明

(1) 本法的检出限为 0.02μg/mL，最低检出浓度为 0.003mg/m³（以采集 75L 空气样品计）。测定范围为 0.02~10μg/mL，相对标准偏差为 1.6%~2.4%。

(2) 本法的平均采样效率大于 96%，平均洗脱效率大于 95%。

(3) 以粉尘状态存在的氢氧化钾和氯化钾可采用纯水作吸收液进行样品采集。

(4) 本法也可用原子发射光谱法测定。

实验五 工作场所空气中戊烷、己烷、庚烷、辛烷和壬烷的测定

一、工作场所空气中戊烷、己烷、庚烷、辛烷和壬烷的溶剂解吸-气相色谱法

(一)范围

本部分适用于工作场所空气中气态和蒸气态戊烷、己烷、庚烷、辛烷和壬烷浓度的检测。

(二)规范性引用文件

GBZ 159《工作场所空气中有害物质监测的采样规范》；

GBZ/T 210.4《职业卫生标准制定指南》第 4 部分：工作场所空气中化学物质的测定方法。

(三)戊烷、己烷、庚烷、辛烷和壬烷的基本信息

戊烷、己烷、庚烷、辛烷和壬烷的基本信息见表6.5.1。

表6.5.1　　　　戊烷、己烷、庚烷、辛烷和壬烷的基本信息

化学物质	化学文摘号(CAS号)	分子式	相对分子质量
正戊烷(n-Pentane)	109-66-0	$CH_3(CH_2)_3CH_3$	72.2
异戊烷(2-甲基丁烷,Isopentane)	78-78-4	$C_2H_5CH(CH_3)_2$	72.2
新戊烷(2,2-二甲基丙烷,Neopentane)	463-82-1	$(CH_3)_4C$	72.2
正己烷(n-Hexane)	110-54-3	$CH_3(CH_2)_4CH_3$	86.2
正庚烷(n-Heptane)	142-82-5	$CH_3(CH_2)_5CH_3$	100.2
正辛烷(n-Octane)	111-65-9	$CH_3(CH_2)_6CH_3$	114.22
正壬烷(n-Nonane)	111-84-2	$CH_3(CH_2)_7CH_3$	128.26

(四)戊烷、己烷、庚烷、辛烷和壬烷的溶剂解吸-气相色谱法

1. 原理

空气中的戊烷、己烷、庚烷、辛烷和/或壬烷用活性炭采集,二硫化碳解吸后进样,经气相色谱柱分离,氢焰离子化检测器检测,以保留时间定性,峰高或峰面积定量。

2. 仪器

(1)活性炭管:溶剂解吸型,内装 100mg/50mg 活性炭。

(2)空气采样器,流量范围为 0~500 mL/min。

(3)溶剂解吸瓶:5 mL。

(4)微量注射器。

(5)气相色谱仪,具氢焰离子化检测器,仪器操作参考条件:

①色谱柱:30 m×0.32 mm×0.5μm,100%二甲基聚硅氧烷。

②柱温:60℃;或程序升温:始温45℃,以 5℃/min 速度升温至 80℃。

③汽化室温度:150℃。

④检测室温度:200℃。

⑤载气(氮)流量:1 mL/min。

⑥分流比:10∶1。

3. 试剂

(1)二硫化碳,色谱鉴定无干扰峰。

(2)戊烷,20℃时,1μL 液体的质量为 0.6262mg。

(3)己烷,20℃时,1μL 液体的质量为 0.6603mg。

(4)庚烷,20℃时,1μL 液体的质量为 0.6837mg。

(5)辛烷,20℃时,1μL 液体的质量为 0.7025mg。

(6)壬烷,20℃时,1μL 液体的质量为 0.7176mg。

(7)标准溶液:在 5 mL 容量瓶中加入约 2 mL 二硫化碳,用气密式微量注射器分别加入一定量的一种或多种待测物,用二硫化碳定容。由加入待测物的量计算出此溶液的浓度,为戊烷、己烷、庚烷、辛烷和/或壬烷标准溶液。或用国家认可的标准溶液配制。

4. 样品的采集、运输和保存

(1)现场采样按照 GBZ 159 执行。

(2)短时间采样:在采样点,用活性炭管以 100mL/min 流量采集 15min 空气样品。

(3)长时间采样:在采样点,用活性炭管以 50mL/min 流量采集 2~8h 空气样品。

(4)采样后,立即封闭活性炭管两端,置清洁容器内运输和保存。样品在室温下可保存 7d,置 4℃冰箱内可保存更长时间。

(5)样品空白:在采样点,打开活性炭管两端,并立即封闭,然后同样品一起运输、保存和测定。每批次样品不少于 2 个样品空白。

5. 分析步骤

(1)样品处理:将采过样的前后段活性炭分别放入两支溶剂解吸瓶中,各加入 1.0 mL 二硫化碳,密封,解吸 30 min,不时振摇。样品溶液供测定。

(2)标准曲线的制备：取 4~7 支容量瓶，用二硫化碳稀释标准溶液成表6.5.2浓度范围的标准系列。参照仪器操作条件，将气相色谱仪调节至最佳测定状态，进样 1.0μL，分别测定标准系列各浓度的峰高或峰面积。以测得的峰高或峰面积分别对相应的待测物浓度（μg/mL）绘制标准曲线或计算回归方程，其相关系数应大于等于 0.999。

表 6.5.2 　　　　　　　　　　　　标准系列的浓度范围

浓度范围	待测物		
	戊烷或庚烷	己烷	辛烷或壬烷
浓度范围（μg/mL）	0.0~3000.0	0.0~600.0	0.0~2400.0

(3)样品测定：用测定标准系列的操作条件测定样品溶液和样品空白溶液，测得的峰高或峰面积值由标准曲线或回归方程得样品溶液中戊烷、己烷、庚烷、辛烷和/或壬烷的浓度（μg/mL）。若样品溶液中待测物浓度超过测定范围，用二硫化碳稀释后测定，计算时乘以稀释倍数。

6. 计算

(1)按 GBZ 159 的方法和要求将采样体积换算成标准采样体积。

(2)按式（1）计算空气中戊烷、己烷、庚烷、辛烷和/或壬烷的浓度：

$$C = \frac{v \times (c_1 + c_2)}{V_0 D} \tag{1}$$

式中：C——空气中戊烷、己烷、庚烷、辛烷和/或壬烷的浓度，mg/m³；

　　　c_1、c_2——测得的前后段样品溶液中戊烷、己烷、庚烷、辛烷和/或壬烷的浓度（减去样品空白），μg/mL；

　　　v——样品溶液的体积，mL；

　　　V_0——标准采样体积，L。

(3)空气中的时间加权平均接触浓度（C_{TWA}）按 GBZ 159 规定计算。

7. 说明

(1)本法按照 GBZ/T 210.4 的方法和要求进行研制。本法的检出限、定量下限、定量测定范围、最低检出浓度、最低定量浓度（以采集 1.5 L 空气样品计）、相对标准偏差、穿透容量（100mg 活性炭）和平均解吸效率等方法性能指标见表 6.5.3。

表 6.5.3 　　　　　　　　　　　　方法的性能指标

性能指标	化学物质				
	戊烷	己烷	庚烷	辛烷	壬烷
检出限（μg/mL）	0.2	0.2	0.2	0.5	0.5
定量下限（μg/mL）	0.7	0.7	0.7	1.7	1.7
定量测定范围（μg/mL）	0.7~3000	0.7~600	0.7~3000	1.7~2400	1.7~2400

续表

性能指标	化学物质				
	戊烷	己烷	庚烷	辛烷	壬烷
最低检出浓度(mg/m³)	0.13	0.13	0.13	0.33	0.33
最低定量浓度(mg/m³)	0.44	0.44	0.44	1.1	1.1
相对标准偏差(%)	1.8~4.4	1.8~4.4	1.8~4.4	1.2~5.7	1.2~5.7
穿透容量(mg)	15	9.1	6.8	>18	>36
平均解吸效率(%)	100	100	100	98.5	98.5

(2)本法也可采用等效的其他气相色谱柱测定。根据测定需要可以选用恒温测定或程序升温测定。

(3)工作场所空气中可能共存的苯、甲苯、二甲苯和环己烷等不干扰测定；丁酮可能干扰正己烷的测定。

二、工作场所空气中正戊烷、正己烷和正庚烷热解吸-气相色谱法

(一)实验原理

空气中的正戊烷、正己烷和正庚烷用活性炭管采集，热解吸后进样，经色谱柱分离，氢焰离子化检测器检测，以保留时间定性，峰高或峰面积定量。

(二)实验仪器

(1)活性炭管，热解吸型，内装 100mg 活性炭。
(2)空气采样器，流量 0~500mL/min。
(3)热解吸器。
(4)注射器，100mL，1mL。
(5)微量注射器，10μL。
(6)气相色谱仪，氢焰离子化检测器，仪器操作条件：
①色谱柱 1：3m×4mm，FFAP：Chromosorb WAW DMCS=10：100；
②柱温：60℃；
③汽化室温度：120℃；
④检测室温度：150℃；
⑤载气(氮气)流量：40mL/min；
⑥色谱柱 2：3m×4mm，内装 GDX-102；
⑦柱温：90℃；
⑧汽化室温度：250℃；

⑨检测室温度：250℃；
⑩载气(氮气)流量：50mL/min。

(三)试剂

(1)FFAP，色谱固定液。

(2)Chromosorb WAW DMCS 担体，60~80目；GDX-102 固定相，60~80目。

(3)标准气：用微量注射器准确抽取一定量的正戊烷、正己烷或正庚烷(色谱纯，20℃时，1μL 正戊烷、正己烷和正庚烷的质量分别为 0.6262mg、0.6603mg 和 0.6837mg)，注入 100mL 注射器中，用清洁空气稀释至 100mL，计算出浓度，再稀释成 10.0μg/mL 标准气。或用国家认可的标准气配制。

(四)样品的采集、运输和保存

现场采样按照 GBZ 159 执行。

(1)短时间采样：在采样点，打开活性炭管两端，以 200mL/min 流量采集 15min 空气样品。

(2)长时间采样：在采样点，打开活性炭管两端，以 50mL/min 流量采集 2~8h 空气样品。

(3)个体采样：打开活性炭管两端，佩戴在采样对象的前胸上部，尽量接近呼吸带，以 50mL/min 流量采集 2~8h 空气样品。

采样后，立即封闭活性炭管两端，置清洁的容器内运输和保存。样品在室温下可保存 8d，置冰箱内可保存更长时间。

(五)分析步骤

(1)对照试验：将活性炭管带至采样点，除不连接空气采样器采集空气样品外，其余操作同样品，作为样品的空白对照。

(2)样品处理：将采过样的活性炭管放入热解吸器中，抽气端与载气相连，进气端与 100mL 注射器相连，于 250℃，以 50mL/min 载气(氮气)流量，解吸至 100mL，解吸气供测定。若浓度超过测定范围，用氮气稀释后测定，计算时乘以稀释倍数。

(3)标准曲线的绘制：用清洁空气稀释标准气成 0~100μg/mL 正戊烷、正己烷或正庚烷标准系列。参照仪器操作条件，将气相色谱仪调节至最佳测定状态，分别进样 1.0mL，测定各标准系列，每个浓度重复测定 3 次，以测得的峰高或峰面积均值对相应的正戊烷、正己烷或正庚烷浓度(μg/mL)绘制标准曲线。

(4)样品测定：用测定标准系列的操作条件测定样品和空白对照解吸气，由测得的样品峰高或峰面积值减去空白对照的峰高或峰面积值后，由标准曲线得正戊烷、正己烷或正庚烷浓度(μg/mL)。

(六)计算

(1)按式(1)将采样体积换算成标准采样体积：

$$V_0 = V \times \frac{293}{273 + t} \times \frac{P}{101.3} \qquad (1)$$

式中：V_0——标准采样体积，L；
  V——采样体积，L；
  t——采样点的温度，℃；
  P——采样点的大气压，kPa。

(2)按式(2)计算空气中正戊烷、正己烷或正庚烷的浓度：

$$C = \frac{c}{V_0 D} \times 100 \qquad (2)$$

式中：C——空气中正戊烷、正己烷或正庚烷的浓度，mg/m^3；
  c——测得解吸气中正戊烷、正己烷或正庚烷的浓度，$\mu g/mL$；
  100——解吸气的体积，mL；
  V_0——标准采样体积，L；
  D——解吸效率，%。

(3)时间加权平均容许浓度按 GBZ159 规定计算。

(七)说明

(1)本法的检出限为 $5\times10^{-3}\mu g/mL$(以进样 1.0mL 计)；最低检出浓度为 $0.2mg/m^3$(以采集 3L 空气样品计)。测定范围为 $5\times10^{-3} \sim 10\mu g/mL$。相对标准偏差为 1.2%~5.7%。

(2)100mg 活性炭的穿透容量：正己烷为 9.1mg，正庚烷为 6.8mg。平均解吸效率：正己烷为 86.7%，正庚烷为 81%。每批活性炭管必须测定其解吸效率。

(3)本法可以采用色谱柱 1 或色谱柱 2，也可采用相应的毛细管色谱柱，均能分离正戊烷、正己烷、异己烷、正庚烷和正辛烷，以及苯、甲苯等化合物。

实验六 工作场所空气中氯乙烯、二氯乙烯、三氯乙烯和四氯乙烯的热解吸气相色谱法

一、范围

GBZ/T 300 的本部分规定了工作场所空气中氯乙烯的热解吸-气相色谱法，二氯乙烯的溶剂解吸和热解吸-气相色谱法，三氯乙烯和四氯乙烯的溶剂解吸、热解吸和无泵型采样-气相色谱法。

本部分适用于工作场所空气中蒸气态氯乙烯、二氯乙烯、三氯乙烯和四氯乙烯浓度的检测。

二、规范性引用文件

GBZ 159《工作场所空气中有害物质监测的采样规范》；
GBZ/T 210.4《职业卫生标准制定指南》第 4 部分：工作场所空气中化学物质的测定方法。

三、氯乙烯、二氯乙烯、三氯乙烯和四氯乙烯的基本信息

氯乙烯、二氯乙烯、三氯乙烯和四氯乙烯的基本信息见表 6.6.1。

表 6.6.1　　氯乙烯、二氯乙烯、三氯乙烯和四氯乙烯的基本信息

化学物质	化学文摘号（CAS 号）	分子式	相对分子质量
氯乙烯（Vinyl chloride）	75-01-4	$CH_2=CHCl$	62.5
1,2-二氯乙烯（1,2-Dichloroethene）	540-59-0	$ClCH=CHCl$	96.9
1,1-二氯乙烯（1,1-Dichloroethene）	75-35-4	$CH_2=CCl_2$	
三氯乙烯（Trichloroethene）	79-01-6	$Cl_2C=CHCl$	131.4
四氯乙烯（Tetrachloroethene）	127-18-4	$Cl_2C=CCl_2$	165.8

四、氯乙烯、二氯乙烯、三氯乙烯和四氯乙烯的热解吸-气相色谱法（GBZ/T 300.78—2017）

1. 原理

空气中的气态和蒸气态氯乙烯、二氯乙烯（包括1,2-二氯乙烯和1,1-二氯乙烯）、三氯乙烯和/或四氯乙烯用活性炭采集，热解吸后进样，经气相色谱柱分离，氢焰离子化检测器检测，保留时间定性，峰高或峰面积定量。

2. 仪器

（1）活性炭管，热解吸型，内装100mg活性炭。

（2）空气采样器，流量范围为0~200mL/min。

（3）热解吸器。

（4）注射器，1mL、100mL。

（5）气相色谱仪，具氢焰离子化检测器。

① 氯乙烯的仪器操作参考条件：

a. 色谱柱：2m×4mm，邻苯二甲酸二壬酯：6201红色担体=10:100；

b. 柱温：90℃；

c. 汽化室温度：150℃；

d. 检测室温度：150℃；

e. 载气（氮）流量：40mL/min。

② 二氯乙烯、三氯乙烯和四氯乙烯的仪器操作参考条件：

a. 色谱柱：30m×0.32mm×0.5mm，FFAP；

b. 柱温：70℃；或程序升温：初温40℃，保持5min，以10℃/min升温至150℃，保持1min；

c. 汽化室温度：180℃；

d. 检测室温度：200℃；

e. 载气（氮）流量：1mL/min；

f. 分流比：10:1。

3. 试剂

（1）邻苯二甲酸二壬酯，色谱固定液。

（2）6201红色担体，60~80目。

（3）氯乙烯，20℃时，1mL气体质量为2.60mg。

（4）1,1-二氯乙烯和1,2-二氯乙烯，20℃时，1mL液体的质量分别为1.22mg和1.27mg。

（5）三氯乙烯，1mL液体的质量为1.463mg。

（6）四氯乙烯，1mL液体的质量为1.623mg。

（7）标准气：临用前，取一定量的待测物，注入100mL气密式玻璃注射器中，用清洁空气稀释至100.0mL，为氯乙烯、二氯乙烯、三氯乙烯和/或四氯乙烯标准气。或用国家认可的标准溶液配制。

4. 样品的采集、运输和保存

(1)现场采样按照 GBZ 159 执行。

(2)短时间采样：在采样点，用活性炭管以 100mL/min 流量采集 15min 空气样品。

(3)长时间采样：在采样点，用活性炭管以 50mL/min 流量采集 2~8h 空气样品。

(4)采样后，立即封闭活性炭管两端，置清洁容器内运输和保存。样品在室温下可保存 5d，冰箱内可保存 7d，-20℃可保存 14d。

(5)样品空白：在采样点，打开活性炭管两端，并立即封闭，然后同样品一起运输、保存和测定。每批次样品不少于 2 个样品空白。

5. 分析步骤

(1)样品处理：将活性炭管放入热解吸器中，其进气口端与 100mL 注射器连接，另一端与载气(氮)相连，流量为 50mL/min，在 250℃下，解吸至 100mL。样品气供测定。

(2)标准曲线的制备：取 4~7 支 100mL 气密式玻璃注射器，用清洁空气稀释标准气成 0~0.3g/mL 浓度范围的氯乙烯、二氯乙烯、三氯乙烯和/或四氯乙烯标准系列。参照仪器操作条件，将气相色谱仪调节至最佳测定条件，进样 1.0mL，分别测定标准系列各浓度的峰高或峰面积。以测得的峰高或峰面积对相应的氯乙烯、二氯乙烯、三氯乙烯和/或四氯乙烯浓度(g/mL)绘制标准曲线或计算回归方程，其相关系数应大于等于 0.999。

(3)样品测定：用测定标准系列的操作条件测定样品气和样品空白气；测得的峰高或峰面积值由标准曲线或回归方程得出样品气中氯乙烯、二氯乙烯、三氯乙烯和/或四氯乙烯的浓度(g/mL)。若样品气中待测物浓度超过测定范围，用清洁空气稀释后测定，计算时乘以稀释倍数。

6. 计算

(1)按式(1)将采样体积换算成标准采样体积或按照 GBZ159 的方法和要求计算。

$$V_0 = V \times \frac{293}{273+t} \times \frac{P}{101.3} \tag{1}$$

(2)按式(2)计算空气中氯乙烯、二氯乙烯、三氯乙烯和/或四氯乙烯的浓度。

$$C = \frac{c_0}{V_0 D} \times 100\% \tag{2}$$

式中：C——空气中氯乙烯、二氯乙烯、三氯乙烯和/或四氯乙烯的浓度，mg/m^3；

c_0——测得的样品气中氯乙烯、二氯乙烯、三氯乙烯和/或四氯乙烯的浓度(减去样品空白)，$\mu g/mL$；

100——样品气的体积，mL；

V_0——标准采样体积，L；

D——解吸效率，%。

(3)空气中的时间加权平均接触浓度(C_{TWA})按 GBZ 159 规定计算。

7. 说明

(1)本法按照 GBZ/T 210.4 的方法和要求进行研制。本法的检出限、定量下限、定量测定范围、最低检出浓度、最低定量浓度(以采集 1.5L 空气样品计)、相对标准偏差、穿透容量（100mg 活性炭）、平均解吸效率等方法性能指标见表 6.6.2。应测定每批活性炭管的解吸效率。

表 6.6.2　　　　　　　　　　　方法的性能指标

性能指标	化学物质			
	氯乙烯	二氯乙烯	三氯乙烯	四氯乙烯
检出限（μg/mL）	0.004	0.001	0.002	
定量下限（μg/mL）	0.013	0.0033	0.007	
定量测定范围（μg/mL）	0.013~0.30	0.0033~0.30	0.007~0.30	
最低检出浓度（mg/m^3）	0.3	0.07	0.1	
最低定量浓度（mg/m^3）	0.9	0.22	0.4	
相对标准偏差（%）	0.8~2.1	≤6	3.4~4.8	
穿透容量（mg）	0.47	6	42	
平均解吸效率（%）	98.1	95	94	

（2）氯乙烯的穿透容量较小，在高浓度下，长时间采集时，可用 400mg 活性炭管。

（3）本法也可采用等效的其他气相色谱柱测定。根据测定需要可以选用恒温测定或程序升温测定。

（4）乙烯不干扰本法测定。

实验七 工作场所空气中氯甲烷、二氯甲烷、三氯甲烷和四氯化碳的测定

一、范围

GBZ/T 300 中本部分规定了工作场所空气中氯甲烷和二氯甲烷的直接进样-气相色谱法，三氯甲烷和四氯化碳的溶剂解吸-气相色谱法。

本部分适用于工作场所空气中气态和蒸气态氯甲烷、二氯甲烷、三氯甲烷和四氯化碳浓度的检测。

二、规范性引用文件

GBZ 159《工作场所空气中有害物质监测的采样规范》；
GBZ/T 210.4《职业卫生标准制定指南》第 4 部分：工作场所空气中化学物质的测定方法。

三、氯甲烷、二氯甲烷、三氯甲烷和四氯化碳的基本信息

氯甲烷、二氯甲烷、三氯甲烷和四氯化碳的基本信息见表 6.7.1。

表 6.7.1　　氯甲烷、二氯甲烷、三氯甲烷和四氯化碳的基本信息

化学物质	化学文摘号（CAS 号）	分子式	相对分子质量
氯甲烷（Methyl chloride）	74-87-3	CH_3Cl	50.5
二氯甲烷（Dichloromethane）	75-09-2	CH_2Cl_2	84.9
（氯仿 Trichromethane，Chloroform）	67-66-3	$CHCl_3$	119.35
四氯化碳（Carbon tetrachloride）	56-23-5	CCl_4	153.8

四、氯甲烷和二氯甲烷的直接进样-气相色谱法

1. 原理

空气中的气态和蒸气态氯甲烷和二氯甲烷用采气袋采集,直接进样,经气相色谱柱分离,氢焰离子化检测器检测,以保留时间定性,峰高或峰面积定量。

2. 仪器

(1)采气袋,容积为1~10L。

(2)空气采样器,流量范围为0~500mL/min,或二连球。

(3)注射器,1mL、100mL。

(4)微量注射器。

(5)气相色谱仪,具氢焰离子化检测器,仪器操作参考条件:

①色谱柱:2m×4mm,邻苯二甲酸二壬酯:102担体=15:100;

②柱温:50℃;

③汽化室温度:100℃;

④检测室温度:200℃;

⑤载气(氮)流量:40mL/min。

3. 试剂

(1)邻苯二甲酸二壬酯,色谱固定液。

(2)102担体,60~80目。

(3)氯甲烷,20℃时,1mL气体的质量为2.10mg。

(4)二氯甲烷,20℃时,1μL液体的质量为1.326mg。

(5)标准气:临用前,分别准确抽取一定量的氯甲烷和/或二氯甲烷,加入100mL气密式玻璃注射器中,用清洁空气稀释至100.0mL,配成一定浓度的标准气。或用国家认可的标准气配制。

4. 样品的采集、运输和保存

(1)现场采样按照GBZ 159执行。

(2)短时间采样:在采样点,用空气样品清洗采气袋3~5次后,采集空气样品。采样后,立即封闭采气袋的进气阀,置于清洁容器内运输和保存。样品宜尽快测定。

(3)样品空白:将采气袋带至采样现场,采集清洁空气后,同样品一起运输、保存和测定。每批次样品不少于2个样品空白。

5. 分析步骤

(1)样品处理:将采过样的采气袋放在测定标准系列的实验室内,供测定。

(2)标准曲线的制备:取4~7支100mL气密式玻璃注射器,用清洁空气稀释标准气成0~0.150μg/mL浓度范围的氯甲烷和/或二氯甲烷标准系列。参照仪器操作条件,将气相色谱仪调节至最佳测定状态,进样1.0mL,分别测定标准系列各浓度的峰高或峰面积。以测得的峰高或峰面积对相应的氯甲烷和/或二氯甲烷浓度(μg/mL)绘制标准曲线或计算回归方程,其相关系数应≥0.999。

(3)样品测定:用测定标准系列的操作条件测定样品气和样品空白气,测得的峰高或峰面积值由标准曲线或回归方程得样品气中氯甲烷和/或二氯甲烷的浓度(μg/mL)。若样品气中待测物浓度超过测定范围,用清洁空气稀释后测定,计算时乘以稀释倍数。

6. 计算

(1)按式(1)计算空气中氯甲烷和/或二氯甲烷的浓度:
$$C = c_0 \times 1000 \tag{1}$$
式中:C——空气中氯甲烷和/或二氯甲烷的浓度,mg/m^3;
c_0——测得的样品气中氯甲烷和/或二氯甲烷的浓度(减去样品空白),$\mu g/mL$。

(2)空气中的时间加权平均接触浓度(C_{TWA})按 GBZ 159 规定计算。

7. 说明

(1)本法按照 GBZ/T 210.4 的方法和要求进行研制。本法的检出限、定量下限、最低检出浓度、最低定量浓度(以进样 1mL 空气样品计)、定量测定范围和相对标准偏差等方法性能指标见表 6.7.2。

表 6.7.2　　　　　　　　　　方法的性能指标

性能指标	化合物	
	氯甲烷	二氯甲烷
检出限($\mu g/mL$)	0.003	0.011
定量下限($\mu g/mL$)	0.01	0.04
最低检出浓度(mg/m^3)	3	11
最低定量浓度(mg/m^3)	10	33
定量测定范围(mg/m^3)	10~800	33~340
相对标准偏差(%)	3.8~7.1	3.8~7.1

(2)本法也可使用等效的其他气相色谱柱测定。根据测定需要可以选用恒温测定或程序升温测定。

(3)本法也可用 100mL 注射器采样。

五、三氯甲烷和四氯化碳的溶剂解吸-气相色谱法

1. 原理

空气中的蒸气态三氯甲烷和四氯化碳用活性炭采集,二硫化碳解吸后进样,经气相色谱柱分离,氢焰离子化检测器检测,以保留时间定性,峰高或峰面积定量。

2. 仪器

(1)活性炭管,溶剂解吸型,内装 100mg/50mg 活性炭。

(2)空气采样器,流量范围为 0~500mL/min。

(3)溶剂解吸瓶,5mL。

(4)微量注射器。

(5)气相色谱仪,具氢焰离子化检测器,仪器操作参考条件:
①色谱柱:30m×0.32mm×0.5μm,FFAP;

②柱温：90℃；或程序升温：初温 40℃，保持 5min，以 10℃/min 速度升温至 150℃，保持 1min；
③汽化室温度：250℃；
④检测室温度：300℃；
⑤载气(氮)流量：1mL/min；
⑥分流比：10∶1。

3. 试剂

(1)二硫化碳，色谱鉴定无干扰峰。

(2)标准溶液：容量瓶中加入二硫化碳，准确称量后，分别加入一定量的三氯甲烷和/或四氯化碳，再准确称量；用二硫化碳定容。由称量之差计算溶液的浓度，为三氯甲烷和/或四氯化碳标准溶液。或用国家认可的标准溶液配制。

4. 样品采集、运输和保存

(1)现场采样按照 GBZ 159 执行。

(2)短时间采样：在采样点，用活性炭管以 300mL/min 流量采集 15min 空气样品。

(3)长时间采样：在采样点，用活性炭管以 50mL/min 流量采集 2~8h 空气样品。

(4)采样后，立即封闭活性炭管两端，置清洁容器内运输和保存。样品在室温下可保存 7d。

(5)样品空白：在采样点，打开活性炭管两端，并立即封闭，然后同样品一起运输、保存和测定。每批次样品不少于 2 个样品空白。

5. 分析步骤

(1)样品处理：将前后段活性炭分别倒入两支溶剂解吸瓶中，各加入 1.0mL 二硫化碳，封闭后，解吸 30min，不时振摇。样品溶液供测定。若样品溶液中待测物浓度超过测定范围，用二硫化碳稀释后测定，计算时乘以稀释倍数。

(2)标准曲线的制备：取 4~7 支容量瓶，用二硫化碳稀释标准溶液成 0~2000μg/mL 浓度范围的三氯甲烷和/或四氯化碳标准系列。参照仪器操作条件，将气相色谱仪调节至最佳测定状态，进样 1.0μL，分别测定标准系列各浓度的峰高或峰面积。以测得的峰高或峰面积对相应的三氯甲烷和/或四氯化碳浓度(μg/mL)绘制标准曲线或计算回归方程，其相关系数应≥0.999。

(3)样品测定：用测定标准系列的操作条件测定样品溶液和样品空白溶液，测得的峰高或峰面积值由标准曲线或回归方程得样品溶液中三氯甲烷和/或四氯化碳的浓度(μg/mL)。

6. 计算

(1)按 GBZ 159 的方法和要求将采样体积换算成标准采样体积。

$$V_0 = V \times \frac{293}{273 + t} \times \frac{P}{101.3} \tag{1}$$

(2)按式(2)计算空气中三氯甲烷和/或四氯化碳的浓度：

$$C = \frac{v \times (c_1 + c_2)}{V_0 D} \tag{2}$$

式中：C ——空气中三氯甲烷和/或四氯化碳的浓度，mg/m^3；
　　　c_1、c_2——测得的前后段样品溶液中三氯甲烷和/或四氯化碳的浓度（减去样品空白），$\mu g/mL$；
　　　v ——样品溶液的体积，mL；
　　　V_0——标准采样体积，L；
　　　D ——解吸效率，%。

（3）空气中的时间加权平均接触浓度（C_{TWA}）按 GBZ 159 规定计算。

7. 说明

本法按照 GBZ/T 210.4 的方法和要求进行研制。本法的检出限、定量下限、定量测定范围、最低检出浓度、最低定量浓度（以采集 4.5L 空气样品计）、相对标准偏差、穿透容量（100mg 活性炭）和平均解吸效率等方法性能指标见表 6.7.3。应测定每批活性炭管的解吸效率。

表 6.7.3　　　　　　　　　　溶剂解吸-气相色谱法的性能指标

性能指标	化合物	
	三氯甲烷	四氯化碳
检出限（$\mu g/mL$）	2.3	4.1
定量下限（$\mu g/mL$）	7.6	14
定量测定范围（$\mu g/mL$）	7.6~2000	14~2000
最低检出浓度（mg/m^3）	0.5	0.9
最低定量浓度（mg/m^3）	1.6	3.0
相对标准偏差（%）	0.6~1.8	1.9~2.5
穿透容量（mg）	9.95	15.2
平均解吸效率（%）	93.4	97.0

实验八　工作场所空气中萘、萘烷和四氢化萘的溶剂解吸-气相色谱法

一、原理

空气中的萘、萘烷和四氢化萘用活性炭管采集，溶剂解吸后进样，经色谱柱分离，氢焰离子化检测器检测，以保留时间定性，峰高或峰面积定量。

二、仪器

(1)活性炭管，溶剂解吸型，内装 100mg/50mg 活性炭。
(2)空气采样器，流量 0~500mL/min。
(3)溶剂解吸瓶，5mL。
(4)微量注射器，10μL。
(5)气相色谱仪，氢焰离子化检测器，仪器操作条件：
①色谱柱 1(用于萘的测定)：2m×4mm，聚乙二醇 20M：阿皮松 L：Chromosorb WAW DMCS = 5：10：100；
②色谱柱 2(用于萘烷和四氢化萘的测定)：2m×4mm，阿皮松 L：6201 担体 = 15：100；
③柱温：150℃；
④汽化室温度：180℃；
⑤检测室温度：200℃；
⑥载气(氮气)流量：35mL/min。

三、试剂

(1)二硫化碳，色谱鉴定无干扰色谱峰。
(2)聚乙二醇 20M 和阿皮松 L，色谱固定液。
(3)6201 担体和 Chromosorb WAW DMCS，色谱担体，60~80 目。
(4)标准溶液：准确称量 0.0100g 萘、萘烷或四氢化萘，溶于二硫化碳中，定量转移入 10mL 容量瓶中，稀释至刻度，此溶液为 1.0mg/mL 标准贮备液。临用前，用二硫化碳稀释成 200μg/mL 标准溶液。或用国家认可的标准溶液配制。

四、样品的采集、运输和保存

现场采样按照 GBZ 159 执行。

(1)短时间采样:在采样点,打开活性炭管两端,以 200mL/min 流量采集 15min 空气样品。

(2)长时间采样:在采样点,打开活性炭管两端,以 50mL/min 流量采集 2~8h 空气样品。

(3)个体采样:在采样点,打开活性炭管两端,佩戴在采样对象前胸上部,进气口尽量接近呼吸带,以 50mL/min 流量采集 2~8h 空气样品。

采样后,立即封闭采样管两端,置于清洁容器内运输和保存。在室温下,萘样品可保存 3d,萘烷和四氢化萘样品可保存 5d。

五、分析步骤

(1)对照试验:将活性炭管带至采样点,除不连接采样器采集空气样品外,其余操作同样品,作为样品的空白对照。

(2)样品处理:将采过样的前后段活性炭分别放入溶剂解吸瓶中,加入 1mL 二硫化碳,轻摇后,解吸 30min,解吸液供测定。若浓度超过测定范围,可用二硫化碳稀释后测定,计算时乘以稀释倍数。

(3)标准曲线的绘制:用二硫化碳分别稀释标准溶液成 0.0、2.0、5.0、10.0、25.0、40.0(单位:μg/mL)萘;0.0、10.0、50.0、100.0、150.0、200.0(单位:μg/mL)萘烷或四氢化萘标准系列。参照仪器操作条件,将气相色谱仪调节至最佳测定状态,分别进样 2.0μL,测定各标准系列。每个浓度重复测定三次。以测得的峰高或峰面积均值分别对相应的萘、萘烷或四氢化萘浓度(μg/mL)绘制标准曲线。

(4)样品测定:用测定标准系列的操作条件测定样品和空白对照解吸液,测得的样品峰高或峰面积值减去空白对照的峰高或峰面积值后,由标准曲线得萘、萘烷或四氢化萘的浓度(μg/mL)。

六、计算

(1)按式(1)将采样体积换算成标准采样体积:

$$V_0 = V \times \frac{293}{273 + t} \times \frac{P}{101.3} \tag{1}$$

式中:V_0——标准采样体积,L;
　　　V——采样体积,L;
　　　t——采样点的温度,℃;
　　　P——采样点的大气压,kPa。

(2) 按式(2)计算空气中萘、萘烷或四氢化萘的浓度：

$$C = \frac{v \times (c_1 + c_2)}{V_0 D} \tag{2}$$

式中：C——空气中萘、萘烷或四氢化萘的浓度，mg/m³；

c_1、c_2——测得解吸液中萘、萘烷或四氢化萘的浓度，μg/mL；

v——解吸液的体积，mL；

V_0——标准采样体积，L；

D——解吸效率，%。

(3) 时间加权平均容许浓度按 GBZ 159 规定计算。

七、说明

(1) 本法的检出限：萘为 1μg/mL，萘烷和四氢化萘为 2.5μg/mL；最低检出浓度：萘为 0.3mg/m³，萘烷和四氢化萘为 0.8mg/m³(以采集 3L 空气样品计)。测定范围：萘为 1～40μg/mL，萘烷和四氢化萘为 2.5～200μg/mL。相对标准偏差：萘为 0.8%～4.4%，萘烷和四氢化萘为 1.1%～3.8%。

(2) 本法的穿透容量：100mg 活性炭对萘、萘烷和四氢化萘的穿透容量大于 3mg。平均解吸效率为 98%。

(3) 本法可采用相应的毛细管柱进行测定。

实验九　蒽、菲和 3,4-苯并(a)芘的高效液相色谱法

一、原理

空气中气溶胶态的蒽、菲和 3,4-苯并(a)芘用玻璃纤维滤纸采集,溶剂洗脱后进样,经色谱柱分离,紫外光或荧光检测器检测,以保留时间定性,峰高或峰面积定量。

二、仪器

(1)玻璃纤维滤纸。
(2)采样夹,滤料直径 40mm。
(3)小型塑料采样夹,滤料直径 25mm。
(4)空气采样器,流量 0~3L/min 和 0~30L/min。
(5)具塞试管,10mL。
(6)索氏提取器。
(7)K-D 浓缩器或旋转蒸发器。
(8)微量注射器,10μL。
(9)高效液相色谱仪,仪器操作条件:
①色谱柱:150mm×4.6mm×5μm,ODS;
②柱温:25℃;
③紫外检测器:波长 254nm;
④荧光检测器:激发波长为 365nm,发射波长为 405nm;
⑤流动相:甲醇:水=85:15;
⑥流动相流量:1mL/min。

三、试剂

实验用水为蒸馏水。
(1)甲醇,优级纯。
(2)苯,优级纯。
(3)二甲基甲酰胺,优级纯。

(4)环己烷。
(5)二氯甲烷。
(6)标准溶液：

①蒽或菲标准溶液：准确称量50mg蒽或菲，溶于少量苯，定量转移入50mL容量瓶中，加甲醇至刻度，为标准贮备液。临用前，用甲醇稀释成5.0μg/mL标准溶液。或用国家认可的标准溶液配制。

②3,4-苯并(a)芘标准溶液：准确称量10mg 3,4-苯并(a)芘，溶于少量二甲基甲酰胺(或苯)，定量转移入10mL容量瓶中，并稀释至刻度，为标准贮备液。临用前，用甲醇稀释成1.0μg/mL标准溶液。或用国家认可的标准溶液配制。

四、样品的采集、运输和保存

现场采样按照GBZ 159执行。

(1)短时间采样：在采样点，打开装好玻璃纤维滤纸的采样夹，以25L/min流量采集15min空气样品。

(2)长时间采样：在采样点，打开装好玻璃纤维滤纸的采样夹，以1L/min流量采集4~8h空气样品。

(3)个体采样：在采样点，打开装好玻璃纤维滤纸的采样夹，佩戴在采样对象的前胸上部，尽量接近呼吸带，以1L/min流量采集4~8h空气样品。

采样后，立即封闭采样夹进出气口，置清洁容器内运输和保存。样品在冰箱内可保存7d。

五、分析步骤

(1)对照试验：将装好玻璃纤维滤纸的采样夹带至采样点，除不连接采样器采集空气样品外，其余操作同样品，作为样品的空白对照。

(2)样品处理：

①蒽或菲的样品处理：将采过样的玻璃纤维滤纸放入具塞试管中，加入10mL二氯甲烷；于5~10℃洗脱4h，其间振摇数次。洗脱液供测定。若浓度超过测定范围，可用二氯甲烷稀释后测定，计算时乘以稀释倍数。

②3,4-苯并(a)芘样品的处理：将采过样的玻璃纤维滤纸，放入具塞三角瓶内，加入10mL环己烷浸泡，放在超声水浴中提取20min，倒出提取液，再加入新鲜的环己烷进行超声提取，如此重复3~4次，至提取液无色为止，合并提取液。将提取液用K-D浓缩器或旋转蒸发器，在低于50℃下减压蒸出溶剂，浓缩到一定体积，转移到离心管内，用环己烷定容至2mL；加入约0.2g碱性氧化铝，摇匀。离心5min，取上清液测定。若浓度超过测定范围，可用环己烷稀释后测定，计算时乘以稀释倍数。

(3)标准曲线的绘制：

①蒽或菲的标准曲线：参照仪器操作条件，将高效液相色谱仪调节至最佳测定状态，

用微量注射器分别取 0、5、10、20（单位：μL）蒽或菲标准溶液（相当于 0、25、50、100（单位：ng）蒽或菲），进样测定。用紫外检测器检测。每个浓度重复测定 3 次。以测得的峰高或峰面积均值分别对相应的蒽或菲含量（单位：ng）绘制标准曲线。

②3,4-苯并(a)芘的标准曲线：参照仪器操作条件，将高效液相色谱仪调节至最佳测定状态，用微量注射器分别取 0、5、10、20（单位：μL）3,4-苯并(a)芘标准溶液（相当于 0、5、10、20（单位：ng）3,4-苯并(a)芘），进样测定，用荧光检测器检测。以测得的峰高或峰面积均值对相应的 3,4-苯并(a)芘含量（单位：ng）绘制标准曲线。

(4)样品测定：用测定标准系列的操作条件测定样品和空白对照洗脱液，测得的样品峰高或峰面积值减去空白对照的峰高或峰面积值后，由标准曲线得待测物含量(ng)。

六、计算

(1)按式(1)将采样体积换算成标准采样体积。

$$V_0 = V \times \frac{293}{273+t} \times \frac{P}{101.3} \tag{1}$$

(2)按式(2)计算空气中蒽或菲的浓度：

$$C = \frac{10m}{V_0 vD} \tag{2}$$

式中：C——空气中蒽和菲的浓度，mg/m^3；
　　　10——洗脱液的体积，mL；
　　　m——测得洗脱液中蒽和菲的含量，ng；
　　　v——样品的进样体积，μL；
　　　V_0——标准采样体积，L；
　　　D——洗脱效率,%。

(3)按式(3)计算空气中 3,4-苯并(a)芘的浓度：

$$C = \frac{2m}{V_0 D} \tag{3}$$

式中：C——空气中 3,4-苯并(a)芘的浓度，mg/m^3；
　　　2——浓缩后样品溶液的体积，mL；
　　　m——测得洗脱液中 3,4-苯并(a)芘的含量，ng；
　　　v——样品的进样体积，μL；
　　　V_0——标准采样体积，L；
　　　D——洗脱效率,%。

(4)时间加权平均容许浓度按 GBZ 159 规定计算。

七、说明

(1)本法的检出限：蒽和菲为 0.5μg/mL，3,4-苯并(a)芘为 0.01μg/mL；最低检出浓度：蒽和菲为 0.01mg/m³，3，4-苯并(a)芘为 5×10⁻⁵mg/m³(以采集 375L 空气样品计)。测定范围：蒽和菲为 0.5~100μg/mL，3，4-苯并(a)芘为 0.01~1μg/mL；相对标准偏差：蒽和菲为 0.5%~4.9%，3，4-苯并(a)芘为 3.1%~9.5%。

(2) 平均洗脱效率大于 93%。

(3) 当现场存在蒸气态的蒽、菲或 3，4-苯并(a)芘时，应用玻璃纤维滤纸和 GDX-101 串联采样。

(4) 蒽和菲是同分异构体，本法可以将它们分离。

实验十 杀螟松、倍硫磷、亚胺硫磷和甲基对硫磷的溶剂解吸-气相色谱法

(GBZ/T 300.149—2017)

一、范围

GBZ/T 300 的本部分规定了工作场所空气中杀螟松、倍硫磷、亚胺硫磷和甲基对硫磷的溶剂解吸-气相色谱法。

本部分适用于工作场所空气中蒸气态杀螟松、倍硫磷、亚胺硫磷和甲基对硫磷浓度的检测。

二、规范性引用文件

GBZ 159《工作场所空气中有害物质监测的采样规范》;
GBZ/T 210.4《职业卫生标准制定指南》第 4 部分:工作场所空气中化学物质的测定方法。

三、杀螟松、倍硫磷、亚胺硫磷和甲基对硫磷的基本信息

杀螟松、倍硫磷、亚胺硫磷和甲基对硫磷的基本信息见表 6.10.1。

表 6.10.1　　杀螟松、倍硫磷、亚胺硫磷和甲基对硫磷的基本信息

化学物质	化学文摘号(CAS 号)	分子式	相对分子质量
杀螟松 {O,O-二甲基-O-(3-甲基-4-硝基苯基)硫代磷酸酯,Sumithion}	122-14-5	$C_7H_{12}NO_4PS$	277.24
倍硫磷 {O,O-二甲基-O-(3-甲基-4-甲硫基苯基)硫代磷酸酯,Fenthion}	55-38-9	$C_{10}H_{15}O_3PS_2$	278.32
亚胺硫磷 {O,O-二甲基-S-(酞酰亚胺甲基)二硫代磷酸酯,Phosmet}	732-11-6	$C_{11}H_{12}NO_4PS_2$	317.33

续表

化学物质	化学文摘号(CAS 号)	分子式	相对分子质量
甲基对硫磷 {O,O-二甲基-O-(4-硝基苯基)硫代磷酸酯,Methyl parathion}	298-00-0	$C_8H_{10}NO_5PS$	263.21

四、杀螟松、倍硫磷、亚胺硫磷和甲基对硫磷的溶剂解吸-气相色谱法

1. 原理

空气中的蒸气态杀螟松、倍硫磷、亚胺硫磷和甲基对硫磷用硅胶采集,丙酮解吸后进样,经气相色谱柱分离,火焰光度检测器检测,以保留时间定性,峰高或峰面积定量。

2. 仪器

(1) 硅胶管,溶剂解吸型,内装 600mg/200mg 硅胶。

(2) 空气采样器,流量范围为 0~500mL/min。

(3) 溶剂解吸瓶,5mL。

(4) 微量注射器。

(5) 气相色谱仪,具火焰光度检测器,磷滤光片,测定波长 526nm,仪器操作参考条件:

① 色谱柱:30m×0.32mm×0.25μm,14%氰丙基-86%二甲基聚硅氧烷(RTX-1701);

② 柱温:210℃;或程序升温:初温 100℃,以 30℃/min 速度升温至 210℃,再以 5℃/min 速度升温至 220℃,保持 2min,再以 30℃/min 速度升温至 260℃,保持 4min;

③ 汽化室温度:250℃;

④ 检测室温度:250℃;

⑤ 载气(氮)流量:1.0mL/min;不分流。

3. 试剂

(1) 丙酮,色谱鉴定无干扰峰。

(2) 标准溶液:分别准确称取一定量的杀螟松、倍硫磷、亚胺硫磷和/或甲基对硫磷,溶于丙酮,定量转移入容量瓶中,并稀释至刻度,此溶液为标准贮备液。临用前,用丙酮稀释成杀螟松、倍硫磷、亚胺硫磷和/或甲基对硫磷标准溶液。或用国家认可的标准溶液配制。

4. 样品的采集、运输和保存

(1) 现场采样按照 GBZ 159 执行。

(2) 短时间采样:在采样点,用硅胶管以 500mL/min 流量采集 15min 空气样品。

(3) 长时间采样:在采样点,用硅胶管以 50mL/min 流量采集 1~4h 空气样品。

(4) 采样后,立即封闭硅胶管两端,置清洁的容器内运输和保存。样品在冰箱内可保存 7d。

(5)样品空白：在采样点，打开硅胶管两端，并立即封闭，然后同样品一起运输、保存和测定。每批次样品不少于2个样品空白。

5. 分析步骤

(1)样品处理：将前后段硅胶分别放入两只溶剂解吸瓶中，各加入2.0mL丙酮，封闭后，解吸30min，不时振摇。样品溶液供测定。

(2)标准曲线的制备：取4~7只容量瓶，用丙酮稀释标准溶液成表6.10.2所列测定范围。

表6.10.2　　　　　　　　　　标准系列的测定范围

测定范围	化学物质			
	杀螟松	倍硫磷	亚胺硫磷	甲基对硫磷
浓度范围(μg/mL)	0.0~10.0	0.0~25.0	0.0~10.0	0.0~0.20

参照仪器操作条件，将气相色谱仪调节至最佳测定状态，进样1.0μL，分别测定标准系列各浓度的峰高或峰面积。以测得的峰高或峰面积对应的杀螟松、倍硫磷、亚胺硫磷和甲基对硫磷浓度(μg/mL)绘制标准曲线或计算回归方程，其相关系数应大于等于0.999。

(3)样品测定：用测定标准系列的操作条件测定样品溶液和样品空白溶液，测得的峰高或峰面积值由标准曲线或回归方程得样品溶液中杀螟松、倍硫磷、亚胺硫磷和甲基对硫磷的浓度(μg/mL)。若样品溶液中待测物的浓度超过测定范围，用丙酮稀释后测定，计算时乘以稀释倍数。

6. 计算

(1)按GBZ 159的方法和要求将采样体积换算成标准采样体积。

(2)按式(1)计算空气中杀螟松、倍硫磷、亚胺硫磷和/或甲基对硫磷的浓度：

$$C = \frac{2 \times (c_1 + c_2)}{V_0 D} \tag{1}$$

式中：C——空气中杀螟松、倍硫磷、亚胺硫磷和/或甲基对硫磷的浓度，mg/m³；

　　　2——样品溶液的体积，mL；

　　　c_1、c_2——测得的前后段样品溶液中杀螟松、倍硫磷、亚胺硫磷和/或甲基对硫磷的浓度(减去样品空白)，μg/mL；

　　　V_0——标准采样体积，L；

　　　D——解吸效率，%。

(3)空气中的时间加权平均接触浓度(C_{TWA})按GBZ 159的规定计算。

7. 说明

(1)本法按照GBZ/T 210.4的方法和要求进行研制。本法的检出限、定量下限、定量测定范围、最低检出浓度、最低定量浓度(以采集7.5L空气样品计)、相对标准偏差、解吸效率和穿透容量(600mg硅胶)等方法性能指标见表6.10.3。应测定每批硅胶管的解吸效率。

表 6.10.3　　方法的性能指标

性能指标	化学物质			
	杀螟松	倍硫磷	亚胺硫磷	甲基对硫磷
检出限/(μg/mL)	0.01	0.03	0.01	0.02
定量下限/(μg/mL)	0.03	0.1	0.03	0.06
定量测定范围/(μg/mL)	0.03~10.0	0.1~10.0	0.03~25.0	0.06~0.2
最低检出浓度/(mg/m³)	0.003	0.009	0.003	0.006
最低定量浓度/(mg/m³)	0.009	0.03	0.009	0.018
相对标准偏差/%	1.1~6.9	2.8~3.7	1.7~3.3	2.2~2.7
解吸效率/%	96.5	76.7~88	98	93~100
穿透容量/mg	—	—	>0.113	—
采样效率/%	100	95.9~100	96~100	92.1~100

（2）本法也可采用等效的其他气相色谱柱测定。根据测定需要可以选用恒温测定或程序升温测定。

（3）本法的色谱分离图见图 6.10.1。

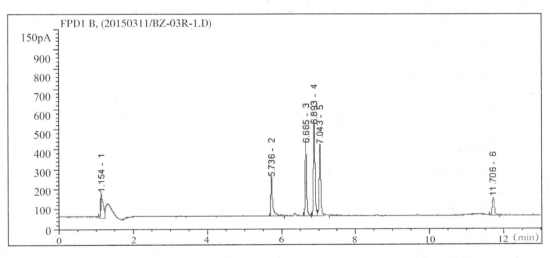

说明：1——丙酮；2——久效磷；3——甲基对硫磷；4——倍硫磷；5——杀螟松；6——亚胺硫磷

图 6.10.1　色谱分离图

实验十一 工作场所空气中一氧化碳和二氧化碳的测定

一、范围

GBZ/T 300 的本部分规定了工作场所空气中一氧化碳和二氧化碳的不分光红外线气体分析仪法,一氧化碳的直接进样-气相色谱法。

本部分适用于工作场所空气中一氧化碳和二氧化碳浓度的检测。

二、规范性引用文件

GBZ 159《工作场所空气中有害物质监测的采样规范》;

GBZ/T 210.4《职业卫生标准制定指南》第 4 部分:工作场所空气中化学物质的测定方法。

三、一氧化碳和二氧化碳的基本信息

一氧化碳和二氧化碳的基本信息见表 6.11.1。

表 6.11.1 一氧化碳和二氧化碳的基本信息

化学物质	化学文摘号(CAS 号)	分子式	相对分子质量
一氧化碳(Carbon monoxide)	630-08-0	CO	28
二氧化碳(Carbon dioxide)	124-38-9	CO_2	44

四、一氧化碳和二氧化碳的不分光红外线气体分析仪法

1. 原理

空气样品抽入不分光红外线气体分析仪内,一氧化碳和二氧化碳选择性吸收各自的红外线;在一定范围内,吸收值与其浓度呈定量关系。根据吸收值测定一氧化碳或二氧化碳的浓度。

2. 仪器

(1)采气袋,容积为 1~10 L。

(2)空气采样器,流量范围为 0~500 mL/min 或二连球。

(3)不分光红外线气体分析仪,主要参考技术指标见表 6.11.2。具体操作指标由使用的仪器而定。

表 6.11.2　　**不分光红外线气体分析仪的主要参考技术指标**

指　标	一氧化碳	二氧化碳
测量范围	0~50mg/m^3、0~100mg/m^3、0~200mg/m^3、0~500mg/m^3	0%~0.5%或0%~100%
重复性	1%满刻度	≤±1%满刻度
零点漂移	1.5 h≤±2%满刻度	4 h≤±3%满刻度
量程漂移	3 h≤±2%满刻度	4 h≤±3%满刻度
线性度	≤±2%满刻度	—
干扰误差	对 500mg/m^3 CO$_2$ 或室温下饱和水蒸气所产生的干扰信号≤±2%满刻度	1250mg/m^3 CO 所产生的干扰信号≤±1%满刻度
响应时间	≤60s	<15s
指示噪音	≥0.5%满刻度	—
抽气流量	—	0.5

3. 试剂

(1)变色硅胶:于 120℃干燥 2 h。

(2)零点校准气:

①一氧化碳校准气:高纯氮(纯度 99.99%)或经过霍加拉特氧化剂和变色硅胶管净化的清洁空气。

②二氧化碳校准气:高纯氮(纯度 99.99%)或经过烧碱石棉或碱石灰和变色硅胶净化的清洁空气。

(3)量程校准气:

①一氧化碳校准气:CO/N$_2$ 标准气(50mg/m^3),储存于铝合金瓶内,不确定度小于 2%。

②二氧化碳校准气:CO$_2$/N$_2$ 标准气(0.5%),储存于铝合金瓶内,不确定度小于 2%。临用前,用二氧化碳零点校准气稀释成所需浓度的标准气体。

4. 样品的采集、运输和保存

(1)现场采样按照 GBZ 159 执行。

(2)短时间采样:在采样点,用现场空气样品清洗采气袋 5~6 次,然后采集空气样品。采样后,立即封闭采气袋的进气阀,置清洁容器内运输和保存。样品在 24h 内测定。

(3) 样品空白：将采气袋带至工作场所，采集清洁空气后，同样品一起运输、保存和测定。每批次样品不少于 2 个样品空白(二氧化碳除外)。

5. 分析步骤

(1) 实验室测定：按仪器操作说明，将不分光红外线分析仪调节至最佳测定状态。将采气袋中的样品空气通过干燥管送入仪器的气室，待读数稳定后，读取一氧化碳或二氧化碳的浓度。

(2) 现场测定：将不分光红外线气体分析仪带至采样点。按仪器操作说明，将不分光红外线气体分析仪调节至最佳测定状态。直接将空气样品采入仪器内测定，待读数稳定后，读取一氧化碳或二氧化碳的浓度。

6. 计算

(1) 空气中一氧化碳或二氧化碳浓度由仪器直接读取，不需进行计算。

(2) 空气中的时间加权平均接触浓度(C_{TWA})按 GBZ 159 规定计算。

7. 说明

(1) 本法的检出限：一氧化碳为 $0.1mg/m^3$，二氧化碳为 0.001%；测定范围：一氧化碳为 $0.1 \sim 50mg/m^3$，二氧化碳为 0.001%~0.5%。若浓度超过测定范围，应选择较大量程进行测定。

(2) 本法的精密度和准确度取决于量程校准气的不确定度和仪器稳定性等误差。

(3) 由于空气中的水分对测定有干扰，在测定样品时，应将样品空气先通过变色硅胶管，除去水分。一氧化碳的特征吸收峰为 $4.65\mu m$，二氧化碳为 $4.3\mu m$，甲烷为 $3.3\mu m$，因此，低浓度的甲烷不干扰本法的测定。

(4) 应使用国家认可的、经指定的有关机构鉴定的不分光红外线气体分析仪。

五、一氧化碳的直接进样-气相色谱法

1. 原理

空气中的一氧化碳用采气袋采集，直接进样；在氢气中，一氧化碳经分子筛与碳多孔小球串联柱分离，通过镍催化剂转化为甲烷，用氢焰离子化检测器检测，以保留时间定性，峰高或峰面积定量。

2. 仪器

(1) 采气袋，容积为 1~10L。

(2) 空气采样器，流量范围为 0~500 mL/min 或二连球。

(3) 注射器，1 mL、100 mL。

(4) 气相色谱仪，具氢焰离子化检测器和一氧化碳镍催化剂转化炉，仪器操作参考条件：

①色谱柱：1.2 m×3 mm 5A 或 13X 分子筛(在前)0.8 m×3 mm 碳多孔小球(在后)两柱串联；

②柱温：60℃；

③汽化室温度：130℃；

④检测室温度：130℃；
⑤转化炉温度：380℃；
⑥载气(氢)流量：55 mL/min。

3. 试剂

(1)5A 或 13X 分子筛，60~80 目，在 550℃活化 2 h，于干燥器中冷却后立即装柱。

(2)碳多孔小球(TDX-01)，60~80 目。

(3)一氧化碳标准气：用国家认可的标准气配制。

4. 样品的采集、运输和保存

(1)现场采样按照 GBZ 159 执行。

(2)短时间采样：在采样点，用现场空气样品清洗采气袋 5~6 次，然后采集空气样品。采样后，立即封闭采气袋的进气口，置清洁容器内运输和保存。样品在 24h 内测定。

(3)样品空白：将采气袋带至工作场所，采集清洁空气后，与样品一起运输、保存和测定。每批次样品不少于 2 个样品空白。

5. 分析步骤

(1)样品处理：将采过样的采气袋放在测定标准系列的实验室中供测定。若样品气中一氧化碳浓度超过测定范围，用清洁空气稀释后测定，计算时乘以稀释倍数。

(2)标准曲线的制备：取 5~8 支 100 mL 气密式玻璃注射器，用清洁空气稀释标准气成 0~0.50μg/mL 浓度范围的一氧化碳标准系列。参照仪器操作条件，将气相色谱仪调节至最佳测定状态，进样 1.0 mL，分别测定标准系列各浓度的峰高或峰面积。以测得的峰高或峰面积对相应的一氧化碳浓度(μg/mL)绘制标准曲线或计算回归方程，其相关系数应大于或等于 0.999。

(3)样品测定：用测定标准系列的操作条件测定样品气和样品空白气，测得的峰高或峰面积值由标准曲线或回归方程得样品气中一氧化碳的浓度(μg/mL)。

6. 计算

(1)按式(1)计算空气中一氧化碳的浓度：

$$C = c_0 \times 1000 \tag{1}$$

式中：C——空气中一氧化碳的浓度，mg/m^3；

c_0——测得的样品气中一氧化碳的浓度(减去样品空白)，μg/mL。

(2)空气中的时间加权平均接触浓度(C_{TWA})按 GBZ 159 规定计算。

7. 说明

(1)本法按照 GBZ/T 210.4 的方法和要求进行研制。本法的最低检出浓度为 $1mg/m^3$，最低定量浓度为 $3mg/m^3$，定量测定范围为 $3~500mg/m^3$，相对标准偏差为 4.1%~5.8%。

(2)若空气峰与一氧化碳峰有重叠时，可选择载气或氮气的最佳流量，或将碳多孔小球在氢气流下于 180℃处理 6 h，镍催化剂于 380℃处理 10 h。

(3)空气中的甲烷、二氧化碳及其他有机物均不干扰测定。

实验十二　工作场所空气中一氧化氮和二氧化氮的盐酸萘乙二胺分光光度法

一、原理

空气中的一氧化氮通过三氧化铬氧化管，氧化成二氧化氮；二氧化氮吸收于水中生成亚硝酸，再与对氨基苯磺酸起重氮化反应，与盐酸萘乙二胺偶合成玫瑰红色，在540nm波长下测量吸光度，进行测定。

用两只吸收管平行采样，一只带氧化管，另一只不带；通过氧化管测得一氧化氮和二氧化氮总浓度，不通过氧化管测得二氧化氮浓度，由两管测得的浓度之差，为一氧化氮浓度。

二、仪器

(1) 多孔玻板吸收管。
(2) 氧化管：双球形玻璃管，球内径为15mm，内装约8g三氧化铬砂子，两端用玻璃棉塞紧。
(3) 空气采样器，流量范围0~3L/min。
(4) 具塞比色管，10mL。
(5) 分光光度计。

三、试剂

实验用水为蒸馏水。
(1) 吸收液：将50mL冰乙酸（优级纯）加入900mL水中，摇匀；加入5g对氨基苯磺酸，搅拌溶解后，加入0.05g盐酸萘乙二胺，溶解后，用水稀释至1000mL，为贮备液。置于棕色瓶中于冰箱内保存，可稳定1个月。临用前，取4份此液与1份水混合。吸收液在使用过程中应避免日光直接照射。
(2) 三氧化铬砂子：取20~30目砂子，用6mol/L盐酸溶液浸泡过夜，倾去盐酸溶液，用水清洗至中性，于105℃干燥。称取95g处理后的砂子加到由5g三氧化铬和2mL水调成的糊中，搅拌均匀；滗去多余的溶液，在红外线灯下烤干，颜色应为暗红色，置于瓶内备用。

(3)氧化氮标准溶液：准确称取 0.1500g 亚硝酸钠(于 105℃ 干燥 2h，优级纯)，溶于水，定量转移入 1000mL 容量瓶中，稀释至刻度。此液为 0.10mg/mL 标准贮备液。置于冰箱内可保存 1 个月。临用前，用水稀释成 5.0μg/mL 氧化氮标准溶液。或用国家认可的标准溶液配制。

四、样品的采集、运输和保存

现场采样按照 GBZ 159 执行。

在采样点，用两只各装有 5.0mL 吸收液的多孔玻板吸收管平行放置，一只进气口接氧化管，另一只不接，各以 0.5L/min 流量采集空气样品，直到吸收液呈现淡红色为止。

采样后，立即封闭吸收管进出气口，置于清洁的容器内运输和保存。样品尽量在当天测定。

五、分析步骤

(1)对照试验：将装有 5.0mL 吸收液的多孔玻板吸收管带至采样点，除不连接采样器采集空气样品外，其余操作同样品，作为样品的空白对照。

(2)样品处理：用采过样的吸收管中的吸收液洗涤进气管内壁 3 次，放置 15min，供测定。若样品液中待测物的浓度超过测定范围，可用吸收液稀释后测定，计算时乘以稀释倍数。

(3)标准曲线的绘制：取 7 只具塞比色管，分别加入 0.00、0.05、0.10、0.20、0.30、0.50、0.70(单位：mL) 标准溶液，各加水至 1.0mL，加入 4.0mL 吸收液，配成 0.00、0.25、0.50、1.00、1.50、2.50、3.50(单位：μg) 氧化氮标准系列。将各标准管摇匀后，放置 15min；在 540nm 波长下测量吸光度。每个浓度重复测定 3 次，以吸光度均值对氧化氮含量(单位：μg)绘制标准曲线。

(4)样品测定：用测定标准系列的操作条件测定样品溶液和空白对照溶液，样品的吸光度减去空白对照的吸光度后，由标准曲线得氧化氮的含量(单位：μg)。

六、计算

(1)按式(1)将采样体积换算成标准采样体积：

$$V_0 = V \times \frac{293}{273 + t} \times \frac{P}{101.3} \tag{1}$$

式中：V_0——标准采样体积，L；

V——采样体积，L；

t——采样点的温度，℃；

P——采样点的大气压，kPa。

(2)按式(2)计算空气中氧化氮的浓度：

$$C = \frac{m}{V_0} \times 1.32 \tag{2}$$

式中：C——空气中氧化氮的浓度，mg/m^3；

m——测得样品溶液中氧化氮的含量，μg；

1.32——由气态氧化氮换算成液态氧化氮的系数；

V_0——标准采样体积，L。

(3) 不接氧化管的吸收管测得的是二氧化氮浓度，接氧化管的吸收管测得的是一氧化氮和二氧化氮的总浓度，由后者浓度减去前者浓度，即为一氧化氮浓度。

(4) 时间加权平均容许浓度按 GBZ159 规定计算。

七、说明

(1) 本法的检出限为 $0.018\mu g/mL$；最低检出浓度为 $0.009 mg/m^3$（以采集 10L 空气样品计）。测定范围为 $0.018 \sim 0.7 \mu g/mL$；相对标准偏差为 $1.3\% \sim 3.4\%$。

(2) 本法的采样效率为 98.4%。

(3) 分别测定一氧化氮和二氧化氮进行平行采样时，平行管的进气口必须尽量靠近，采样的开始时间和结束时间一致。

实验十三 氨的纳氏试剂分光光度法

一、原理

空气中的氨用大型气泡吸收管采集，在碱性溶液中，氨与纳氏试剂反应生成黄色；于 420nm 波长下测量吸光度，进行测定。

二、仪器

(1) 大型气泡吸收管。
(2) 空气采样器，流量 0~3 L/min。
(3) 具塞比色管，10mL。
(4) 分光光度计。

三、试剂

实验用水为无氨蒸馏水。
(1) 硫酸，ρ_{20} = 1.84g/mL。
(2) 吸收液：硫酸溶液(0.01mol/L)。将 26.6mL 硫酸缓缓加入 1000mL 水中。
(3) 纳氏试剂：溶解 17g 氯化汞于 300mL 水中；另溶解 35g 碘化钾于 100mL 水中；将前液慢慢加入后液中至生成红色沉淀为止。加入 600mL 氢氧化钠溶液(200g/L)和剩余的氯化汞溶液混匀。贮存于棕色瓶中，于暗处放置数日，取出上清液置于另一棕色瓶中，用胶塞塞紧，避光保存。
(4) 标准溶液：准确称取 0.3879g 硫酸铵(于 80℃ 干燥 1h)，溶于吸收液中，定量转移入 100mL 容量瓶中，用吸收液稀释至刻度。此溶液为 1.0mg/mL 氨标准贮备液。临用前，用吸收液稀释成 20.0μg/mL 氨标准溶液。或用国家认可的标准溶液配制。

四、样品的采集、运输和保存

现场采样按照 GBZ 159 执行。
在采样点，串联两只各装有 5.0mL 吸收液的大型气泡吸收管，以 0.5L/min 流量采集 15min 空气样品。

采样后，立即封闭吸收管进出气口，置清洁的容器内运输和保存。样品尽量在当天测定。

五、分析步骤

(1) 对照试验：将装有 5.0mL 吸收液的大型气泡吸收管带至采样点，除不采集空气样品外，其余操作同样品，作为样品的空白对照。

(2) 样品处理：将采过样的吸收液洗涤吸收管内壁 3 次。前后管分别取出 1.0mL 样品溶液于具塞比色管中，加吸收液至 10mL，摇匀，供测定。若浓度超过测定范围，用吸收液稀释后测定，计算时乘以稀释倍数。

(3) 标准曲线的绘制：取 7 只具塞比色管，分别加入 0.00、0.10、0.30、0.50、0.70、0.90、1.20(单位：mL)氨标准溶液，各加吸收液至 10.0mL，配成 0.0、2.0、6.0、10.0、14.0、18.0、24.0(单位：μg)氨标准系列。向各标准管中加入 0.5mL 纳氏试剂，摇匀；放置 5min，于 420nm 波长下测量吸光度；每个浓度重复测定 3 次，以吸光度均值对氨含量(μg)绘制标准曲线。

(4) 样品测定：用测定标准系列的操作条件测定样品溶液和空白对照溶液。样品吸光度减去样品空白对照吸光度后，由标准曲线得氨含量(μg)。

六、计算

(1) 按式(1)将采样体积换算成标准采样体积。

$$V_0 = V \times \frac{293}{273+t} \times \frac{P}{101.3} \tag{1}$$

式中：V_0——标准采样体积，L；
$\quad\quad V$——采样体积，L；
$\quad\quad t$——采样点的温度，℃；
$\quad\quad P$——采样点的大气压，kPa。

(2) 按式(2)计算空气中氨的浓度：

$$C = \frac{5 \times (m_1 + m_2)}{V_0} \tag{2}$$

式中：C——空气中氨的浓度，mg/m³；
$\quad\quad m_1, m_2$——测得前后样品管中氨的含量，μg；
$\quad\quad V_0$——标准采样体积，L。

(3) 时间加权平均容许浓度按 GBZ159 规定计算。

七、说明

(1) 本法的检出限为 0.2μg/mL；最低检出浓度为 0.13mg/m³(以采集 7.5L 空气样品

计)。测定范围为 0.2~2.4μg/mL；相对标准偏差为 2.4%。

(2) 本法前管的采样效率大于 80%。

(3) 甲醛和硫化氢对测定有干扰。在吸收管前加醋酸铅棉花管，可消除硫化氢的干扰。

实验十四　氰化氢和氰化物的异烟酸钠-巴比妥酸钠分光光度法

一、原理

空气中氰化氢用氢氧化钠溶液采集，氰化物用微孔滤膜采集，在弱酸性溶液中，与氯胺T反应生成氯化氰，再与异烟酸钠反应并水解生成戊烯二醛酸，再与巴比妥酸缩合成紫色化合物，在600nm波长下测量吸光度，进行测定。

二、仪器

(1) 小型气泡吸收管。
(2) 微孔滤膜，孔径0.8μm。
(3) 小型塑料采样夹，滤料直径25mm。
(4) 空气采样器，流量0~3L/min。
(5) 具塞刻度试管，10mL。
(6) 恒温水浴。
(7) 分光光度计。

三、试剂

实验用水为蒸馏水。
(1) 吸收液：氢氧化钠溶液(40g/L)。
(2) 酚酞溶液：溶解0.1g酚酞于50mL乙醇(95%)中，用水稀释至100mL。
(3) 乙酸溶液：将1mL乙酸加入20mL水中。
(4) 缓冲液，pH=5.8：溶解68.0g磷酸二氢钾和7.6g磷酸氢二钠($Na_2HPO_4 \cdot 12H_2O$)于1000mL水中。
(5) 氯胺T溶液，10g/L，临用前配制。
(6) 显色溶液：溶解1g异烟酸和1g巴比妥酸于100mL吸收液中，若有沉淀，需过滤。置于棕色瓶中在冰箱内保存。
(7) 试银灵：溶解0.02g试银灵(玫瑰红酸银)于100mL丙酮中。
(8) 标准溶液：溶解0.2g氰化钾于100mL吸收液中。用下法标定。此溶液为CN^-标准贮备液。于冰箱内保存。临用前，用吸收液稀释成 1.0μg/mLCN⁻ 标准溶液。或用国家认可的锑标准溶液配制。

标定方法：取 10.0mL 此溶液于 250mL 锥形瓶中，加入 1mL 试银灵指示剂，用 0.0200 mol/L 硝酸银溶液滴定至溶液由黄色变成浑浊的橙红色为止。根据硝酸银溶液的用量计算出 CN⁻ 的浓度，1.0mL 硝酸银溶液(0.0200mol/L)相当于 1.04mg CN⁻：

$$CN^- 的浓度(mg/mL) = \frac{1.04(mg/mL) \times 硝酸银溶液的用量(mL)}{10(mL)}$$

四、样品的采集、运输和保存

现场采样按照 GBZ 159 执行。

(1)氰化氢的采集：在采样点，串联两只装有 2.0mL 吸收液的小型气泡吸收管，以 200mL/min 流量采集 10min 空气样品。

采样后，立即封闭吸收管进出气口，置清洁的容器内运输和保存。样品尽量在当天测定。

(2)氰化物的采集：在采样点，将装好微孔滤膜的小型塑料采样夹，以 1L/min 流量采集 5min 空气样品。

采样后，将滤膜放入具塞刻度试管内运输和保存。在室温下，样品至少可保存 7d。

五、分析步骤

(1)对照试验：将装有 2.0mL 吸收液的小型气泡吸收管或装有微孔滤膜的小型塑料采样夹带至采样点，除不采集空气样品外，其余操作同样品，作为样品的空白对照。

(2)样品处理：

①氰化氢样品处理：用采过样的吸收管中的吸收液洗涤进气管内壁 3 次；前后管取出 1.0mL 样品溶液置于一个具塞刻度试管中，加入 3.0mL 水，摇匀，供测定。若浓度超过测定范围，用吸收液稀释后测定，计算时乘以稀释倍数。

②氰化物样品处理：向装有滤膜的具塞刻度试管中加入 10.0mL 水，洗脱 10min。取出 5.0mL，置于另一具塞刻度试管中，供测定。若浓度超过测定范围，用水稀释后测定。

(3)标准曲线的绘制：取 6 只具塞刻度试管，分别加入 0.00、0.10、0.50、1.00、1.50、2.00(单位：mL)CN⁻ 标准溶液，各加水至 5.0mL，配成 0.00、0.10、0.50、1.00、1.50、2.00(单位：μg) CN⁻ 标准系列。向各标准系列管中加 1 滴酚酞溶液，用乙酸溶液中和至酚酞退色；加 1.5mL 缓冲液和 0.2mL 氯胺 T 溶液，摇匀后，盖塞放置 5min；加 2.5mL 显色溶液，加水至刻度，摇匀；在 25~40℃ 水浴中放置 40min；取出，冷却后，在 600nm 波长下测量吸光度。每个浓度重复测定 3 次，以吸光度均值对 CN⁻ 含量(μg)绘制标准曲线。

(4)样品测定：用测定标准系列的操作条件测定样品溶液和空白对照溶液；样品的吸光度减去空白对照的吸光度后，由标准曲线得 CN⁻ 的含量(μg)。

六、计算

(1) 按式(1)将采样体积换算成标准状况下的体积。

$$V_0 = V \times \frac{293}{273+t} \times \frac{P}{101.3} \tag{1}$$

式中：V_0——标准采样体积，L；
　　　V——采样体积，L；
　　　t——采样点的温度，℃；
　　　P——采样点的大气压，kPa。

(2) 按式(2)计算空气中 CN^- 的浓度：

$$C = \frac{2m}{V_0} \tag{2}$$

式中：C——空气中 CN^- 的浓度，mg/m³；
　　　m——测得样品溶液中 CN^- 的含量，μg；
　　　V_0——换算成标准状况下的采样体积，L。

(3) 时间加权平均容许浓度按 GBZ159 规定计算。

七、说明

(1) 本法的检出限为 0.1μg/mL；氰化氢最低检出浓度为 0.1mg/m³（以采集2L空气样品计），氰化物最低检出浓度为 0.04mg/m³（以采集5L空气样品计）。测定范围为 0.1~2μg/mL；相对标准偏差为 1.8%~3.1%。

(2) 本法的平均采样效率为 99.7%。

(3) 加入氯胺T时，溶液应是中性。一定要盖紧塞子振摇，否则，生成的氯化氰可能挥发。显色反应需在 pH 5.4~5.8 范围内。异烟酸钠用量对测定影响很大，其浓度不能低于 10g/L。

(4) 硫氰酸根干扰测定。

实验十五 工作场所空气中氯气的甲基橙分光光度法

一、原理

空气中氯气用大型气泡吸收管采集,在酸性溶液中,氯置换出溴化钾中的溴,溴破坏甲基橙分子结构使其退色;根据退色程度,于515nm波长处测量吸光度,定量测定。

二、仪器

(1)大型气泡吸收管。
(2)空气采样器,流量0~1L/min。
(3)具塞比色管,10mL。
(4)分光光度计。

三、试剂

实验用水为无氯蒸馏水。
(1)吸收液:称取0.1000g甲基橙,溶于100mL 40~50℃水中,冷却后加入20mL 95%(V/V)乙醇,用水定量转移入1000mL容量瓶中,并稀释至刻度。1mL此溶液约相当于24μg氯。
标定方法:
量取5.0mL此溶液于100mL锥形瓶中,加入0.1g溴化钾、20mL水和5mL硫酸溶液(2.57mol/L);用5mL微量滴定管逐滴加入氯标准溶液;在滴定至接近终点时,每加1滴必须振摇5min,待颜色完全退去后才能再加,滴加至甲基橙红色退去为止。根据标准溶液用量计算1mL此溶液相当于氯的含量。
然后,取相当于1.25mg氯的此溶液(约50mL)于500mL容量瓶中,加入1g溴化钾,加水至刻度。1mL此溶液相当于2.5μg氯。再取400mL此溶液与100mL硫酸溶液(2.57mol/L)混合,为吸收液。
(2)标准溶液:准确称取0.3925g溴酸钾(于105℃干燥2h),溶于水并定量转移入500mL容量瓶中,稀释至刻度。此溶液1mL相当于1.0mg氯标准贮备液。临用前,用水稀释成1mL相当于10.0μg氯标准溶液。或用国家认可的标准溶液配制。

四、样品的采集、运输和保存

现场采样按照 GBZ 159 执行。

在采样点,将装有 5.0mL 吸收液的大型气泡吸收管,以 500mL/min 流量采集 10min 空气样品。

采样后,封闭吸收管的进出气口,置清洁容器内运输和保存。样品应在 48h 内测定。

五、分析步骤

(1)对照试验:将装有 5.0mL 吸收液的大型气泡吸收管带至采样点,除不连接空气采样器采集空气样品外,其余操作同样品,作为样品的空白对照。

(2)样品处理:用采过样的吸收液洗涤进气管内壁 3 次。将吸收液倒入具塞比色管中,用 1.0mL 吸收液洗涤吸收管,洗涤液倒入具塞比色管中,摇匀。若样品液中待测物的浓度超过测定范围,可用吸收液稀释后测定,计算时乘以稀释倍数。

(3)标准曲线的绘制:取 6 只具塞比色管,分别加入 0.00、0.10、0.20、0.40、0.60、0.80(单位:mL)氯标准溶液,各加水至 1.00mL,配成 0.0、1.0、2.0、4.0、6.0、8.0(单位:μg)氯标准系列。各标准管加入 5.0mL 吸收液,摇匀;放置 20min,于 515nm 波长下测量吸光度;每个浓度重复测定 3 次,以吸光度均值对相应的氯含量(单位:μg)绘制标准曲线。

(4)样品测定:用测定标准系列的操作条件测定样品和空白对照溶液。样品吸光度值减去样品空白对照吸光度值后,由标准曲线得氯含量(单位:μg)。

六、计算

(1)按式(1)计算标准采样体积:

$$V_0 = V \times \frac{293}{273+t} \times \frac{P}{101.3} \tag{1}$$

式中:V_0——标准采样体积,L;
V——采样体积,L;
t——采样点的温度,℃;
P——采样点的大气压,kPa。

(2)按式(2)计算空气中氯的浓度:

$$C = \frac{m}{V_0} \tag{2}$$

式中:C——空气中氯的浓度,mg/m³;
m——测得样品溶液中氯的含量,μg;

V_0——标准采样体积,L。

七、说明

(1)本法的检出限为 0.2μg/mL;最低检出浓度为 0.2mg/m³(以采集 5L 空气样品)。测定范围为 0.2~8μg/mL;相对标准偏差为 0.7%~2.8%。

(2)本法采样效率为 98.5%~100%。采样时,若吸收液颜色迅速退去,则应立即结束采样。

(3)标准系列和样品使用的吸收液应是同一次配制的。

(4)氯化氢和氯化物对测定无干扰。

实验十六　工作场所空气中氯化氢和盐酸的离子色谱法

一、原理

空气中氯化氢和盐酸用装有碱性溶液的多孔玻板吸收管采集，经色谱柱分离，电导检测器检测，保留时间定性，峰高或峰面积定量。

二、仪器

(1)多孔玻板吸收管。
(2)空气采样器，流量 0~1L/min。
(3)微孔滤膜，孔径 0.2μm。
(4)过滤装置。
(5)具塞刻度试管，5mL。
(6)离子色谱仪，仪器操作条件：
①色谱柱：Ionpac AS 4A 阴离子色谱柱和 Ionpac AG 4A 阴离子保护柱，或同类型的柱；
②流动相：吸收液；
③流动相流量：1.5mL/min。

三、试剂

实验用水为去离子水。
(1)吸收液(流动相)：称取 1.908g 碳酸钠和 1.428g 碳酸氢钠溶于 100mL 水中，置冰箱内备用。临用前，取出 10mL，用水稀释至 1L。
(2)标准溶液：称取 0.2044g 氯化钾(于 110℃ 干燥 2h)，溶于水，定量转移入 1000mL 容量瓶中，稀释至刻度。此溶液为 100μg/mL 标准贮备液。临用前，用吸收液稀释成 10.0μg/mL 氯化氢标准溶液。或用国家认可的标准溶液配制。

四、样品的采集、运输和保存

现场采样按照 GBZ 159 执行。

在采样点，用一只装有 5.0mL 吸收液的多孔玻板吸收管，以 1L/min 流量采集 15min 空气样品。

采样后，立即封闭吸收管的进出气口；置清洁容器内运输和保存，在室温下样品可保存 7d。

五、分析步骤

(1) 对照试验：将一只装有 5.0mL 吸收液的多孔玻板吸收管带至采样点，除不连接空气采样器采集空气样品外，其余操作同样品，作为样品的空白对照。

(2) 样品处理：用吸收管中的吸收液洗涤吸收管进气管内壁 3 次，用微孔滤膜过滤入具塞刻度试管中，供测定。若样品液中待测物的浓度超过测定范围，可用吸收液稀释后测定，计算时乘以稀释倍数。

(3) 标准曲线的绘制：取 4 只具塞刻度试管，分别加入 0.00、0.25、0.75、1.25(单位：mL)氯化氢标准溶液，各加吸收液至 5.0mL，配成 0.00、0.50、1.50、2.50(单位：μg/mL)氯化氢标准系列。按照仪器操作条件，将离子色谱仪调节至最佳测定条件，进样 50μL，分别测定标准系列，每个浓度重复测定 3 次，以峰高或峰面积均值对相应的氯化氢浓度(μg/mL)绘制标准曲线。

(4) 样品测定：用测定标准系列的操作条件测定样品溶液和样品空白对照溶液。测得的样品峰高或峰面积值减去样品空白对照的峰高或峰面积值后，由标准曲线得氯化氢的浓度(μg/mL)。

六、计算

(1) 按式(1)将采样体积换算成标准采样体积。

$$V_0 = V \times \frac{293}{273+t} \times \frac{P}{101.3} \quad (1)$$

式中：V_0——标准采样体积，L；

V——采样体积，L；

t——采样点的温度，℃；

P——采样点的大气压，kPa。

(2) 按式(2)计算空气中氯化氢的浓度：

$$C = \frac{5c}{V_0} \quad (2)$$

式中：C——空气中氯化氢的浓度，mg/m³；

5——吸收液的体积，mL；

c——测得样品溶液中氯化氢的浓度，μg/mL；

V_0——标准采样体积，L。

七、说明

(1) 本法的检出限为 0.08μg/mL；最低检出浓度为 0.027mg/m^3（以采集 15L 空气样品计）。测定范围为 0.08~2.5μg/mL；相对标准偏差为 3.0%~3.3%。

(2) 本法的采样效率为 93%~100%。

(3) 本法可以同时测定空气中的 HF、HCl 和 H_2SO_4。

实验十七　工作场所空气中二氧化硫的测定

一、二氧化硫的甲醛缓冲液-盐酸副玫瑰苯胺分光光度法

(一) 原理

空气中二氧化硫用甲醛缓冲液采集,生成稳定的羟甲基磺酸,加氢氧化钠后释放出二氧化硫,与盐酸副玫瑰苯胺反应生成红色化合物,于 575nm 波长下测量吸光度,进行定量。

(二) 仪器

(1) 多孔玻板吸收管。
(2) 空气采样器,流量 0~1L/min。
(3) 具塞比色管,25mL。
(4) 分光光度计。

(三) 试剂

实验用水为蒸馏水。
(1) 磷酸,$\rho_{25}=1.68g/mL$。
(2) 氢氧化钠溶液,40g/L。
(3) 吸收液,甲醛缓冲液:称取 1.82g 环己二胺四乙酸,溶于 10mL 氢氧化钠溶液,用水稀释至 100mL,置于冰箱内保存。取 20 mL 此液和 5.3mL 甲醛、2.04g 邻苯二甲酸氢钾,用水稀释至 100mL,置于冰箱内保存。临用前,再用水稀释 100 倍。
(4) 磷酸溶液:量取 82mL 磷酸用水稀释至 200mL。
(5) 氨基磺酸溶液,3g/L。
(6) 盐酸副玫瑰苯胺溶液:精确称取 0.2g 盐酸副玫瑰苯胺盐酸盐,溶于 100mL 盐酸(1mol/L)中。吸取 20mL 此液于 250mL 容量瓶中,加入 200mL 磷酸溶液,用水稀释至刻度。放置 24h 后使用。可稳定 4 个月。
(7) 标准溶液:称取 0.15g 偏亚硫酸钠($Na_2S_2O_5$)或 0.2g 亚硫酸钠,溶于 250mL 水中。标定其准确浓度后,为标准贮备液($\approx 400\mu g/mL$)。标定方法见上法。再用吸收液稀释成 $4.0\mu g/mL$ 二氧化硫标准溶液,置于冰箱内可稳定 1 个月。或用国家认可的标准溶液配制。

(四)样品的采集、运输和保存

现场采样按照 GBZ 159 执行。

在采样点,用 1 只装有 10.0mL 吸收液的多孔玻板吸收管,以 0.5L/min 流量采集 15min 空气样品。

采样后,置清洁的容器内运输和保存。样品在室温下可稳定 15d。

(五)分析步骤

(1)对照试验:将装有 10.0mL 吸收液的多孔玻板吸收管带至采样点,除不连接空气采样器采集空气样品外,其余操作同样品,作为样品的空白对照。

(2)样品处理:用吸收管中的吸收液洗涤进气管内壁 3 次。取 4.0mL 于具塞比色管中,加入 6mL 吸收液,混匀,供测定。若样品液中待测物的浓度超过测定范围,可用吸收液稀释后测定,计算时乘以稀释倍数。

(3)标准曲线的绘制:在 5 只具塞比色管中,分别加入 0.00、1.50、2.00、2.50、4.00(单位:mL)二氧化硫标准溶液,各加吸收液至 10.0mL,配成 0.00、0.60、0.80、1.00、1.60(单位:μg/mL)二氧化硫标准系列。向各标准管中加入 1.0mL 氨基磺酸溶液,摇匀,放置 10min。加 1.0mL 氢氧化钠溶液。迅速将此溶液倒入装有 3mL 盐酸副玫瑰苯胺溶液的具塞比色管中,塞好塞子,混匀。在 (20±2)℃水浴中反应 15min。取出,于 575nm 波长下,以水作参比测量吸光度,每个浓度重复测定 3 次,以测得的吸光度均值对相应的二氧化硫浓度(μg/mL)绘制标准曲线。如表 6.17.1 所示。

表 6.17.1　　　　　　　　标准系列的配制

管号	0	1	2	3	4
加入量(mL)	0	1.50	2.00	2.50	4.00
含量(μg/mL)					
吸光度					

(4)样品测定:用测定标准管的操作条件测定样品溶液和空白对照溶液,测得的样品吸光度值减去空白对照的吸光度值后,由标准曲线得二氧化硫的浓度(μg/mL)。

(六)计算

(1)按式(1)将采样体积换算成标准采样体积。

$$V_0 = V \times \frac{293}{273+t} \times \frac{P}{101.3} \tag{1}$$

式中:V_0——标准采样体积,L;

　　　V——采样体积,L;

　　　t——采样点的温度,℃;

P——采样点的大气压，kPa。

(2)按公式(2)计算空气中二氧化硫的浓度：

$$C = \frac{10c}{V_0} \tag{2}$$

式中：C——空气中二氧化硫的浓度，mg/m³；

c——测得样品溶液中二氧化硫的浓度，μg/mL；

10——样品的总体积，mL；

V_0——标准采样体积，L。

(3)时间加权平均容许浓度按 GBZ 159 规定计算。

(七)说明

(1)本法的检出限为 0.045μg/mL。最低检出浓度为 0.06mg/m³(以采集 7.5L 空气样品计)。测定范围为 0.45~1.6μg/mL。平均相对标准偏差小于 5.0%。

(2)本法的平均采样效率大于99%。

(3)显色剂加入方式对吸光度影响很大，一定要按本操作步骤进行。

(4)氧化氮的干扰用氨基磺酸消除；15μg 以下的 Mn^{2+}、Cr^{3+}、Cu^{2+} 不干扰测定；0.5μgCr^{6+} 即可引起退色，故应避免用铬酸洗液洗涤玻璃仪器。

二、二氧化硫的甲醛溶液吸收-盐酸副玫瑰苯胺比色法

(一)原理

空气中二氧化硫被甲醛缓冲溶液吸收后，生成稳定的羟基甲基磺酸，加氢氧化钠后，与盐酸副玫瑰苯胺作用，生成紫红色化合物，比色定量。

(二)仪器

(1)可调定量加液器 5mL，加液管口内径为 1.5~2mm。

(2)其他所用仪器同"一"法。

(三)试剂

(1)吸收液(甲醛-邻苯二甲酸氢钾缓冲液)。

①贮备液：称量 2.04g 邻苯二甲酸氢钾和 0.364g 乙二胺四乙酸二钠(EDTA-2Na)溶于水中，移入 1L 容量瓶中，再加入 5.30mL37%甲醛溶液，用水稀释至刻度。储于冰箱，可保存一年。

②使用溶液：临用时，将上述吸收贮备液用水稀释 10 倍。

(2)2mol/L 氢氧化钠溶液：称取 8.0g 氢氧化钠溶于 100mL 水中。

(3)3g/L 氨磺酸钠溶液：称取 0.3g 氨磺酸钠，加入 2mol/L 氢氧化钠溶液 3.0mL，用水稀释至 100mL。

(4)4.5mol/L 磷酸：量取 307mL 磷酸(优级纯，$\rho_{20}=1.69g/mL$)，用水稀释至 1L。

(5)0.25g/L 盐酸副玫瑰苯胺(PRA)溶液：称取 0.025gPRA 溶于 100mL4.5mol/L 磷酸溶液中。

(6)二氧化硫标准溶液：称取 0.20g 亚硫酸钠(Na_2SO_3)及 0.01g 乙二胺四乙酸二钠盐(EDTA-2Na)溶于 200mL 新煮沸并冷却的水中。此溶液每毫升含 320~400μg 二氧化硫。溶液需放置 2~3h 后用碘量法标定其准确浓度。标定方法和所用试剂同"一"法。标定后立即用吸收液稀释成 1.00mL 含 5μg 二氧化硫的标准溶液。

(7)二氧化硫渗透管：用重量法校准渗透管，渗透率范围为 0.1~2.0μg/min，不确定度为 2%。

(四)采样

30~60min 采样：用一个内装 8mL 吸收液的普通型多孔玻板吸收管，以 0.5L/min 流量，采气 15~30L。采样期间应避免日光照射样品。吸收液温度保持在 30℃以下。记录采样时的温度和大气压力。

(五)分析步骤

1. 标准曲线的绘制

用标准溶液绘制标准曲线：取 6 个 25mL 具塞比色管，按表 6.17.2 制备标准色列管。

表 6.17.2　　　　　　　　　　　　标准色列的制备

	0	1	2	3	4	5
SO_2 标准溶液(mL)						
吸收液(mL)						
二氧化硫含量(μg)						

于标准色列各管中分别加入 1.0mL3g/L 氨磺酸钠溶液，0.5mL2.0mol/L 氢氧化钠溶液，1mL 水，充分混匀后，再用可调定量加液器将 2.5mL 0.25g/L PRA 溶液快速加入混合溶液中，立即盖塞颠倒混匀(如无可调定量加液器，也可采用倒加 PRA 溶液：将加入氨磺酸钠溶液、氢氧化钠溶液和水的混合溶液混匀后，再倒入事先装有 2.5mL0.25g/L PRA 溶液的另一组比色管中，立即盖塞颠倒混匀)，放入恒温水浴中显色。用 10mm 比色皿，以水作参比，在波长 570nm 处，测定各管吸光度。以二氧化硫含量(单位：μg)为横坐标，吸光度为纵坐标，绘制标准曲线，并计算回归线的斜率。以斜率的倒数作为样品测定的计算因子 Bs(单位：μg)。

2. 样品测定

(1)30~60min 样品测定：将吸收液全部移入比色管中，用少量吸收液洗吸收管，合并样品溶液使总体积为 10mL，然后按用标准溶液绘制标准曲线的操作步骤测定吸光度。

(2)24h 样品测定：用水补充到采样前的吸收液的体积。准确量取 10.0mL 样品溶液，按用标准溶液绘制标准曲线的操作步骤测定吸光度。

在每批样品测定的同时,用未采样的吸收液作试剂空白的测定。

(六)计算

同盐酸副玫瑰苯胺分光光度法。

(七)说明

(1)方法灵敏度:10mL 吸收液中含有 1μg 二氧化硫,吸光度值为 0.034±0.003(减空白值)。

(2)方法检出限和可测浓度范围同盐酸副玫瑰苯胺分光光度法。

(3)方法精密度和准确度:用标准溶液制备标准曲线时,各浓度点重复测定的平均相对标准差为 4.5%;5μg/10mL 的标准样品,重复测定的相对标准差小于 5%;标准气的浓度为 100~200μg/m³ 时,测定值与标准值的相对误差小于 20%。样品加标回收率为 101%($n=13$)。

(4)干扰及排除:

①加入氨磺酸钠溶液可消除氮氧化物的干扰,采样后放置一段时间可使臭氧自行分解,加入磷酸和乙二胺四乙酸二钠盐,可以消除或减小某些重金属的干扰。

②空气中一般浓度水平的某些重金属和臭氧、氮氧化物不干扰本法测定。当 10mL 样品溶液中含有 1μg Mn^{2+} 或 0.3μg 以上 Cr^{6+} 时,对本方法测定有负干扰。加入环己二胺四乙酸二钠(简称 CDTA)可消除 0.2mg/L 浓度的 Mn^{2+} 的干扰;增大本方法中的加碱量(如加入 2.0mol/L 的氢氧化钠溶液 1.5mL)可消除 0.1mg/L 浓度的 Cr^{6+} 的干扰。

为减少 Cr^{6+} 的干扰,本方法所用的所有玻璃器皿不得用铬酸洗液处理,而应使用 10% 的盐酸溶液浸泡处理后,洗涤晾干使用。

(5)二氧化硫在吸收液中的稳定性:本法所用吸收液在 40℃ 气温下,放置 3 天,损失率为 1%,37℃ 下 3 天损失率为 0.5%。

(6)配制亚硫酸钠溶液时加入少量 EDTA-2Na,可使亚硫酸根浓度比较稳定。其原因为:SO_3^{2-} 被水中的溶解氧氧化时,受试剂及水中微量 Fe^{3+} 的催化作用而加快,加入 EDTA 络合 Fe^{3+},使 SO_3^{2-} 浓度较稳定。

(7)本方法克服了四氯汞盐吸收-盐酸副玫瑰苯胺分光光度法对显色温度的严格要求,适宜的显色温度范围较宽(15~25℃),可根据室温加以选择。但样品应与标准曲线在同一温度、时间条件下显色测定。

(8)显色剂 PRA 溶液的加入方式一般多以倒加方法显色,即用两组比色管,将 A 组管碱性样品溶液倒入事先装有 PRA 溶液的 B 组管中测定。若按通常操作方式顺加(又称"正加"),则精密度较差。经对正加、倒加法进行多次比较实验证明,两种方式其结果是一致的。正加时采用可调定量加液器,按规定量将 PRA 溶液吸取后直接加压挤射入样品溶液中,可使碱性样品溶液在瞬间转变为适宜显色反应的强酸性溶液,从而简化了操作手续,减少了污染,节省了玻璃仪器用量。

(9)当采样区域大气中锰含量较高时,吸收液应按以下步骤配制 0.05mol/L 环己二胺四乙酸二钠溶液：称取 1.82g 反式-1,2-环己二胺四乙酸（简称 CDTA），溶解于 5.0mL2mol/L 氢氧化钠溶液，用水稀释至 100mL。

0.001mol/L CDTA 使用液：将 0.05mol/L 的 CDTA 溶液稀释 50 倍。使用时将吸收贮备液和 CDTA 使用液 1+1 混合，混合液再用水稀释 5 倍。

（10）本法与国标法（四氯汞盐溶液吸收-盐酸副玫瑰苯胺比色法）的比较：将本法与国标法进行现场平行采样测定比较，经测得 30 对数据做相关处理，配对 t 检验两种方法测定结果无显著性差别。说明两种方法测定结果一致。

实验十八　三氧化硫和硫酸的测定

一、三氧化硫和硫酸的离子色谱法

(一)原理

空气中三氧化硫和硫酸用装有碱性溶液的多孔玻板吸收管采集，经色谱柱分离，电导检测器检测，保留时间定性，峰高或峰面积定量。

(二)仪器

(1)多孔玻板吸收管。
(2)空气采样器，流量 0~3L/min。
(3)微孔滤膜，孔径 0.2μm。
(4)过滤装置。
(5)具塞刻度试管，5mL。
(6)离子色谱仪，仪器操作条件：
①色谱柱：Ionpac AS 4A 阴离子色谱柱和 Ionpac AG 4A 阴离子保护柱；
②流动相：吸收液；
③流动相流量：1.5mL/min。

(三)试剂

实验用水为去离子水。
(1)吸收液(流动相)：称取 1.908g 碳酸钠和 1.428g 碳酸氢钠溶于 100mL 水中，置冰箱内备用。临用前，取出 10mL，用水稀释至 1L。
(2)标准溶液：称取 0.1776g 硫酸钾(于 110℃ 干燥 2h)，溶于水，定量转移入 1000mL 容量瓶中，稀释至刻度。贮存在塑料瓶中。此溶液为 100μg/mL 标准贮备液。临用前，用吸收液稀释成 10.0μg/mL 硫酸标准溶液。或用国家认可的标准溶液配制。

(四)样品的采集、运输和保存

现场采样按照 GBZ 159 执行。
在采样点，用一只装有 5.0mL 吸收液的多孔玻板吸收管，以 1L/min 流量采集 15min 空气样品。

采样后，封闭吸收管的进出气口，在清洁的容器中运输和保存；在室温下样品可保存7d。

(五)分析步骤

(1)对照试验：将一只装有5.0mL吸收液的多孔玻板吸收管带至采样点，除不连接空气采样器采集空气样品外，其余操作同样品，作为样品的空白对照。

(2)样品处理：用吸收管中的吸收液洗涤吸收管进气管内壁3次，经微孔滤膜过滤后，加入具塞刻度试管中，供测定。若样品液中待测物的浓度超过测定范围，可用吸收液稀释后测定，计算时乘以稀释倍数。

(3)标准曲线的绘制：取4只具塞刻度试管，分别加入0.00、0.50、1.00、2.00(单位：mL)硫酸标准溶液，各加吸收液至5.0mL，配成0.0、1.0、2.0、4.0(单位：μg/mL)硫酸标准系列。按照仪器操作条件，将离子色谱仪调节至最佳测定条件，流动相流量为1.5mL/min，进样50μL，分别测定标准系列，每个浓度重复测定3次，以峰高或峰面积对相应的硫酸浓度(μg/mL)绘制标准曲线。

(4)样品测定：用测定标准系列的操作条件测定样品溶液和样品空白对照溶液。测得的样品峰高或峰面积值减去样品空白对照的峰高或峰面积值后，由标准曲线得硫酸的浓度(μg/mL)。

(六)计算

(1)按式(1)将采样体积换算成标准采样体积。

$$V_0 = V \times \frac{293}{273+t} \times \frac{P}{101.3} \tag{1}$$

式中：V_0——标准采样体积，L；
V——采样体积，L；
t——采样点的温度，℃；
P——采样点的大气压，kPa。

(2)按式(2)计算空气中硫酸的浓度：

$$C = \frac{5c}{V_0} \tag{2}$$

式中：C——空气中硫酸的浓度，mg/m³；
5——吸收液的体积，mL；
c——测得样品溶液中硫酸的浓度，μg/mL；
V_0——标准采样体积，L。

(3)时间加权平均容许浓度按GBZ 159规定计算。

(七)说明

(1)本法的检出限为0.46μg/mL；最低检出浓度为0.15mg/m³(以采集15L空气样品计)。测定范围为0.46~4μg/mL；相对标准偏差为2.6%~5.5%。

(2) 本法的采样效率为 92%~99%。

(3) 本法可以同时测定空气中的 HF、HCl 和 H_2SO_4。若单独检测硫酸雾时，用微孔滤膜采样，用 5.0mL 水洗脱，过滤后测定。

(4) 色谱柱可用同类型的柱。

二、三氧化硫和硫酸的氯化钡比浊法

(一) 原理

空气中三氧化硫和硫酸雾用微孔滤膜采集，用水洗脱后，与氯化钡反应生成硫酸钡；在 420nm 波长下测量吸光度，进行定量。

(二) 仪器

(1) 微孔滤膜，孔径 0.8μm。

(2) 采样夹，滤料直径为 40mm。

(3) 小型塑料采样夹，滤料直径为 25mm。

(4) 空气采样器，流量 0~3L/min 和 0~10L/min。

(5) 具塞比色管，10mL。

(6) 分光光度计。

(三) 试剂

实验用水为无硫酸根的蒸馏水。

(1) 盐酸，ρ_{20} = 1.18g/mL。

(2) 氯化钡溶液：称取 5g 氯化钡，溶于水中，加入 0.4mL 盐酸，加水至 100mL。

(3) 混合试剂：混合乙醇(95%V/V)：氯化钡溶液：乙二醇(或丙三醇) = 1:2:1。

(4) 标准溶液：准确称取 0.1776g 硫酸钾(在 105℃ 干燥 2h)，溶于水，并定量转移入 100mL 容量瓶中，用水稀释至刻度。此液为 1.0mg/mL 标准贮备液。临用前，用水稀释成 50.0μg/mL 硫酸标准溶液。或用国家认可的标准溶液配制。

(四) 样品的采集、运输和保存

现场采样按照 GBZ 159 执行。

(1) 短时间采样：在采样点，将装好微孔滤膜的采样夹，以 5L/min 流量采集 15min 空气样品。

(2) 长时间采样：在采样点，将装好微孔滤膜的小型塑料采样夹，以 1L/min 流量采集 2~8h 空气样品。

(3) 个体采样：在采样点，将装好微孔滤膜的小型塑料采样夹，佩戴在采样对象的前胸上部，尽量接近呼吸带，以 1L/min 流量采集 2~8h 空气样品。

采样后，将滤膜的采样面朝里对折 2 次后，置于具塞比色管内运输和保存。样品在室温下可保存3d。

(五)分析步骤

(1)对照试验：将装好微孔滤膜的采样夹带至采样点，除不连接空气采样器采集空气样品外，其余操作同样品，作为样品的空白对照。

(2)样品处理：向装有采过样的滤膜的具塞比色管中加入10.0mL水，振摇；放置5min，摇匀。取5.0mL样品溶液置另一具塞比色管中，供测定。若样品液中待测物的浓度超过测定范围，可用水稀释后测定，计算时乘以稀释倍数。

(3)标准曲线的绘制：取7只具塞比色管，分别加入0.00、0.10、0.20、0.60、1.00、1.40、2.00(单位：mL)硫酸标准溶液，各加水至5.0mL，配成0.0、5.0、10.0、30.0、50.0、70.0、100(单位：μg/mL)硫酸标准系列。向各标准管中加入2mL混合试剂，轻轻摇匀后，放置5min。于420nm波长下测量吸光度，每个浓度重复测定3次，以吸光度均值对相应的硫酸含量(单位：μg)绘制标准曲线。

(4)样品测定：用测定标准系列的操作条件测定样品溶液和空白对照溶液。测得的样品吸光度值减去空白对照吸光度值后，由标准曲线得硫酸含量(单位：μg)。

(六)计算

(1)按式(1)将采样体积换算成标准采样体积。

$$V_0 = V \times \frac{293}{273 + t} \times \frac{P}{101.3} \tag{1}$$

式中：V_0——标准采样体积，L；
　　　V——采样体积，L；
　　　t——采样点的温度，℃；
　　　P——采样点的大气压，kPa。

(2)按公式(2)计算空气中三氧化硫或硫酸的浓度：

$$C = \frac{2m}{V_0} \tag{2}$$

式中：C——空气中硫酸的浓度，mg/m³；乘以0.82即为三氧化硫的浓度。
　　　m——测得样品溶液中硫酸的含量，μg；
　　　V_0——标准采样体积，L。

(3)时间加权平均容许浓度按GBZ 159规定计算。

(七)说明

(1)本法的检出限为1μg/mL；最低检出浓度为0.13mg/m³(以采集75L空气样品计)。测定范围为1~20μg/mL；相对标准偏差为2.2%~6.0%。

(2)样品和标准各管的操作条件要一致；加混合试剂时要慢；测定前应将各管重新摇匀。

实验十九　硫化氢的硝酸银比色法

一、原理

空气中硫化氢用多孔玻板吸收管采集,与硝酸银反应生成黄褐色硫化银胶体溶液,比色定量。

二、仪器

(1) 多孔玻板吸收管。
(2) 空气采样器,流量 0~3L/min。
(3) 具塞比色管,10mL。

三、试剂

实验用水为蒸馏水。
(1) 硫酸,$\rho_{20}=1.84\text{g/mL}$。
(2) 吸收液:溶解 2g 亚砷酸钠于 100mL 碳酸铵溶液(50g/L)中,用水稀释至 1000mL。
(3) 淀粉溶液,10g/L:溶解 1g 可溶性淀粉于 10mL 冷水中,搅匀后,慢慢倒入 90mL 沸水中,边加边搅拌,煮沸 1min;放冷。
(4) 硝酸银溶液,10g/L:溶解 1g 硝酸银于 90mL 水中,加入 10mL 硫酸。放置过程中如有沉淀产生,需过滤。
(5) 硫代硫酸钠溶液:称取 25g 硫代硫酸钠($Na_2S_2O_3 \cdot 5H_2O$),溶于煮沸放冷的水中,转移入 1000mL 容量瓶中,加 0.4g 氢氧化钠,加水至刻度。
标定:准确称取 0.1500g 碘酸钾(于 105℃ 干燥 30min)于 250mL 碘量瓶中,加 100mL 水,加热溶解;放冷后,加入 3g 碘化钾和 10mL 冰乙酸,生成碘;迅速用硫代硫酸钠溶液滴定,直至颜色变成微黄,加入 1mL 淀粉溶液,继续滴定至蓝色退去。用下式计算硫代硫酸钠的浓度:

$$C = \frac{m}{0.03567v}$$

式中:C——硫代硫酸钠溶液的浓度,mol/L;
　　　m——碘酸钾的质量,g;

v——硫代硫酸钠的用量,mL。

(6)标准溶液:取 6.0mL 硫代硫酸钠溶液(0.1mol/L)于 100mL 容量瓶中,用煮沸放冷的水稀释至刻度。此溶液相当于 0.20mg/mL 硫化氢标准贮备液。临用前,用吸收液稀释成 20.0μg/mL 硫化氢标准溶液。

四、样品的采集、运输和保存

现场采样按照 GBZ 159 执行。

在采样点,串联 2 只各装有 10.0mL 吸收液的多孔玻板吸收管,以 0.5L/min 流量采集 15min 空气样品。

采样后,封闭吸收管的进出气口,置于清洁的容器内运输和保存。样品至少可保存 5d。

五、分析步骤

(1)对照试验:将装有 10.0mL 吸收液的多孔玻板吸收管带至采样点,除不连接空气采样器采集空气样品外,其余操作同样品,作为样品的空白对照。

(2)样品处理:用采过样的吸收液洗涤吸收管进气管内壁 3 次。前后管各取 5.0mL 吸收液于具塞比色管中,摇匀,供测定。若样品液中待测物的浓度超过测定范围,可用吸收液稀释后测定,计算时乘以稀释倍数。

(3)标准曲线的绘制:取 10 只具塞比色管,分别加入 0.00、0.10、0.20、0.30、0.40、0.50、0.60、0.70、0.80、1.00(单位:mL)硫化氢标准溶液,各加吸收液至 5.0mL,配成 0.00、2.0、4.0、6.0、8.0、10.0、12.0、14.0、16.0、20.0(单位:μg)硫化氢标准系列。向各标准管加入 0.2mL 淀粉溶液,摇匀;加入 1.0mL 硝酸银溶液,摇匀,放置 5min,供比色。

(4)样品测定:用测定标准系列的操作步骤测定样品溶液和样品空白对照溶液,用目视比色法与标准系列比色。测得的样品值减去空白对照值后,得硫化氢含量(单位:μg)。

六、计算

(1)按式(1)将采样体积换算成标准采样体积。

$$V_0 = V \times \frac{293}{273+t} \times \frac{P}{101.3} \tag{1}$$

式中:V_0——标准采样体积,L;
　　　V——采样体积,L;
　　　t——采样点的温度,℃;
　　　P——采样点的大气压,kPa。

(2)按式(2)计算空气中硫化氢的浓度。

$$C = \frac{2 \times (m_1 + m_2)}{V_0} \tag{2}$$

式中：C——空气中硫化氢的浓度，mg/m³；

m_1，m_2——测得前后管样品溶液中硫化氢的含量，μg；

V_0——标准采样体积，L。

七、说明

（1）本法的检出限为 0.4μg/mL；最低检出浓度为 0.53mg/m³（以采集 7.5L 空气样品计）。测定范围为 0.4~4μg/mL。平均相对标准偏差为 3.4%。

（2）硫化物对测定有干扰。

实验二十　工作场所空气中二硫化碳的测定

一、二硫化碳的二乙胺分光光度法

(一) 原理

空气中二硫化碳用活性炭管采集，用苯解吸后，二硫化碳与二乙胺和铜离子反应生成黄棕色二乙氨基二硫代甲酸铜；在435nm波长下测量吸光度，进行定量。

(二) 仪器

(1) 活性炭管：溶剂解吸型，内装100mg/50mg活性炭。
(2) 空气采样器，流量0~500mL/min。
(3) 溶剂解吸瓶，10mL。
(4) 分光光度计。

(三) 试剂

实验用水为蒸馏水。
(1) 氨水，$\rho_{25}=0.9$g/mL。
(2) 苯。
(3) 硫酸铜乙醇溶液：0.01g硫酸铜溶于20mL水，用95%(V/V)乙醇稀释至100mL。
(4) 显色剂：称取0.5g盐酸二乙胺，加20.0mL硫酸铜乙醇溶液和0.4mL氨水，溶解后，加95%(V/V)乙醇稀释至100mL。
(5) 标准溶液：于25mL容量瓶中加入10mL苯，准确称量，加数滴二硫化碳，再准确称量，加苯至刻度，混匀，由两次称量之差计算溶液中二硫化碳的含量，为标准贮备液。置冰箱内保存。临用前，用苯稀释成50μg/mL二硫化碳标准溶液。或用国家认可的标准溶液配制。

(四) 样品的采集、运输和保存

现场采样按照GBZ 159执行。
(1) 短时间采样：在采样点，打开活性炭管的两端，以200mL/min流量采集15min空气样品。
(2) 长时间采样：在采样点，打开活性炭管的两端，以50mL/min流量采集2~8h空气样品。

(3)个体采样:在采样点,打开活性炭管的两端,佩戴在采样对象的前胸上部,以 50mL/min 流量采集 2~8h 空气样品。

采样后立即封闭两端,置清洁容器内运输和保存。样品在冰箱内可保存 7d。解吸后应尽快测定。

(五)分析步骤

(1)对照试验:将活性炭管带至采样点,除不连接空气采样器采集空气样品外,其余操作同样品,作为样品的空白对照。

(2)样品处理:将采过样的前后两段活性炭分别倒入溶剂解吸瓶中,各加 5.0mL 苯,振摇 1min,解吸 30min。取 0.5mL 苯解吸液,加 4.5mL 显色液,供测定。若解吸液中待测物的浓度超过测定,可用苯稀释后测定,计算时乘以稀释倍数。

(3)标准曲线的绘制:取 6 只具塞比色管,分别加入 0.0、0.1、0.2、0.3、0.4、0.5(单位:mL)二硫化碳标准溶液,加苯至 0.5mL,配成 0.0、5.0、10.0、15.0、20.0、25.0(单位:μg)二硫化碳标准系列,各加 4.5mL 显色剂,摇匀,放置 15min,于 435nm 波长下测量吸光度,每个浓度重复测定 3 次,以吸光度均值对相应的二硫化碳含量(单位:μg)绘制标准曲线。

(4)样品测定:用测定标准系列的操作条件测定样品溶液和空白对照溶液。测得的样品吸光度值减去空白对照吸光度值后,由标准曲线得二硫化碳含量(单位:μg)。

(六)计算

(1)按式(1)将采样体积换算成标准采样体积。

$$V_0 = V \times \frac{293}{273+t} \times \frac{P}{101.3} \tag{1}$$

式中:V_0——标准采样体积,L;
V——采样体积,L;
t——采样点的温度,℃;
P——采样点的大气压,kPa。

(2)按式(2)计算空气中二硫化碳的浓度。

$$C = \frac{10 \times (m_1 + m_2)}{V_0 D} \tag{2}$$

式中:C——空气中二硫化碳的浓度,mg/m³;
m_1,m_2——测得前后段样品溶液中二硫化碳的含量,μg;
V_0——标准采样体积,L;
D——解吸效率,%。

(3)时间加权平均容许浓度按 GBZ 159 规定计算。

(七)说明

(1)本法的检出限为 0.4μg/mL;最低检出浓度为 0.7mg/m³(以采集 3L 空气样品

计)。测定范围为 0.4~5μg/mL；相对标准偏差为 1.5%~10%。

(2)本法的平均采样效率为 94.4%。100mg 活性炭的穿透容量为 2.6mg。平均解吸效率为 89%。每批活性炭管应测定其解吸效率。

(3)二乙胺与乙醇的质量很重要，标准系列的第一管应为无色。

(4)硫代乙酸有干扰。在活性炭管前接一个装乙酸铅棉花的玻璃管，可消除干扰。

二、二硫化碳的溶剂解吸-气相色谱法

(一)原理

空气中二硫化碳用活性炭管采集，用苯解吸，经 OV-17 色谱柱分离后，用火焰光度检测器检测，以保留时间定性，峰高或峰面积定量。

(二)仪器

(1)活性炭管，溶剂解吸型，100mg/50mg 活性炭。
(2)空气采样器，流量 0~500mL/min。
(3)溶剂解吸瓶，5mL。
(4)微量注射器，10μL、1μL。
(5)气相色谱仪，火焰光度检测器(394nm 滤光片)，仪器操作条件：
①色谱柱：1.5m×4mm，OV-17∶Chromosorb W = 2∶100；
②柱温：50℃；
③汽化室温度：150℃；
④检测室温度：150℃；
⑤载气(氮气)流量：20mL/min。

(三)试剂

(1)苯，无干扰杂质峰。
(2)无水硫酸钠，在 200℃ 干燥 2h。
(3)OV-17，色谱固定相。
(4)Chromosorb W，色谱担体，60~80 目。
(5)标准溶液：于 25mL 容量瓶中加入 10mL 苯，精确称量后加 1 滴二硫化碳，再精确称量，加苯至刻度。由两次称量之差计算出二硫化碳的浓度，为标准贮备液。置于冰箱内保存。临用前，用苯稀释成 10.0μg/mL 二硫化碳标准溶液，或用国家认可的标准溶液配制。

(四)样品的采集、运输和保存

现场采样按照 GBZ 159 执行。
(1)短时间采样：在采样点，打开活性炭管的两端，以 200mL/min 流量采集 15min 空

气样品。

(2) 长时间采样：在采样点，打开活性炭管的两端，以 50mL/min 流量采集 2~8h 空气样品。

(3) 个体采样：在采样点，打开活性炭管的两端，佩戴在采样对象的前胸上部，以 50mL/min 流量采集 2~8h 空气样品。

采样后立即封闭两端，置清洁容器内运输和保存。样品在冰箱内可保存 7d。解吸后应尽快测定。

(五) 分析步骤

(1) 对照试验：将活性炭管带至采样点，除不连接空气采样器采集空气样品外，其余操作同样品，作为样品的空白对照。

(2) 样品处理：将采过样的前后两段活性炭分别倒入溶剂解吸瓶中，各加 5.0mL 苯，振摇 1min，解吸 30min。供测定。若解吸液中待测物的浓度超过测定范围，可用苯稀释后测定，计算时乘以稀释倍数。

(3) 标准曲线的绘制：取 5 只溶剂解吸瓶，分别加入 0.00、0.50、1.0、2.0、3.0(单位：mL)二硫化碳标准溶液，各加苯至 5.0mL，配成 0.0、1.0、2.0、4.0、6.0(单位：μg/mL)二硫化碳标准系列。参照仪器操作条件，将气相色谱仪调节至最佳测定状态，各标准管取 1.0μL 进样，测量峰高或峰面积，每个浓度重复测定 3 次，以峰高或峰面积均值对相应的二硫化碳浓度(单位：μg/mL)绘制标准曲线。

(4) 样品测定：用测定标准系列的操作条件测定样品溶液和空白对照溶液。测得的样品峰高或峰面积值减去空白对照峰高或峰面积值后，由标准曲线得二硫化碳浓度(单位：μg/mL)。

(六) 计算

(1) 按式(1)将采样体积换算成标准采样体积。

$$V_0 = V \times \frac{293}{273+t} \times \frac{P}{101.3} \tag{1}$$

式中：V_0——标准采样体积，L；
V——采样体积，L；
t——采样点的温度，℃；
P——采样点的大气压，kPa。

(2) 按式(2)计算空气中二硫化碳的浓度。

$$C = \frac{5 \times (c_1 + c_2)}{V_0} \tag{2}$$

式中：C——空气中二硫化碳的浓度，mg/m³；
5——解吸液的体积，mL；
c_1，c_2——测得前后段样品中二硫化碳的浓度，μg/mL；
V_0——标准采样体积，L。

(3)时间加权平均容许浓度按 GBZ 159 规定计算。

(七)说明

(1)本法的检出限为 $0.01\mu g/mL$；最低检出浓度为 $0.02mg/m^3$（以采集 3L 空气样品计）；测定范围为 $0.01\sim6\mu g/mL$；相对标准偏差为 $0.8\%\sim4.8\%$。本法的平均采样效率为 94.4%。100mg 活性炭的穿透容量大于 2.6mg。本法的平均解吸效率为 89%。

(2)本法也可以采用相应的毛细管色谱柱。

(3)硫化氢和硫代乙酸不干扰测定。

实验二十一 工作场所空气中臭氧和过氧化氢的测定

一、范围

GBZ/T 300 的本部分规定了工作场所空气中臭氧的溶液吸收-丁子香酚分光光度法和过氧化氢的溶液吸收-硫酸氧钛分光光度法。

本部分适用于工作场所空气中臭氧和过氧化氢浓度的检测。

二、规范性引用文件

GBZ 159《工作场所空气中有害物质监测的采样规范》；

GBZ/T 210.4《职业卫生标准制定指南》第 4 部分：工作场所空气中化学物质的测定方法。

三、臭氧和过氧化氢的基本信息

臭氧和过氧化氢的基本信息见表 6.21.1。

表 6.21.1　　　　　　　　　臭氧和过氧化氢的基本信息

化学物质	化学文摘号（CAS 号）	分子式	相对分子质量
臭氧（Ozone）	10028-15-6	O_3	48
过氧化氢（Hydrogen peroxide）	7722-84-1	H_2O_2	34

四、臭氧的溶液吸收-丁子香酚分光光度法

（一）原理

空气中臭氧与丁子香酚反应生成甲醛，甲醛与二氯亚硫酸汞钠及盐酸副玫瑰苯胺反应生成紫红色化合物，用分光光度计在 560 nm 波长下测定吸光度，进行定量。

(二) 仪器

(1) 大型气泡吸收管。

(2) 空气采样器，流量范围为 0~5 L/min。

(3) 具塞比色管，10 mL。

(4) 恒温水浴箱。

(5) 分光光度计，具 1 cm 比色皿。

(三) 试剂

(1) 实验用水为蒸馏水，试剂为分析纯。

(2) 丁子香酚(4-烯丙基-2-甲氧基苯酚)：临用前，通过亚硫酸钠结晶柱(6 mm×80 mm)提纯。

(3) 四氯汞钠溶液：1.36 g 氯化汞和 0.58 g 氯化钠溶于 100 mL 水中。

(4) 二氯亚硫酸汞钠溶液：0.12 g 无水亚硫酸钠溶于 100 mL 四氯汞钠溶液中，应在 24 h 内使用。

(5) 盐酸副玫瑰苯胺溶液：0.16 g 盐酸副玫瑰苯胺溶于 24 mL 盐酸(ρ_{20} = 1.18 g/mL) 中，加水至 100 mL。

(6) 标准溶液：取 2.8 mL 甲醛(含量 36%~38%)，用水稀释至 1000 mL。标定后，稀释成 100.0μg/mL 标准贮备液。置于冰箱内保存可使用 3 个月。临用前，用水稀释成 5.0μg/mL 甲醛标准溶液。或用水稀释为国家认可的甲醛标准溶液配制。

(四) 样品的采集、运输和保存

(1) 现场采样按照 GBZ 159 执行。

(2) 短时间采样：在采样点，串联两只大气泡吸收管，前管装 1 mL 丁子香酚，后管装 10.0 mL 水，以 2.0 L/min 流量采集小于或等于 15 min 空气样品。采样后，立即封闭吸收管的进出气口；置于清洁的容器中运输和保存。样品应在 24 h 内测定。

(3) 样品空白：在采样点，打开装有 10.0 mL 水的大气泡吸收管的进出气口，并立即封闭，然后与样品一起运输、保存和测定。每批次样品不少于 2 个样品空白。

(五) 分析步骤

(1) 样品处理：用吸收管中的样品溶液洗涤进气管内壁 3 次后，取 5.0 mL 样品溶液于具塞比色管中，供测定。

(2) 标准曲线的制备：取 5~8 只具塞比色管，分别加入 0.0~2.0 mL 甲醛标准溶液，各加水至 5.0 mL，配成 0.0~2.0μg/mL 浓度范围的甲醛标准系列。向各标准管中加入 0.5 mL 二氯亚硫酸汞钠溶液，摇匀，加入 0.5 mL 盐酸副玫瑰苯胺溶液，摇匀；置 30℃ 水浴中 20 min 后，用分光光度计在 560 nm 波长下，分别测定标准系列各浓度的吸光度。以测得的吸光度对相应的甲醛浓度(μg/mL)绘制标准曲线或计算回归方程，其相关系数应大于或等于 0.999。

(3)样品测定:用测定标准系列的操作条件测定样品溶液和样品空白溶液,测得的吸光度值由标准曲线或回归方程得样品溶液中甲醛的浓度(μg/mL)。若样品溶液中甲醛浓度超过测定范围,用水稀释后测定,计算时乘以稀释倍数。

(六)计算

(1)按式(1)将采样体积换算成标准采样体积。

$$V_0 = V \times \frac{293}{273+t} \times \frac{P}{101.3} \quad (1)$$

式中:V_0——标准采样体积,L;
　　　V——采样体积,L;
　　　t——采样点的温度,℃;
　　　P——采样点的大气压,kPa。

(2)按式(2)计算空气中臭氧的浓度:

$$C = \frac{10 C_0}{V_0} \times 2.46 \quad (2)$$

式中:C——空气中臭氧的浓度,mg/m³;
　　　10——样品溶液的体积,mL;
　　　C_0——测得的样品溶液中甲醛的浓度(减去样品空白),μg/mL;
　　　2.46——由甲醛换算成臭氧的系数;
　　　V_0——标准采样体积,L。

(七)说明

(1)本法按照 GBZ/T 210.4 的方法和要求进行研制。本法的定量下限为 0.06μg/mL,定量测定范围为 0.06~2μg/mL;以采集 30 L 空气样品计,最低定量浓度为 0.02mg/m³;平均相对标准偏差为 3.2%,平均采样效率大于 90%。

(2)本法采样流量对测定结果有影响,应加以控制。

(3)亚硫酸钠在四氯汞钠溶液中的含量对显色影响很大,50mL 四氯汞钠溶液中无水亚硫酸钠含量在 0.05~0.07 g,显色较稳定,灵敏度较高。

(4)显色温度对显色影响较大,应控制在 30±1℃。

(5)式(2)中的换算系数 2.46 = 1.54×48/30,其中:48 为臭氧的分子量,30 为甲醛的分子量,1.54 为换算成中性碘化钾方法测定臭氧结果的系数。

(6)空气中共存的氧化氮不干扰测定,若有甲醛共存时,可多串联 1 支吸收管以测定甲醛,由测定结果中减去。

(7)甲醛的标定方法:取 20.0mL 甲醛溶液于 250mL 碘量瓶中,加入 20.0mL 0.050mol/L 碘溶液(溶解 12.7g 升华碘和 30g 碘化钾于水中,并稀释至 1000mL)。加 15mL 1mol/L 氢氧化钠溶液,放置 15min。加 20mL 0.5mol/L 硫酸溶液,放置 15min。用 0.100mol/L 硫代硫酸钠溶液滴定至溶液呈淡黄色时,加入 10g/L 的淀粉溶液 1mL,继续滴定至无色。同时以水代替甲醛溶液滴定,作为空白。

按式(2)计算甲醛的量(mg):

$$C = \frac{1.5 \times (V_1 - V_2)}{20.0} \tag{2}$$

式中:V_1——滴定空白时硫代硫酸钠溶液的用量,mL;

V_2——滴定甲醛溶液时硫代硫酸钠溶液的用量,mL;

1.5——0.050mol/L 碘溶液 1mL 相当于甲醛的量,mg。

五、过氧化氢的溶液吸收-硫酸氧钛分光光度法

(一)原理

空气中的蒸气态和雾态过氧化氢用装有硫酸氧钛溶液的多孔玻板吸收管采集,并反应生成黄色化合物,用分光光度计在410nm 波长下测量吸光度,进行定量。

(二)仪器

(1)多孔玻板吸收管。
(2)空气采样器,流量范围为 0~2L/min。
(3)具塞刻度试管,10mL。
(4)分光光度计,具 1cm 比色皿。

(三)试剂

(1)实验用水为去离子水,经煮沸放冷后使用,试剂为分析纯。
(2)吸收液(硫酸氧钛溶液):4 g 硫酸氧钛溶于 5mL 硫酸(ρ_{20} = 1.84 g/mL)中,缓慢倒入约 80mL 水中,放至室温后,用水定容至 100mL。临用前,用水稀释 10 倍。
(3)标准溶液:取 30%(体积分数)过氧化氢 15mL,用水稀释至 250mL。标定后,根据高锰酸钾溶液的用量计算出过氧化氢的浓度,为标准贮备液。临用前,用水稀释成 100.0μg/mL 过氧化氢标准溶液。或用国家认可的标准溶液配制。

(四)样品的采集、运输和保存

(1)现场采样按照 GBZ 159 执行。
(2)短时间采样:在采样点,用装有 10.0mL 吸收液的多孔玻板吸收管,以 1.0L/min 流量采集空气样品,当样品溶液呈现淡黄色时,立即停止采样,记录采样时间。采样后,立即封闭吸收管的进出气口,置清洁的容器内运输和保存。样品应在 24h 内测定。
(3)样品空白:在采样点,打开装有 10.0mL 吸收液的多孔玻板吸收管的进出气口,并立即封闭,然后与样品一起运输、保存和测定。每批次样品不少于 2 个样品空白。

(五)分析步骤

(1)样品处理:用吸收管中的样品溶液洗涤进气管内壁 3 次后,从进气管将样品溶液

吹入具塞刻度试管中；取出 5.0mL 样品溶液，置于另一具塞刻度试管中，加入 2.0mL 水，混匀，供测定。

(2) 标准曲线的制备：取 5~8 支具塞比色管，分别加入 0.00~1.80mL 过氧化氢标准溶液，各加水至 2.0mL，分别加入 5.0mL 吸收液，摇匀，配成 0.0~180.0μg 含量范围的过氧化氢标准系列。用分光光度计在 410nm 波长下，分别测定标准系列各浓度的吸光度。以测得的吸光度对相应的过氧化氢的含量(μg)绘制标准曲线或计算回归方程，其相关系数应大于或等于 0.999。

(3) 样品测定：用测定标准系列的操作条件测定样品溶液和样品空白溶液；测得的吸光度值由标准曲线或回归方程得样品溶液中过氧化氢的含量(μg)。若样品溶液中过氧化氢浓度超过测定范围，可用吸收液稀释后测定，计算时乘以稀释倍数。

(六) 计算

(1) 按式(1)将采样体积换算成标准采样体积。

$$V_0 = V \times \frac{293}{273+t} \times \frac{P}{101.3} \tag{1}$$

(2) 按式(2)计算空气中过氧化氢的浓度：

$$C = \frac{2M}{V_0} \tag{2}$$

式中：C——空气中过氧化氢的浓度，mg/m³；

M——测得的 5mL 样品溶液中过氧化氢的含量(减去样品空白)，μg；

V_0——标准采样体积，L。

(3) 空气中的时间加权平均接触浓度(C_{TWA})按 GBZ 159 规定计算。

(七) 说明

(1) 本法按照 GBZ/T 210.4 的方法和要求进行研制。本法的定量下限为 1.2μg/mL，定量测定范围为 1.2~36μg/mL；以采集 15 L 空气样品计，最低定量浓度为 0.8mg/m³；平均相对标准偏差小于 4.1%，采样效率为 100%。

(2) 采样时，应注意观察样品溶液颜色的变化，当样品溶液开始变黄色时，应停止采样。

(3) 臭氧对本法有正干扰，低于 3mg/m³ 的二氧化硫不干扰本法。

(4) 过氧化氢的标定：

① 试剂：

a. 硫酸溶液，1 mol/L。

b. 高锰酸钾标定溶液，$C(1/5\ KMnO_4) = 0.1000$ mol/L。

② 标定：

取出 2.5 mL 过氧化氢溶液，于 250 mL 锥形瓶中，加入 20 mL 硫酸溶液，用高锰酸钾标定溶液滴定至溶液呈粉红色，保持 30 s。

③ 计算：按式(3)计算过氧化氢的浓度

$$C = \frac{v \times C_0}{V} \times 0.017 \tag{3}$$

式中：C ——过氧化氢溶液的浓度，$\mu g/mL$；

v ——高锰酸钾标准溶液的用量，mL；

C_0——高锰酸钾标准溶液的浓度，mol/L；

V——过氧化氢溶液的用量，mL；

0.017——每毫摩尔高锰酸钾相当于过氧化氢的量，$g/mmol$。

实验二十二 血中铅的石墨炉原子吸收光谱法

一、范围

本部分规定了测定血中铅的石墨炉原子吸收光谱测定法。
本部分适用于职业接触人员血中铅的测定。

二、规范性引用文件

GBZ/T 295《职业人群生物监测方法》总则。

三、酸脱蛋白-石墨炉原子吸收光谱法

(一)原理

血液样品(以下称血样)用硝酸溶液进行脱蛋白,在283.3nm波长下,用石墨炉原子吸收光谱法测定铅含量。

(二)仪器

(1)容量瓶,10mL。
(2)具塞聚乙烯离心管,1.5mL。
(3)旋涡混合器。
(4)离心机,转速大于10000r/min。
(5)微量移液器,量程分别为20~200μL、100~1000μL。
(6)原子吸收光谱仪,具石墨炉、塞曼或氘灯背景校正装置和铅空心阴极灯。

(三)试剂

(1)去离子水。
(2)硝酸:ρ_{20}=1.42g/mL,优级纯。
(3)硝酸溶液:1%(体积分数)。
(4)硝酸溶液:5%(体积分数)。
(5)牛血:肝素抗凝,−20℃保存,用时放至室温摇匀。也可采用低本底人血、羊血

等。本底铅含量应低于 50μg/L。

（6）标准溶液，采用铅单元素有证标准物质。

（四）样品的采集、运输和保存

依据 GBZ/T 295 进行。采集后的样品和样品空白置于清洁容器中冷藏运输。样品在 -20℃下可保存半年。

（五）分析步骤

1. 仪器操作参考条件

（1）干燥 80~150℃，55s；

（2）灰化 300~350℃，20s；

（3）原子化 1600℃，5s 停气；

（4）清除 2400℃，3s。

2. 血铅标准工作曲线系列的配制

将铅单元素标准溶液用1%硝酸溶液稀释成 50.0μg/mL 铅标准应用液，再用1%硝酸溶液配成浓度为 0μg/mL、1.25μg/mL、2.50μg/mL、5.00μg/mL、10.00μg/mL、12.50μg/mL 铅标准溶液系列。另取 6 只 10mL 容量瓶，编号为 1~6 号。分别加入 0.40mL 浓度为 0~12.50μg/mL 的铅标准溶液系列，再用牛血定容至刻度，即配制成浓度为 0μg/L、50μg/L、100μg/L、200μg/L、400μg/L、500μg/L 的血铅工作曲线标准溶液系列。配制方法见表 6.22.1。

表 6.22.1　　　　　　　　血铅工作曲线标准溶液系列配置

容量瓶编号	1	2	3	4	5	6
铅标准溶液系列（μg/mL）	0	0 1.25	2.50	5.00	10.00	12.50
取铅标准溶液系列（mL）	0.4	0.40	0.40	0.40	0.40	0.40
取牛血（mL）	9.60	9.60	9.60	9.60	9.60	9.60
血中铅标准溶液系列（μg/L）	0	50	100	200	400	500

3. 血铅标准工作曲线溶液系列、样品及样品空白的预处理方法

（1）血铅标准工作曲线溶液系列预处理方法：分别取 0.15mL 血铅标准溶液工作曲线系列于具塞聚乙烯离心管内，各管加入 0.60mL5%硝酸溶液，立即盖好盖子，强力振摇，然后在旋涡混合器上振摇 5min，以 10000 r/min 离心 5min，上清液供测定。

（2）样品预处理方法：将冷冻血样取出，恢复到实验室温度。充分振摇混匀，取出 0.15mL，置于 1.5mL 具塞聚乙烯离心管内，其余处理步骤同上。

（3）样品空白预处理方法：用采血针抽取 2.0mL 水置于采血管中，振荡，其余处理步骤同上。

4. 血铅标准工作曲线溶液系列、样品及样品空白的测定

（1）血铅标准工作曲线溶液系列的测定：参照仪器操作参考条件，将原子吸收光谱仪调整到最佳测定状态，取 15μL 上清液进样，测定各标准系列，每个浓度重复测定 3 次。2~6 号的吸光度值减去 1 号的吸光度值后，对相应的铅浓度(μg/L)绘制工作曲线或计算回归方程。

（2）样品及样品空白的测定：用测定标准系列的操作条件测定样品及样品空白溶液，空白测定结果应小于检出限。当检测结果大于检出限时，表明样品在采集、运输和存储过程中受到污染，批量样品应作废。测得的吸光度值由工作曲线或回归方程计算铅的浓度（μg/L）。

(六) 计算

按式(1)计算血样中铅的浓度：

$$C = C_0 \tag{1}$$

式中：C——血样中铅的浓度，μg/L；
C_0——由工作曲线或回归方程得到的血样中铅的浓度，μg/L。

(七) 说明

（1）本法的检出限为 7μg/L，定量下限为 20μg/L；测定范围为 20~500μg/L。塞曼背景校正的原子吸收光谱仪相对标准偏差范围为 1.6%~2.8%（$n=6$），氘灯背景校正的原子吸收光谱仪相对标准偏差范围为 1.5%~5.3%（$n=6$）。

（2）本法的进样量应根据仪器具体情况确定，一般选择 10~20μL。

（3）本法中基体对测定有影响，样品应采用与工作曲线系列溶液相同的处理方法。若样品中铅浓度超过测定范围，可将血铅工作曲线范围提高至 800μg/L 或 1000μg/L，标准系列及样品均采用 10 倍稀释方法处理后测定，即取血液 0.1mL，加入 5% 硝酸溶液至 1.0mL。

（4）采血管不能使用 EDTA 抗凝管。

（5）检测过程质量控制应按照 GBZ/T 295 的要求进行。

四、曲拉通稀释-石墨炉原子吸收光谱法

(一) 原理

血液样品（以下称血样）用曲拉通和硝酸混合溶液稀释后，在 283.3nm 波长下，用石墨炉原子吸收光谱法测定铅的浓度。

(二) 仪器

（1）容量瓶：5mL。
（2）具塞聚乙烯离心管：1.5mL。
（3）微量移液器：量程分别为 20~200μL、100~1000μL。
（4）原子吸收光谱仪：具石墨炉、塞曼背景校正装置和铅空心阴极灯。

(三)试剂

(1) 实验用水为去离子水。
(2) 硝酸：$\rho_{20}=1.42g/mL$，优级纯。
(3) 硝酸溶液：1%（体积分数）。
(4) Triton X-100：分析纯。
(5) Triton X-100 溶液：1%（体积分数）。
(6) 稀释剂：将 20 mL 硝酸溶液(1%)、10 mL Triton X-100 溶液(1%) 与 70 mL 水混合。
(7) 牛血：肝素抗凝，-20℃保存，用时放至室温摇匀。也可采用低本底人血、羊血等。本底铅含量应低于 50μg/L。
(8) 标准溶液，采用铅单元素标准溶液。

(四)样品的采集、运输和保存

依据 GBZ/T 295 进行。采集后的样品和样品空白置于清洁容器中冷藏运输。样品在-20℃下可保存半年。

(五)分析步骤

1. 仪器操作参考条件
(1) 干燥 80~150℃，10s；
(2) 灰化 500~600℃，30s，保持 10s；
(3) 原子化 1800℃，5s，停气；
(4) 净化 2400℃，3s。

2. 血铅标准工作曲线系列的配制

将铅单元素标准溶液用1%硝酸溶液稀释成 50.0μg/mL 标准应用液，再用1%硝酸溶液配成浓度为 0μg/mL、1.25μg/mL、2.50μg/mL、5.00μg/mL、10.00μg/mL、20.00μg/mL、25.00μg/mL 标准溶液系列。再取 7 只 5mL 容量瓶，编号为 1~7 号，分别加入 0.20mL 浓度为 0~25.00μg/mL 的铅标准溶液系列，再用牛血定容至刻度，即配制成浓度为 0μg/L、50μg/L、100μg/L、200μg/L、400μg/L、800μg/L、1000μg/L 的血铅标准工作曲线溶液系列。具体见表 6.22.2。

表 6.22.2　　　　　　血铅标准工作曲线溶液系列配制

容量瓶编号	0	1	2	3	4	5	6
铅标准溶液系列(μg/mL)	0	1.25	2.50	5.00	10.00	20.00	25.00
取铅标准溶液系列(mL)	0.20	0.20	0.20	0.20	0.20	0.20	0.20
取牛血(mL)	4.80	4.80	4.80	4.80	4.80	4.80	4.80
血铅标准溶液系列(μg/L)	0	50	100	200	400	800	1000

3. 血铅标准工作曲线溶液系列、样品及样品空白的处理

(1)血铅标准工作曲线溶液系列的处理：血铅标准工作曲线系列分别取出 0.10mL 于具塞聚乙烯离心管内，各加入 0.90mL 稀释剂，充分振摇混匀。

(2)样品的处理：将冷冻血样取出，恢复到实验室温度。充分振摇混匀，取出 0.10mL，置于 1.5mL 具塞聚乙烯离心管内，加入 0.90mL 稀释剂，充分振摇混匀。

(3)样品空白处理：用采血针抽取 2.0mL 水置于采血管中，其余处理步骤同上。

4. 血铅标准工作曲线溶液系列、样品及样品空白的测定

(1)血铅标准工作曲线溶液系列的测定：参照仪器操作参考条件，将原子吸收光谱仪调整到最佳测定状态，取 15μL 上清液进样，测定各标准系列，每个浓度重复测定 3 次。2~7 号的吸光度值减去 1 号的吸光度值后，对相应的铅浓度(μg/L)绘制工作曲线或计算回归方程。

(2)样品及样品空白的测定：用测定标准系列的操作条件测定样品及空白样品溶液，空白测定结果应小于检出限。当检测结果大于检出限时，表明样品在采集、运输和存储过程中受到污染，批量样品应作废。

(六)计算

按式(2)计算血样中铅的浓度：

$$C = C_0 \tag{2}$$

式中：C——血中铅的浓度，μg/L；

C_0——由标准曲线或回归方程得血样的铅浓度，μg/L。

(七)说明

(1)氘灯背景校正的原子吸收光谱仪不宜用于本法进行血铅测定。

(2)本方法的检出限为 7μg/L，定量下限为 20μg/L；测定范围为 20~1000μg/L。相对标准偏差范围为 1.8%~5.1%($n=6$)；血样加标回收率范围为 99.9%~108.9%(加标浓度为 100~800μg/L)。

(3)本法中基质对测定有影响，样品与工作曲线系列应采用相同方法进行处理。

(4)本法的进样量应根据仪器具体情况确定，一般选择 10~20μL。

(5)采血管不能使用 EDTA 抗凝管。

(6)检测过程质量控制应按照 GBZ/T 295 的要求进行。

实验二十三 尿中汞的冷原子吸收光谱测定方法(酸性氯化亚锡还原法)

一、适用范围

本标准适用于正常人和接触汞蒸气及各种无机汞、有机汞化合物的工人尿中总汞的测定。

二、原理

尿样加硫酸、高锰酸钾于50℃消化,破坏尿中有机物质,使结合态汞转变为汞离子,再用氯化亚锡还原成元素态汞被空气流送入测汞仪的检测管内测量吸光度定量。

三、仪器

(1) 测汞仪。
(2) 大型气泡吸收管或汞蒸气发生瓶。
(3) 聚乙烯塑料瓶,100 mL。
(4) 尿比重计。
(5) 玻璃仪器和塑料器皿均用1+1硝酸浸泡过夜,冲洗干净,晾干后备用。

四、试剂

本标准所用试剂除另有说明外,均为分析纯试剂。
(1) 实验用水:为去离子水或全玻璃蒸馏器重蒸的水。
(2) 硫酸,ρ_{20} = 1.84 g/mL。
(3) 硝酸,ρ_{20} = 1.42 g/mL。
(4) 高锰酸钾溶液,50 g/L。
(5) 盐酸羟胺溶液,200 g/L。
(6) 酸性氯化亚锡溶液,200 g/L,临用前以1+99硫酸溶液配制。
(7) 汞保存液:称取0.1g重铬酸钾($K_2Cr_2O_7$),溶于115+95硝酸中。
(8) 汞标准贮备液:称取0.1354g氯化汞($HgCl_2$)溶于100mL汞保存液中,此

液 $1mL=1mgHg^{2+}$。

（9）汞标准应用液：用汞保存液把汞标准贮备液稀释成 $1mL=0.2\mu g\ Hg^{2+}$ 的溶液，放冰箱内可保存一个月。

（10）质控样：用标准尿样、加标模拟尿、接触者混合尿或加标正常人混合尿作质控样。

采样、运输和保存用聚乙烯瓶收集一次尿样，当日测量比重后测定。

五、分析步骤

1. 仪器操作条件

检查测汞仪与汞发生瓶衔接部位是否漏气，按说明书的要求调整好测汞仪。

2. 样品处理

（1）尿样振摇均匀后，取 2.5mL 加至大型气泡吸收管中。

（2）加 2mL 高锰酸钾溶液，加 1mL 硫酸混匀，放置 5min，放于 45~50℃ 水浴或恒温箱中保温 2h；取出，振摇下滴加盐酸羟胺溶液至退色，敞口放置 20min。

3. 标准曲线的绘制

（1）取 5 只大型气泡吸收管，按表 6.23.1 配制标准管。

表 6.23.1　　　　　　　　　汞标准系列的配制

管号	0	1	2	3	4
汞标准应用液(mL)	0	0.2	0.5	1.0	1.5
水(mL)	2.5	2.4	2.0	1.5	1.0
汞含量(μg)	0	0.04	0.1	0.2	0.3

（2）按（五)-2-(2）条操作。

（3）将各管依次连接到测汞仪上，用滴管迅速加入 1mL 酸性氯化亚锡溶液，立即连通抽气路，读取最大吸光度，待指针回零后，再进行下管样品测定。以各管中汞含量为横坐标，测得的吸光度减去空白值为纵坐标，绘制标准曲线。

4. 样品测定

将处理好的尿样用以上测汞仪测定，读出的吸光度减去空白值由标准曲线查得样品管中汞的含量。在测定前后以及每测 10 个样品后，测定一次质控样。如遇到尿样中汞含量高，吸光度超出线性范围时，可重测一份尿样，在过剩高锰酸钾被羟胺还原后，加水稀释到 10mL，取出一部分进行测定。最后乘以稀释倍数。

六、计算

（1）按式（1）计算尿样，换算成标准比重（1.020）下浓度的校正系数 k：

$$k = \frac{1.020 - 1.000}{实测比重 - 1.000} \tag{1}$$

(2)按式(2)计算尿中汞的浓度:

$$X = \frac{m}{V} \times k \tag{2}$$

式中:X——尿中汞的浓度,mg/L;

m——样品管中的含量,μg;

V——分析时所取尿样体积,mL。

七、说明

(1)本法的检测限为 0.0008mg/L;测定范围为 0.002～0.3μg;变异系数为 2.7%～5.1%(尿汞浓度为 0.02～0.180mg/L,$n=6$)。

(2)接触者尿样采集时间不限。采尿样时要脱离现场环境,换下工作服,洗手以免污染。

(3)为使气路处于还原气氛,可于反应瓶内加入 2mL 酸性氯化亚锡溶液和适量水,抽气 5min,以净化气路系统。

附录1　职业卫生检测工作流程图及原始记录表格

附件1　职业卫生检测工作流程图

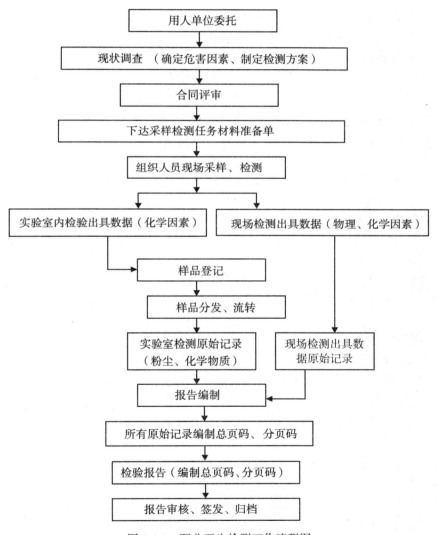

图 1-1-1　职业卫生检测工作流程图

1. 签订职业卫生检测合同
2. 现场调查

（1）内容：工艺流程、设备，确定有毒有害因素及产生有毒有害因素的主要设备、工人工作方式、工人接触时间，确定有代表性的采样点。

（2）编写《下厂采样通知单》及《调查写实报告》。

3. 检测方案的采样方案的编制

根据《采样通知单》及《现场调查写实记录表》中有毒有害因素的种类、采样点数、工人工作方式、工人接触时间等制订《职业卫生采样方案》，其内容包括：空气采样仪器、空气收集器的种类和数量；工人工作方式、采样方式、样品保存方法及采样具体安排等相关事宜。

4. 采样前的准备

根据《职业卫生采样方案》做采样前的准备工作，各项工作应按规定认真做好记录。

1）空气采样器的准备

（1）所有的空气采样器都要做一般性检查：是否需要更换电池或者充电，工作是否正常。

（2）大气采样器的准备：所有操作步骤必须连接相应的收集器，如为吸收管采样，还应在大气采样器和吸收瓶间连接缓冲瓶。

①气密性检查；

②流量校正：流量选择应根据国标方法确定毒物采集流量的要求和现场初步调查的情况；

③时间校正。

（3）粉尘采样器的准备：所有操作步骤必须连接粉尘滤膜。

①气密性检查；

②流量和时间校正；

③固定流量旋钮，流量选择应根据国际方法确定毒物采集流量的要求和现场初步调查的情况；

④噪声测定仪的准备；

⑤噪声仪的校正。

（4）个体采样器的准备：所有操作步骤必须连接相应的收集器。

①气密性检查；

②流量校正：流量选择应根据国际方法确定毒物采集流量的要求和现场初步调查的情况；

③固定流量旋钮。

（5）CO 检测仪、CO_2 检测仪、场强仪的准备；CO、CO_2 和场强仪应调节零点。

（6）温湿度仪、气压计、风速计、WBGT 指数仪等仪器的准备。

2）空气收集器的准备

（1）测尘滤膜带入现场前需称重。

（2）活性炭管（硅胶管、聚氨酯泡沫管等）数量准备应考虑空白样品，需确定解吸效率。

（3）吸收管数量准备应考虑空白样品，根据所测毒物，选择合适的吸收管，填充吸收液时，大小气泡吸收管、冲击式吸收管要检查气密性。

（4）微孔滤膜数量准备应考虑空白样品，除消解方法外，应确定洗脱效率。

（5）注射器进行气密性和润滑性检查。

3）其他物品准备

除准备上述仪器外，还应准备硫酸纸、纱布、镊子、标签、样品袋等保证样品真实性的物品。

5. 现场采样

进入工作现场采样时，着装、使用仪器设备要满足工作现场的一般安全要求；要了解所处环境的基本情况、紧急疏散通道等安全信息；不得随意动用工作现场的仪器设备。

1）采样仪器的安装

（1）采样仪器应靠近劳动者的呼吸带；

（2）采样仪器应安装在下风向，应远离排气口和可能产生涡流的地点；

（3）采样仪器的进气口应迎着风向；

（4）正确安装空气收集器；

（5）个体采样器应便于工人携带，收集器固定在领口附近，靠近呼吸带，应避免收集器的进气口被衣物等堵塞。

2）采样仪器的调整

（1）采样前设定采样时间；

（2）开始采样，并记录采样开始时间；

（3）微调采样流量按钮，使流量控制在设定值。

3）空白样的采集

（1）空白样个数的确定：每一批样品应采集 3 个空白样品；

（2）空白样应在安装收集器的时候开始，开始采样时封闭空白样品。

4）样品的采集，根据 GBZ159 的要求采集空气样品

（1）TWA 样品的采集时间应能够反映工人的实际接害情况，尽可能进行 4h 以上采样；

（2）STEL 样品的采集应选择毒物浓度最大的时间段，最好采满 15min；

（3）MAC 样品的采集应选择毒物浓度最大的时间段，最好小于 15min；

（4）采样时注意流量的变化，波动小时可以微调流量钮，流量变化大应记录结束时的流量示值，回实验室后对此流量进行校正；

（5）认真填写采样记录，并请陪同人确认签字；

（6）更换样品时要避免样品被污染，更换粉尘时，应将样品夹带到远离采样现场的清洁场所更换。

5）采样结束

（1）收好采样仪器等设备；

（2）清点样品数量，分类正确存放，保证样品的真实性。

①活性炭管（硅胶管、聚氨酯泡沫管等）两端套上胶帽；

②滤膜样品两次对折后，用硫酸纸包好，记号编号，放入样品袋中；
③吸收管的进气口、出气口用胶管相连，放入防震的箱子内，防止彼此间磕碰；
④注射器封闭进气口后，垂直放置在防震的箱子内，防止彼此间磕碰。

6. 分析方案的制订

1）样品交接

采完样品回到实验室以后，将样品清点后交给质量负责人，登记样品数量，并按不同样品的保存要求分类保管，或分发到各分析室保管或分析。

2）分析方案的制订

质量负责人接到采集回来的样品后，根据样品情况和检测项目，制订分析方案《样品接收和检测通知单》，确定分析负责人和分析进度。

3）样品流转

下发《样品接收和检测通知单》，下发待测样品。

7. 样品分析

(1) 各分析室接到《样品接收和检测通知单》和待测样品后，根据国家标准和操作细则准备分析仪器和试剂，制备标准曲线，按《样品接收和检测通知单》的要求分析样品。

(2) 按实验室质控要求，分析空白样品和质控样品，保证分析数据的准确性。

(3) 按实验室数据修约原则整理分析数据，正确填写原始记录。

(4) 按《现场调查写实》计算工人的 TWA，STEL，MAC 数值。

(5) 分析人员向质量负责人提交原始记录。

(6) 质量负责人对原始记录进行复核，确保数据的准确性。

(7) 质量负责人复核后，将原始记录提交文件档案管理员，编制《职业卫生检测报告》。

8. 结果报告

(1) 编制报告的一般要求：报告应采用统一格式，内容应打印，不准用铅笔填写；数据单位应采用法定计量单位；项目应填写完整，签名齐全，文字简洁，字迹清晰，数据准确。

(2)《职业卫生检测报告》编制完成后，交由质量负责人审核、签字。

(3) 审核后的《职业卫生检测报告》交由技术负责人批准、签字。

(4) 出具正式的《职业卫生检测报告》，每份《职业卫生检测报告》分为正副本，正本交给委托检测单位，并有记录；报告副本连同原始记录存档备查。

附件2 现场调查记录表

表1-2-1　　　　　　　　　　劳动者工作日写实调查表　　　　　　第　页/共　页

用人单位			检测任务编号			
车间/工作场所						
岗位(工种)		岗位总人数		最大班人数		
工作制度		写实人数		姓名		工龄
工作场所及工作内容描述						

工作时间	工作地点	工作内容	耗费工时	接触职业病危害因素	备注
~					
~					
~					
~					
~					
~					
~					
~					
~					
~					
~					
~					

调查人：　　　　　陪同人：　　　　　调查日期：　　年　　月　　日

表 1-2-2

劳动者作业情况调查表

检测任务编号：　　　　　　　　　　　　　　　　　　　　　　　　　　　　　　　　第　　页/共　　页

用人单位：

车间名称：　　　　　　　　　　　　工作制度：

岗位（工种）	人数		工作内容、过程和工作方式、作业地点	接触职业病危害因素	接触时间（时，日或周）	职业病防护设施	个人防护用品
	总数	数/班					

调查人：　　　　　　　　　陪同人：　　　　　　　　　调查日期：　　年　　月　　日

表1-2-3 设备设施及测点布局情况调查表

检测任务编号：　　　　　　　　　　　　　　　　　　　　　　　　　　第　页/共　页

用人单位：

车间名称：

场所布局、设备布局、测点布置图：

测点标注及编号：

设备名称	数量		型号									
	总数	运行										

调查日期：　年　月　日

调查人：　　　　　　　　　　　　　　　　陪同人：

附录1　职业卫生检测工作流程图及原始记录表格

表1-2-4　　　　　　　　　　　　　　　物料及工艺情况调查表

检测任务编号：　　　　　　　　　　　　　　　　　　　　　　　　　　　　　第　页/共　页

用人单位：　　　　　　　　　　　车间名称：

生产工艺情况描述：

物料名称	用量	主要成分	使用岗位（或场所）

调查日期：　年　月　日

调查人：　　　　　　　　　　　　　　　　　　　　　　　　陪同人：

附件 3　现场采样和检测计划表

用人单位：
检测类别：

采样日期：　　年　月　日
检测任务编号：

第　页/共　页

岗位（工种）	采样点/对象	检测项目	样品数量（点数×样品数×天数）	采样方式	采样时机/时段	采样流量（L/min）	空气收集器	采样设备	样品保存期限和保存条件	备注

编制人：　　　　　　　　　　　　审核人：　　　　　　　　　　　　批准人：　　　　　　　　年　月　日

附件 4 现场采样记录表

检测任务编号：　　　　　　　　　　　　　　　　　　　　　　　　　　　　　　　　　　　　第　页/共　页

表 1-4-1　工作场所空气中有害物质定点采样记录

气压：　　　kPa

用人单位		检测类别	□评价　□定期　□其他
仪器名称、型号		校准仪器名称、编号	
检测项目		采样方法	□活性炭管　□硅胶管　□吸收液　□滤膜　□其他＿＿＿
采样依据			

膜/管号	样品编号	仪器编号	采样点	生产状况、职业病防护设施运行情况及个人防护用品使用情况	采样流量（L/min）		采样时间		温度（℃）	备注
					采样前	采样后	开始	结束		
							：	：		
							：	：		
							：	：		
							：	：		

采样人：　　　　　　　　　　陪同人：　　　　　　　　　　　　　　　　　　年　月　日

年　月　日

表1-4-2

工作场所空气中有害物质个体采样记录

检测任务编号：　　　　　　　　　　　　　　　气压：　　　kPa　　　　　　　　　　　　　　　　第　　页/共　　页

用人单位		检测类别	□评价　□定期　□其他
仪器名称、型号		校准仪器名称、编号	
检测项目		采样方法	□活性炭管　□硅胶管　□吸收液　□滤膜　□其他_____
检测依据			

现场编号	样品编号	仪器编号	采样对象（车间名称及岗位/工种）	佩戴人姓名	生产状况、职业病防护设施运行情况及个人防护用品使用情况	采样流量（L/min）		采样时间		温度（℃）	备注
						采样前	采样后	开始	结束		
						：	：	：	：		
						：	：	：	：		
						：	：	：	：		
						：	：	：	：		

采样人：　　　　　　　　　　年　月　日　　　　　　　陪同人：　　　　　　　　　　年　月　日

附录1 职业卫生检测工作流程图及原始记录表格

附件5 现场测量记录表

噪声测量记录

表1-5-1

用人单位：
仪器名称/型号/编号：
声校准器型号/编号：
测量依据：
温度：___ ℃
校准值：___ dB(A)
检测任务编号：
相对湿度：___ %RH
第 页/共 页

测量编号	测量时间	测量位置	生产状况、个人防护用品使用情况	接触时间（时/日）	测量结果[dB(A)] 第1次	第2次	第3次	L_{Aeq,T_e} [dB(A)]	$L_{EX,8h}$ [dB(A)]
	：								
	：								
	：								
	：								
	：								
	：								
备注	L_{Aeq,T_e}：时间段 T_e 内等效声级；$L_{EX,8h} = L_{Aeq,T_e} + 10\lg\dfrac{T_e}{T_0}$									

测量人： 复核人： 陪同人： 年 月 日

脉冲噪声测量记录

表1-5-2

用人单位：
仪器名称/型号/编号：
声校准器型号/编号：
测量依据：
温度：___℃
校准值：___dB(A)
检测任务编号：
相对湿度：___%RH
第 页/共 页

测量编号	测量时间	测量位置	生产状况、个人防护用品使用情况	测量结果				备注
				脉冲峰值 [dB(A)]	脉冲次数 (次/分)	接触时间 (时/日)	接触总次数	
	：							
	：							
	：							
	：							
	：							
	：							
	：							
备注								

测量人：　　　　　复核人：　　　　　陪同人：　　　　　年 月 日

附录1 职业卫生检测工作流程图及原始记录表格

表1-5-3

个体噪声测量记录

用人单位：　　　　　　　　　温度：＿℃　　　相对湿度：＿%RH　　　检测任务编号：
仪器名称/型号：　　　　　　声校准器型号/编号：　　　校准值：＿dB(A)　　　第　页 共　页
测量依据：
低阈值：＿dB(A)

测量编号	测量仪器编号	车间名称及岗位(工种)	佩戴人姓名	生产状况、个人防护用品使用情况	接触时间(时/日)	测量时段		测量时间(h)	$L_{Aeq,T}$ [dB(A)]	$L_{EX,8h}$ [dB(A)]
						开始	结束			
						：	：			
						：	：			
						：	：			
						：	：			
						：	：			
						：	：			
						：	：			
						：	：			
备注										

测量人：　　　　　　　复核人：　　　　　　　陪同人：　　　　　　　年　月　日

表1-5-4

噪声倍频程测量记录

用人单位：
仪器名称/型号/编号：
声校准器型号/编号：

测量依据：
温度：＿℃
校准值：＿dB(A)

检测任务编号：
相对湿度：＿%RH
第 页/共 页

测量编号	测量时间	测量位置	生产状况、个人防护用品使用情况	频段	1/1（1/3）倍频程测量值[dB(A)]									备注
	：													
	：													
	：													
	：													
	：													
	：													
	：													
备注														

测量人：　　　　　　复核人：　　　　　　陪同人：　　　　　　年 月 日

附录1 职业卫生检测工作流程图及原始记录表格

表1-5-5 **高温（热源稳定）测量记录**

用人单位：
测量依据：　　　　　　　　　　　　　　　　检测任务编号：
室外温度：　　℃　　　　　　　　　　　　　相对湿度：　　%RH　　　　　　　　第　页/共　页

测量编号	仪器名称/型号/编号：	测量时间	测量位置	WBGT指数（℃）	WBGT指数平均值（℃）	接触时间 t(min)	$\overline{WBGT}$ (℃)	备注
		：		WBGT头				
				WBGT腹				
				WBGT踝				
		：		WBGT头				
				WBGT腹				
				WBGT踝				
		：		WBGT头				
				WBGT腹				
				WBGT踝				
		：		WBGT头				
				WBGT腹				
				WBGT踝				
		：		WBGT头				
				WBGT腹				
				WBGT踝				

WBGT指数平均值（℃）：$WBGT = \dfrac{WBGT_{头} + 2 \times WBGT_{腹} + WBGT_{踝}}{4}$

备注

测量人：　　　　　　　　　　　　复核人：　　　　　　　　　　　　陪同人：　　　　　　　　　　年　月　日

表1-5-6 高温(热源不稳定)测量记录

用人单位：　　　　　　　　　　　　　　　　　　　　检测任务编号：
仪器名称/型号/编号：
测量依据：
室外温度：　　　℃　　　　　　　　　　　　　　　　相对湿度：　　　%RH　　　　　　　　　第　页/共　页

测量编号	测量时间	测量位置	WBGT指数(℃)	WBGT指数(℃)平均值	接触时间 t(min)	$\overline{WBGT}$ (℃)	备注
	：		$WBGT_头$				
	：		$WBGT_腹$				
	：		$WBGT_踝$				
	：		$WBGT_头$				
	：		$WBGT_腹$				
	：		$WBGT_踝$				
	：		$WBGT_腹$				
	：		$WBGT_踝$				

备注：
1. WBGT指数平均值(℃)：$WBGT = \dfrac{WBGT_头 + 2 \times WBGT_腹 + WBGT_踝}{4}$；
2. 时间加权平均WBGT指数：$\overline{WBGT} = \dfrac{WBGT_1 \times t_1 + WBGT_2 \times t_2 + \cdots + WBGT_n \times t_n}{t_1 + t_2 + \cdots + t_n}$

测量人：　　　　　　　　　复核人：　　　　　　　　　陪同人：　　　　　　　　　年　月　日

附录1　职业卫生检测工作流程图及原始记录表格

表1-5-7

手传振动测量记录

用人单位：　　　　　　　　　　　　　　　　　　　　　　　　　检测任务编号：
车间名称：　　　　　　　　　　　　　　　　　　　　　　　　　测量依据：
仪器名称/型号/编号：　　　　　　　　　　　　　　　　　　　　第　页/共　页

测量编号	姓名	工作内容	使用工具及型号	检测位置（被测仪器/振动工件）	持续时间(h)	测量结果(a_i)(m/s²)			4h等能量频率计权振动加速度 $a_{hw}(4)$(m/s²)
						X	Y	Z	

注：$a_{hw}(4) = \sqrt{\dfrac{\sum t_i}{4}} \times \sqrt{\dfrac{\sum(a_i^2 \times t_i)}{\sum t_i}}$，其中$a_i$为检测值的最大值

测量人：　　　　　　　　　复核人：　　　　　　　　　陪同人：　　　　　　　　　年　月　日

表 1-5-8 **超高频辐射测量记录**

用人单位：
仪器名称/型号/编号/探头号：
测量依据：
温度：___℃　相对湿度：___%RH
检测任务编号：
第　页/共　页

测量编号	测量时间	测量位置	设备名称及频率范围	接触时间(h)	生产状况、个人防护用品使用情况	脉冲波	连续波	测量结果（V/m）					
								头		胸		腹		局部
								测量值	修正结果	测量值	修正结果	测量值	修正结果	测量值	修正结果
	：														
	：														
	：														
	：														
	：														
	：														
备注	修正结果＝测量值×修正系数														

测量人：　　　　　复核人：　　　　　陪同人：　　　　　年　月　日

附录1　职业卫生检测工作流程图及原始记录表格

表1-5-9

高频电磁场测量记录

用人单位：　　　　　　　　　　　　　　测量依据：　　　　　　　　　　　　检测任务编号：

仪器名称/型号/编号/探头号：　　　　　　温度：　　℃　　相对湿度：　　%RH　　第　页　共　页

测量编号	测量时间	设备名称及频率范围	接触时间	生产状况、个人防护用品使用情况	检测部位	类型	测量结果					
							测量值1	修正结果	测量值2	修正结果	测量值3	修正结果
	：					磁场强度(A/m)						
						电场强度(V/m)						
	：					磁场强度(A/m)						
						电场强度(V/m)						
	：					磁场强度(A/m)						
						电场强度(V/m)						
	：					磁场强度(A/m)						
						电场强度(V/m)						
	：					磁场强度(A/m)						
						电场强度(V/m)						
备注	修正结果=测量值×修正系数											

测量人：　　　　　　　复核人：　　　　　　　陪同人：　　　　　　　年　月　日

表 1-5-10

工频电场测量记录

用人单位：　　　　　　　　　　　　　　　　　　　　　　　　　　　　检测任务编号：
测量依据：　　　　　　　　　　　　　　　　　　　　　　　　　　　　相对湿度：___%RH
仪器名称/型号/编号/探头号：　　　温度：___℃　　　　　　　　　　　　第　页/共　页

测量编号	测量时间	测量位置	设备名称、型号	接触时间	生产状况、个人防护用品使用情况	测量结果（kV/m）					
						测量值1	修正结果	测量值2	修正结果	测量值3	修正结果
	:										
	:										
	:										
	:										
	:										
	:										
	:										
	:										
	:										
备注	修正结果=测量值×修正系数										

测量人：　　　　　　　　复核人：　　　　　　　　陪同人：　　　　　　　　年　月　日

附录1 职业卫生检测工作流程图及原始记录表格

表1-5-11 微波辐射测量记录

用人单位：　　　　　　　　　　　　测量依据：　　　　　　　　　　检测任务编号：
仪器名称/型号/编号/探头号：　　　温度：___℃　相对湿度：___%RH　　第 页/共 页

测量编号	测量时间	设备名称及频率范围	接触时间	生产状况、个人防护用品使用情况	脉冲	连续	测量结果（mW/cm²）							
							头		胸		腹		局部	
							测量值	修正结果	测量值	修正结果	测量值	修正结果	测量值	修正结果
	：													
	：													
	：													
	：													
	：													
	：													
	：													
	：													
	：													
	：													

备注：修正结果＝测量值×修正系数

测量人：　　　　　　　　复核人：　　　　　　　　陪同人：　　　　　　　　年　月　日

表 1-5-12

紫外辐射测量记录

用人单位：　　　　　　　　　　　　　　　　　　测量依据：　　　　　　　　　　　　　　检测任务编号：

仪器名称/型号/编号：　　　　　　　　　　　　温度：___℃　　相对湿度：___%RH　　　　第　页/共　页

测量编号	测量时间	测量位置/人员	波段 (nm)	生产状况	接触时间	辐照度（μW/cm²）											个人防护用品使用情况
						眼部			面部			肢体			其他（　）			
						测量值	修正结果	有效辐照度 E_{eff}	测量值	修正结果	有效辐照度 E_{eff}	测量值	修正结果	有效辐照度 E_{eff}	测量值	修正结果	有效辐照度 E_{eff}	
	：	罩（内、外）	A_{365}															
			B_{297}															
			C_{254}															
	：	罩（内、外）	A_{365}															
			B_{297}															
			C_{254}															

备注：修正结果＝测量值×修正系数；$E_{eff}=0.00011\times E_A+0.64\times E_B+0.5\times E_C$

测量人：　　　　　　　　　复核人：　　　　　　　　　陪同人：　　　　　　　　　年　月　日

表1-5-13 照度测量记录

用人单位：　　　　　　　　　　　检测任务编号：
测量依据：　　　　　　　　　　　温度：＿＿℃　相对湿度：＿＿%RH
仪器名称/型号/编号/量程：
测量时间：　　　　　　　　　　　　　　　　　　　第　页/共　页

测量编号	测量位置	测量结果(lx)												E_{av}	E_{min}/E_{av}
		测量值1	修正结果	测量值2	修正结果	测量值3	修正结果	测量值4	修正结果	测量值5	修正结果	测量值6	修正结果		
备注	修正结果＝测量值×修正系数														

测量人：　　　　　　复核人：　　　　　　陪同人：　　　　　　年　月　日

附件6 实验室分析记录表

表 1-6-1　　　　　　　　　　　　分光光度法原始记录(1)

检测任务编号：　　　　　　　　　　　　　　　　　　　　　　　　　第　页/共　页

曲线名称	标准曲线		制作日期			
制作地点			温度	℃	相对湿度	%RH
制作依据			检测方法			
仪器型号及编号			状态		比色皿尺寸　cm	波长　nm
标准贮备液	mg/mL					
标准使用液	μg/mL					
标准曲线制作						

标准曲线表									
标准序号	0	1	2	3	4	5	6	7	
标准溶液(mL)									
含量(μg)									
吸光度 A									
减空白吸光值									
标准曲线结果	相关系数 $\gamma=$　　　　　$a=$　　　　　$b=$								
标准曲线方程									

检测人：　　　　　　　　年　月　日　　　　　复核人：　　　　　　　年　月　日

附录1 职业卫生检测工作流程图及原始记录表格

表1-6-1　　　　　　　　　　　　分光光度法原始记录(2)

检测任务编号：　　　　　　　　　　　　　　　　　　　　　　　　　第　页/共　页

标准曲线制作、测定样品所需溶液的配制记录	
一、吸收液	
二、其他溶液	
三、标准溶液	

检测人：　　　　　　　　　年　月　日　　　复核人：　　　　　　年　月　日

表 1-6-1　　　　　　　　　　**分光光度法原始记录(3)**

检测任务编号：　　　　　　　　　　　　　　　　　　　　　　　　第　页/共　页

样品名称		空气收集器		用人单位		
送检日期			检测日期		检测项目	
样品处理						

样品测定表(标准曲线见原始记录项目编号　　　　　)

样品编号	采样体积（L）	测样					备注
		样总量（mL）	检测用量（mL）	吸光度 A	相对含量（μg）	结果（mg/m³）	

质量控制样品的制备：

质量控制样品测定结论：

采样体积： (1) 采样体积=采样流量·采样时间 (2) $V_0 = V·293/(273+T)·P/101.3$ 注：当 $T<5℃$ 或 $T>35℃$；$P<98.8kPa$ 或 $P>103.4kPa$ 时，使用公式(2)计算采样体积	相对含量计算公式	检测结果计算公式 mg/m³=[稀释倍数×(相对含量−空白)]/采样体积	相对含量计算修正值
备注			

检测人：　　　　　　年　月　日　　　　　　复核人：　　　　　　年　月　日

表 1-6-2　　　　　　　　　　　　**目视比色法原始记录(1)**

检测任务编号：　　　　　　　　　　　　　　　　　　　　　　　　　　　第　页/共　页

色阶名称		制作日期	
制作地点			
温度	℃	相对湿度	%RH
制作依据		检测方法	
标准贮备液	mg/mL		
标准使用液	μg/mL		
标准曲线制作			

标准色阶表

标准序号	0	1	2	3	4	5	6	7
标准溶液(mL)								
含量(μg)								

检测人：　　　　　　　　年　月　日　　　　复核人：　　　　　　　　年　月　日

表 1-6-2　　　　　　　　　　　**目视比色法原始记录(2)**

检测任务编号：　　　　　　　　　　　　　　　　　　　　　　　第　页/共　页

标准色阶制作、测定样品所需溶液的配制记录	
一、吸收液	
二、其他溶液	
三、标准溶液	

检测人：　　　　　年　月　日　　　复核人：　　　　　年　月　日

表 1-6-2　　　　　　　　　　　　　**目视比色法原始记录(3)**

检测任务编号：　　　　　　　　　　　　　　　　　　　　　　　第　页/共　页

样品名称		空气收集器		用人单位	
送检日期			检测日期		检测项目
样品处理					

样品测定表(标准色阶见原始记录项目编号：　　　　　)

样品编号	采样体积 (L)	测　样				备注
		样总量 (mL)	检测用量 (mL)	相对色阶 含量(μg)	结果 (mg/m³)	

采样体积： (1)采样体积＝采样流量·采样时间 (2)$V_0 = V \cdot 293/(273+T) \cdot P/101.3$ 注：当 $T<5℃$ 或 $T>35℃$；$P<98.8kPa$ 或 $P>103.4kPa$ 时，使用公式(2)计算采样体积	检测结果计算公式 mg/m³＝(稀释倍数×相对色阶含量)/采样体积

备注	

检测人：　　　　　　年　月　日　　　　　复核人：　　　　　　年　月　日

表 1-6-3　　　　　　　　　　　　**色谱原始记录(1)**

检测任务编号：　　　　　　　　　　　　　　　　　　　　　　第　页/共　页

用人单位			样品名称	
检测项目				
检测依据		送检日期		检测日期
实验室环境条件	气压_____(kPa)　温度_____(℃)　相对湿度_____%RH			
实验用仪器	_____色谱仪　型号：_____　编号：_____			
色谱条件	色谱柱名称：_____　柱长：___m　内径：___mm　膜厚：___μm 检测器：_____ 气相色谱 柱温：_____℃ 汽化室温度：_____℃ 检测器温度：_____℃ 载气流速：_____mL/min 分流比：_____		液相/离子色谱 流动相：_____ 流量：_____ 柱头压：_____	
色谱图参数	化合物名称	保留时间	化合物名称	保留时间
样品预处理				

检测人：　　　　　　　年　月　日　　　　复核人：　　　　　　　年　月　日

表 1-6-3　　　　　　　　　　　　色谱原始记录(2)

检测任务编号：　　　　　　　　　　　　　　　　　　　　　　　　第　页/共　页

曲线名称	标准曲线

标物名称：_____　　标物编号：_____　　标物批号：_____　　生产厂家：_____
溶剂/解吸液名称：_____　　批号：_____　　　　　　　　　生产厂家：_____
电子天平：_____　　　　　　型号：_____　　　　　　　　　编号：_____

标准贮备液(气)配制：
　　取_____色标物____μL，称重后质量_____g 于_____mL(容量瓶□/注射器□)中，用_____定容至_____mL，标准贮备液(气)浓度为_____μg/mL。
外购标准贮备液(气)浓度：_____μg/mL。

标准应用液(气)配制：
　　取标准贮备(液□气□)体积_____，于_____mL(容量瓶□/注射器□)中，用_____定容至_____mL，其浓度为_____μg/mL。

标准曲线制作(定容体积：　　　mL)

管号		0	1	2	3	4	5
取应用液(气)体积							
浓度(μg/mL)							
峰面积□/峰高□	1						
	2						
	3						
	平均值						
标准曲线方程		$Y=$		$X=$			
相关系数					检出限		μg/mL

检测人：　　　　　　　年　月　日　　　　复核人：　　　　　　　年　月　日

表 1-6-3　　　　　　　　　　　　　　色谱原始记录（3）

检测任务编号：　　　　　　　　　　　　　　　　　　　　　　　第　　页/共　　页

检测项目	

质量控制样品的制备：

质量控制样品测定结论：

样品测定结果（标准曲线见检测任务编号　　　　　　）

样品编号	采样体积（L）	稀释体积数（mL）	结果			备注
			峰面积□/峰高□	测量浓度 c（μg/mL）	检测结果（mg/m³）	

计算公式	$C = \dfrac{c - c_空}{V_0 D} \times V$	采样体积： (1) 采样体积=采样流量·采样时间 (2) $V_0 = V \cdot 293/(273+T) \cdot P/101.3$ 注：当 $T<5℃$ 或 $T>35℃$；$P<98.8kPa$ 或 $P>103.4kPa$ 时，使用公式(2)计算采样体积

解吸效率制作见解吸效率原始记录表（编号：　　　　　）
解吸效率 $D =$ 　　　％

采集　　　L 空气样品，本方法的最低检出浓度为　　　　mg/m³

检测人：　　　　　年　月　日　　　　　复核人：　　　　　年　月　日

表 1-6-4　　　　　　　　　　　**气质联用定性分析原始记录(1)**

检测任务编号：　　　　　　　　　　　　　　　　　　　　　　　　第　页/共　页

用人单位		样品名称	
检测项目			
送检日期		检测日期	

实验室环境条件	气压：_____kPa　温度：_____℃　湿度：_____%RH
实验用仪器	_____质谱仪　型号：_____　编号：_____
质谱条件	色谱柱名称：_____　柱长：___m　内径：___mm　膜厚：___μm 检测器：_____ 质谱 柱温：_____℃　扫描方式：_____ 汽化室温度：_____℃　离子源温度：_____℃ 检测室温度：_____℃　溶剂切除时间：_____min 载气流速：_____mL/min　扫描范围：_____m/z 分流比：_____

质谱图参数	化合物名称	保留时间	化合物名称	保留时间

样品预处理	

检测人：　　　　　年　月　日　　　　　复核人：　　　　　年　月　日

表 1-6-4　　　　　　　　　　　**气质联用定性分析原始记录(2)**

检测任务编号：　　　　　　　　　　　　　　　　　　　　　　　　　第　页/共　页

样品编号	保留时间（min）	定性结果	与标准谱库匹配度	相对百分含量(%)	备注

检测人：　　　　　　　　年　月　日　　　　　复核人：　　　　　　　年　月　日

表 1-6-5　　　　　　　　　　**火焰原子吸收光谱分析原始记录(1)**

检测任务编号：　　　　　　　　　　　　　　　　　　　　　　　　　第　页/共　页

样品名称		空气收集器		用人单位		
送检日期		检测日期		检测项目		
检测依据			检测方法			
检测地点		室温	℃	湿度	%	
仪器名称型号及编号				仪器状态		
波长	nm	狭缝	nm	灯电流	mA	负高压	V

试剂名称	批号(浓度)	生产厂家

试剂配制：

检测人：　　　　　年　月　日　　　　复核人：　　　　　年　月　日

表 1-6-5　　　　　　　　　　**火焰原子吸收光谱分析原始记录(2)**

检测任务编号：　　　　　　　　　　　　　　　　　　　　　　第　页/共　页

标准使用液配制：							
标准曲线系列							
管号	1	2	3	4	5	6	7
应用液加入量(mL)							
定容量(mL)							
标准液浓度(μg/mL)							
吸光度值 A							
相关系数	$r=$			标准曲线方程		$A=$	C
标准曲线绘制							
样品处理与测定							
质量控制							

样品编号	采样体积 V_0 (L)	样品溶液体积 V (mL)	稀释倍数 k	吸光度值 A	测出量 c (μg/mL)	检测结果 C (mg/m³)	备注

计算公式	$C = \dfrac{(c-c_0) \times V}{V_0} \times k$ c_0：样品空白	采样体积： (1) 采样体积=采样流量·采样时间 (2) $V_0 = V \cdot 293/(273+T) \cdot P/101.3$ 注：当 $T<5℃$ 或 $T>35℃$；$P<98.8\text{kPa}$ 或 $P>103.4\text{kPa}$ 时，使用公式(2)计算采样体积
备注	本方法最低检出限　　　　　　μg/mL 本方法最低检出浓度　　　mg/m³(以采集　　L空气样品计)	

检测人：　　　　　年　月　日　　　　复核人：　　　　　年　月　日

表 1-6-6　　　　　　　　　　　**石墨炉原子光谱分析原始记录(1)**

检测任务编号：　　　　　　　　　　　　　　　　　　　　　　　　　第　页/共　页

样品名称			用人单位			
送检日期			检测日期		检测项目	
检测依据				检测方法		
检测地点			室温	℃	湿度	%
仪器名称型号及编号				仪器状态		
波长	nm	狭缝	nm	灯电流	mA	负高压	V

试剂名称	批号(浓度)	生产厂家

试剂配制：

检测人：　　　　　　年　月　日　　　　　复核人：　　　　　　年　月　日

表 1-6-6　　　　　　　　　**石墨炉原子光谱分析原始记录(2)**

检测任务编号：　　　　　　　　　　　　　　　　　　　　　　第　页/共　页

标准液配制：							
标准曲线系列							
管号	1	2	3	4	5	6	7
应用液加入量(mL)							
定容量(mL)							
标准系列浓度(μg/L)							
相应吸光度值 A							
相关系数		$r=$		标准曲线方程		$A=$　　C	
标准曲线绘制							
样品处理与测定							
质量控制							

样品编号	采样体积 V_0 (L)	样品溶液体积 V (mL)	稀释倍数 k	测定值 A	测出量 c (μg/L)	检测结果 C (mg/m³)	备注

计算公式	$C = \dfrac{(c-c_0) \times V}{V_0} \times k$ c_0：样品空白	采样体积： (1) 采样体积=采样流量·采样时间 (2) $V_0 = V \cdot 293/(273+T) \cdot P/101.3$ 注：当 $T<5℃$ 或 $T>35℃$；$P<98.8\text{kPa}$ 或 $P>103.4\text{kPa}$ 时，使用公式(2)计算采样体积
备注	本方法最低检出限　　　　　　μg/mL 本方法最低检出浓度　　　　　mg/m³(以采集　　L空气样品计)	

检测人：　　　　　　年　月　日　　　　　复核人：　　　　　　年　月　日

表 1-6-7　　　　　　　　　**原子荧光光谱分析原始记录(1)**

检测任务编号：　　　　　　　　　　　　　　　　　　　　　　　　　　第　页/共　页

样品名称		空气收集器		用人单位	
送检日期		检测日期		检测项目	
检测依据			检测方法		
检测地点		室温	℃	湿度	%
仪器名称型号及编号			仪器状态		
波长	nm	灯电流	nm	辅电流	mA	负高压	V

试剂名称	批号(浓度)	生产厂家

试剂配制：

检测人：　　　　　　　　　年　月　日　　　　复核人：　　　　　　　年　月　日

表 1-6-7　　　　　　　　　　**原子荧光光谱分析原始记录(2)**

检测任务编号：　　　　　　　　　　　　　　　　　　　　　　　　　　　　第　页/共　页

标准使用液配制：							
标准曲线系列							
管号	1	2	3	4	5	6	7
应用液加入量(mL)							
定容量(mL)							
标准系列浓度(μg/L)							
相应荧光强度值 If							
相关系数			标准曲线方程		If=		C
标准曲线绘制							
样品处理与测定							
质量控制							

样品编号	采样体积 V_0 (L)	样品溶液体积 V (mL)	稀释倍数 k	测定值 If	测出量 c (μg/L)	检测结果 C (mg/m³)	备注

计算公式	$C = \dfrac{(c-c_0) \times V}{V_0} \times k$ c_0：样品空白	采样体积： (1)采样体积=采样流量·采样时间 (2) $V_0 = V \cdot 293/(273+T) \cdot P/101.3$ 注：当 $T<5℃$ 或 $T>35℃$；$P<98.8\text{kPa}$ 或 $P>103.4\text{kPa}$ 时，使用公式(2)计算采样体积
备注	本方法最低检出限　　　　　μg/mL 本方法最低检出浓度　　　　mg/m³(以采集　　L空气样品计)	

检测人：　　　　　　年　月　日　　　　　　复核人：　　　　　　年　月　日

表 1-6-8　　　　　　　　　　　　**标准溶液配制与标定原始记录**

记录编号：　　　　　　　　　　　　　　　　　　　　　　　　　　　第　页/共　页

溶液名称			配制日期		标定日期	
执行标准			基准物质			
配制地点		温度	℃	相对湿度	%RH	溶液温度	℃

溶液的配制及标定

一、溶液配制：

二、标定：

计算公式	标准溶液浓度

检测人：　　　　　　年　月　日　　　　复核人：　　　　　　年　月　日

表 1-6-9　　　　　　　　　　　　**粉尘浓度测定原始记录**

检测任务编号：　　　　　　　　　　　　　　　　　　　　　　　　　第　页/共　页

样品名称		空气收集器		用人单位		
送检日期		检测日期		检测项目		粉尘类型
检测依据			检测方法		滤膜质量法	
天平型号及编号				仪器状态		
天平室初称温度	℃	湿度	%	天平室称样温度	℃	湿度	%

样品编号	采样体积（m^3）	滤膜初称质量（mg）	采样后滤膜称重1（mg）	采样后滤膜称重2（mg）	滤膜增重（mg）	计算结果（mg/m^3）	备注
计算公式	空气中粉尘浓度（mg/m^3）：$C = \dfrac{m_2 - m_1}{V}$						
备注							

检测人：　　　　　　　年　月　日　　　　复核人：　　　　　　　年　月　日

表1-6-10 游离二氧化硅含量测定原始记录

检测任务编号：　　　　　　　　　　　　　　　　　　　　　　　　　　　　　　　　　　　　第　页/共　页

用人单位							检测依据		
送检日期							检测方法		
样品称量	坩埚恒重				焦磷酸处理后坩埚恒重			氢氟酸处理后坩埚恒重			天平型号及编号		
温度℃	湿度%RH	温度℃	湿度%RH	质量 m_1(g)		温度℃	湿度%RH	质量 m_2(g)		温度℃	湿度%RH	质量 m_3(g)		天平状态		
				1	2			1	2			1	2			
样品编号	样品质量 m(g)													检测结果 (%)	报出结果 (%)	备注

计算公式：$W = \dfrac{m_{(\ )} - m_{(\ )}}{m} \times 100$

样品处理：　　　　　　　　　　　　　　　　　　　　　　　　　备注：

检测人：　　　　　　　年　月　日　　　　　　　　　　　　　　复核人：　　　　　　　年　月　日

表 1-6-11 石棉纤维浓度测定原始记录

检测任务编号：

样品名称		样品编号				检测日期		用人单位	第 页/共 页
视野	纤维根数	序号	检测根数	序号	检测根数	序号	检测根数	序号	检测根数

视野	纤维根数	序号	检测根数	序号	检测根数	序号	检测根数	序号	检测根数
1		17		33		49		65		81		97	
2		18		34		50		66		82		98	
3		19		35		51		67		83		99	
4		20		36		52		68		84		100	
5		21		37		53		69		85		101	
6		22		38		54		70		86		102	
7		23		39		55		71		87		103	
8		24		40		56		72		88		104	
9		25		41		57		73		89		105	
10		26		42		58		74		90		106	
11		27		43		59		75		91		107	
12		28		44		60		76		92		108	
13		29		45		61		77		93		109	
14		30		46		62		78		94		110	
15		31		47		63		79		95		111	
16		32		48		64		80		96		112	

计算公式

$A = \pi r^2 = 3.14 \times 滤膜半径^2 = 3.14 \times \underline{\quad}^2 \approx \underline{\quad} mm^2$

$a = \pi r^2 = 3.14 \times 视野半径^2 = 3.14 \times \underline{\quad}^2 \approx \underline{\quad} mm^2$

$D = (a/b) \times 10 = (\underline{\quad}/\underline{\quad}) \times 10 = \underline{\quad} \mu m$（$a$：物镜测微尺刻度；$b$：目镜测微尺刻度）

$C = (A \times N \times 400)/(a \times n \times F \times t \times 1000) = \underline{\quad} f/cm^3$

C——空气中石棉纤维的数量浓度数值（f/cm^3）
A——滤膜的采尘面积数值（mm^2）
N——计数测定的纤维总根数（f）
a——目镜测微尺的计数视野面积数值（mm^2）
n——计数测定的视野数量（个）
F——采样流量值（L/min）
t——采样时间（min）
D——目镜测微尺刻度间距值（μm）
400——显微镜放大倍数

石棉纤维的数量平均浓度 $C = \underline{\quad} f/cm^3$。

（第1次）视野个数：_____；石棉纤维根数：_____；$C = \underline{\quad} f/cm^3$；
（第2次）视野个数：_____；石棉纤维根数：_____；$C = \underline{\quad} f/cm^3$；
（第3次）视野个数：_____；石棉纤维根数：_____；$C = \underline{\quad} f/cm^3$；

检测人：　　　　　　　　　　　　　复核人：　　　　　　　　　　　年　月　日

表 1-6-12　　　　　　　　　　　　粉尘分散度测定原始记录

检测任务编号：　　　　　　　　　　　　　　　　　　　　　　　　　　第　页/共　页

样品名称		空气收集器		用人单位		
送检日期		检测日期		检测项目	粉尘分散度	
检测依据				检测方法	滤膜溶解涂片法	
检测仪器型号及编号				仪器使用状态		
检测地点		室温：　　℃		相对湿度：　　%RH	$D=a/b\times10=$	

样品编号	粒径（μm）	尘粒数一次（个）	尘粒数二次（个）	尘粒数三次（个）	平均数（个）	测量结果（%）	备注
	<2						
	2~						
	5~						
	≥10						
	总计						
	<2						
	2~						
	5~						
	≥10						
	总计						

目镜测微尺刻度间距计算：$D=a/b\times10$
a：物镜测微尺刻度；10：物镜测微尺每刻度间距数值 μm；b：目镜测微尺刻度

备注

检测人：　　　　　　　　　年　月　日　　　　复核人：　　　　　　　年　月　日

附件7 检测报告样式

检测任务编号：

检测报告
（宋体初号居中）

用人单位（委托单位）：（宋体三号）
　　检测类别：（宋体三号）

职业卫生名称（加盖公章，宋体二号）
　年　　月　　日（宋体三号）

（检测结果报告单样式见附件9）

附件8 检测报告的内容

检测报告

1. 检测依据

列出本次检测工作中现场采样、现场测量、实验室分析和结果判定所依据的法规、标准名称。

2. 用人单位情况介绍

用人单位基本情况介绍,包括单位地址、单位性质、行业类型、主要生产产品及产量等。

3. 检测类别及范围

(1)说明任务来源、检测类别、检测范围。

(2)应当对检测范围内的主要生产工艺及设备、使用原辅材料、产品及副产品、岗位(工种)设置及作业人员数量、职业病防护设施及运行情况、个人防护用品及使用情况等内容简要描述,汇总岗位(工种)作业人员接触职业病危害因素等情况(见表1-8-1)。

表1-8-1　　　　　　　　　岗位设置及接触职业病危害因素情况

岗位/工种	作业人数	工作地点	作业时间	接触职业病危害因素	个人防护用品及使用情况	防护设施及运行情况

4. 现场采样和测量情况

对检测范围内各检测项目现场采样或测量的情况进行简要描述,包括采样方式、采样时间、采样频次、生产状况、环境条件等信息。

5. 检测结果

按照职业接触限值要求汇总检测结果(见表1-8-2),给出是否符合职业接触限值要求的判定结果。

表 1-8-2　　　　　　　　　　**职业病危害因素检测结果与分析**

岗位/工种	采样对象/采样点	检测项目	检测结果（单位）	职业接触限值（单位）	判定结果

6. 结论

对检测结果进行概括性的总结，列出结果超标的岗位(工种)或检测地点，分析超标的主要原因。

7. 建议

根据结论，提出整改措施建议。

附件9 检测结果报告单

检测结果报告单(1)

检测任务编号：　　　　　　　　　　　　　　　　　　　　　　第　页/共　页

用人单位：
样品来源：　　　　　　　　　　　　　　检测类别：评价/定期/……检测
检测项目：化学有害因素
采样日期：　　　　　　　　　　　　　　检验日期：
采样及检测依据：
采样仪器名称及型号：
检测仪器名称、型号及编号：

样品编号	采样点/采样对象	采样时段	检测结果(mg/m^3)

最低检出浓度：　　　　mg/m^3(采样　　L空气)

(以下空白)

检测结果报告单(2)

检测任务编号：　　　　　　　　　　　　　　　　　　第　页/共　页

用人单位：

检测方式：现场测量　　　　　　　　检测类别：评价/定期/……检测

测量日期：　　　　　　　　　　　　测量依据：

测量项目：噪声

测量仪器名称、型号及编号：

测量编号	测量位置/对象	测量时间	测量结果[dB(A)]		
			第1次	第2次	第3次

(以下空白)

检测结果报告单(3)

检测任务编号：　　　　　　　　　　　　　　　　　　　　　　　　第　页/共　页

用人单位：
检测方式：现场测量　　　　　　　　　　检测类别：评价/定期/……检测
测量日期：　　　　　　　　　　　　　　测量依据：
测量项目：高温
测量仪器名称、型号及编号：

测量编号	测量位置/对象	测量时间	测量高度	WBGT指数(℃)	$\overline{\text{WBGT}}$指数(℃)

（以下空白）

检测结果报告单(4)

检测任务编号：　　　　　　　　　　　　　　　　　　　第　页/共　页

用人单位：

检测方式：现场测量　　　　　　　　检测类别：评价/定期/……检测

测量日期：　　　　　　　　　　　　测量依据：

检测项目：超高频

测量仪器名称、型号及编号：

测量编号	测量位置/对象	测量时间	测量结果(V/m)		
			头	胸	腹

（以下空白）

检测结果报告单(5)

检测任务编号：   第 页/共 页

用人单位：

检测方式：现场测量   检测类别：评价/定期/……检测

测量日期：   测量依据：

测量项目：高频电磁场

测量仪器名称、型号及编号：

测量编号	测量位置/对象	测量时间	电场强度测量结果(V/m)			磁场强度测量结果(A/m)		
			第1次	第2次	第3次	第1次	第2次	第3次

（以下空白）

检测结果报告单(6)

检测任务编号：　　　　　　　　　　　　　　　　　　　　第　页/共　页

用人单位：

检测方式：现场测量　　　　　　　　　　检测类别：评价/定期/……检测

测量日期：　　　　　　　　　　　　　　测量依据：

测量项目：工频电场

测量仪器名称、型号及编号：

测量编号	测量位置/对象	测量时间	测量结果(kV/m)		
			第1次	第2次	第3次

(以下空白)

检测结果报告单(7)

检测任务编号： 第 页/共 页

用人单位：
检测方式：现场测量　　　　　　　　　检测类别：评价/定期/……检测
测量日期：　　　　　　　　　　　　　测量依据：
测量项目：微波辐射
测量仪器名称、型号及编号：

测量编号	测量位置/对象	测量时间	测量结果（mW/cm^2）			
			头	胸	腹	局部

（以下空白）

检测结果报告单(8)

检测任务编号: 第 页/共 页

用人单位:

检测方式:现场测量　　　　　　　　　检测类别:评价/定期/……检测

测量日期: 测量依据:

测量项目:紫外辐射

测量仪器名称、型号及编号:

测量编号	测量点/对象	测量时间	波段	测量结果($\mu W/cm^2$)					
				眼部		面部		肢体	
				测量值	E_{eff}*	测量值	E_{eff}*	测量值	E_{eff}*
			A_{365}						
			B_{297}						
			C_{254}						

(以下空白)

检测结果报告单(9)

检测任务编号：　　　　　　　　　　　　　　　　　　　　　第　页/共　页

用人单位：

检测方式：现场测量　　　　　　　　　　　检测类别：评价/定期/……检测

测量日期：　　　　　　　　　　　　　　　测量依据：

测量项目：手传振动

测量仪器名称、型号及编号：

测量编号	测量位置/对象	测量结果(a_{hw})(m/s^2)		
		X	Y	Z

（以下空白）

附录2 《职业卫生档案》建立要求及格式

一、档案管理要求

(1)用人单位应按照职业病防治相关法律法规及本通知的要求建立《职业卫生档案》,由职业卫生管理部门综合管理,制定借阅登记等管理制度并设专人管理;用人单位为总公司或集团公司的,公司总部的职业卫生档案可适当简化,但其下属用人单位必须按本通知要求设立职业卫生档案。

(2)《职业卫生档案》由一个汇总档案和十二个分档案组成,汇总档案和十二个分档案应分别使用统一的档案盒分类保存,档案盒应注明档案名称。

(3)《职业卫生档案》是职业卫生监督管理和监察执法的重要依据,应永久保存,妥善保管。当管理人员发生变化时,要做好交接工作。

(4)《职业卫生档案》涉及职工个人隐私和单位的保密信息,应做好保密工作。

(5)若用人单位涉及项目及人员较多,可参照样表增加表格予以补充。

(6)《职业卫生档案》式样可根据工作实际做适当调整,但所涉及主要内容不能缺少,总档案和十二个分档案的设置不能减少。

(7)用人单位发生分立、合并、解散、破产等情形的,《职业卫生档案》应按照国家档案管理的有关规定移交保管。

(8)本通知下发前用人单位已建立《职业卫生档案》的,应按本通知的要求重新完善,并分类归档保存。

二、档案设置

(一)汇总档案

对档案进行汇总。

(二)分类档案

(1)分类档案一:职业卫生管理机构和责任制档案;
(2)分类档案二:职业卫生管理制度、操作规程档案;
(3)分类档案三:职业病危害因素种类清单、岗位分布及作业人员接触情况档案;
(4)分类档案四:职业病防护设施、应急救援设施档案;

(5)分类档案五：工作场所职业病危害因素检测、评价报告与记录档案；
(6)分类档案六：职业病防护用品管理档案；
(7)分类档案七：职业卫生培训档案；
(8)分类档案八：职业病危害事故报告与应急处置档案；
(9)分类档案九：职业健康检查汇总及处置档案；
(10)分类档案十：建设项目职业卫生"三同时"档案；
(11)分类档案十一：职业卫生安全许可证、职业病危害项目申报档案；
(12)分类档案十二：职业卫生监督检查及其他管理档案。

三、档案内容

(一)汇总档案内容

(1)本档案目录；
(2)分类档案目录；
(3)《河北省安全生产监督管理局关于印发〈职业卫生档案〉和〈劳动者职业健康监护档案〉管理要求的通知》；
(4)用人单位基本情况汇总一览表(表2-1)；
(5)其他应列入的资料。

(二)分类档案内容

1. 分类档案一：职业卫生管理机构和责任制档案
(1)本档案目录；
(2)职业卫生管理机构设立或指定文件和职业卫生管理人员任命文件；
(3)职业卫生管理人员一览表(表2-2)；
(4)职业病防治责任制文件；
(5)其他应列入的资料。

2. 分类档案二：职业卫生管理制度和操作规程档案
(1)本档案目录；
(2)职业卫生管理制度、操作规程一览表(表2-3)；
(3)职业卫生管理制度文本；
(4)岗位职业卫生操作规程文本(职业卫生操作规程与安全生产等其他操作规程合并的，也可在其他档案中存档，但必须在"本档案目录"中注明其所存档案和位置)；
(5)职业病防治法律、法规、规范、标准、文件一览表(表2-4)；
(6)职业卫生法律、法规、规范、标准、文件文本；
(7)其他应列入的资料。

3. 分类档案三：职业病危害因素种类清单、岗位分布及作业人员接触情况档案
(1)本档案目录；

(2)生产工艺流程图(图2-1);

(3)职业病危害因素清单、岗位分布及人员接触情况表(表2-5);

(4)人员变动表(表2-6);

(5)接触职业病危害人员劳动合同(劳动合同也可保存在劳动人事管理等部门档案中,但必须在"本档案目录"中注明其所存档案和位置);

(6)产生职业病危害的设备、材料及警示标识一览表(表2-7);

(7)产生职业病危害的设备、材料、产品中文说明书、化学品安全技术说明书(相关中文说明书也可保存在设备管理等部门档案中,但必须在本档案目录中注明其所存档案和位置);

(8)其他应列入的资料。

4. 分类档案四:职业病防护设施、应急救援设施档案

(1)本档案目录;

(2)主要职业病防护设施、应急救援设施配置表(表2-8);

(3)职业病防护设施、应急救援设施合格证、使用说明、保养维护说明、定期检定证书(相关证书、说明书也可保存在设备管理等部门,但必须在本档案目录中注明其所存档案和位置);

(4)职业病防护设施、应急救援设施检修/维护/更换汇总表(表2-9)(相关记录也可保存在设备管理等部门档案中,但必须在"本档案目录"中注明其所存档案和位置);

(5)其他应列入的资料。

5. 分类档案五:工作场所职业病危害因素检测、评价报告与记录档案

(1)本档案目录;

(2)职业病危害因素浓度(强度)日常监测记录表(表2-10)(相关记录也可保存在监测部门档案中,但必须在"本档案目录"中注明其所存档案和位置);

(3)职业病危害因素检测/监测超标整改一览表(表2-11);

(4)职业病危害检测、评价委托书、机构资质;

(5)职业病危害因素检测报告与评价报告;

(6)职业病危害现状评价(检测)报告回执表;

(7)其他应列入的资料。

6. 分类档案六:职业病防护用品管理档案

(1)本档案目录;

(2)职业病防护用品配备标准(参照 GB/T 11651、GB/T 18664、GBZ/T 195 等标准制定);

(3)职业病防护用品发放/更换/维护记录(表2-12);

(4)职业病防护用品的生产单位及资质证明、产品合格证明等;

(5)其他应列入的资料。

7. 分类档案七:职业卫生培训档案

(1)本档案目录;

(2)用人单位主要负责人、职业卫生管理人员及职业病危害严重岗位人员职业卫生培

训证书登记表(表2-13);

(3)主要负责人、职业卫生管理人员、职业病危害严重岗位人员职业卫生培训证书或复印件;

(4)职业卫生日常培训一览表(表2-14);

(5)职业卫生年度培训计划、培训教材、培训签到表、试卷、成绩表、影像资料(相关资料也可保存在劳动人事管理等部门档案中,但必须在本档案目录中注明其所存档案和位置);

(6)其他应列入的资料。

8. **分类档案八:职业病危害事故报告与应急处置档案**

(1)本档案目录;

(2)职业病危害事故处理与应急处置记录;

(3)职业病危害事故性检测报告、技术鉴定材料;

(4)事故现场取证材料(照片、证言、证词等);

(5)医院诊断、治疗相关材料;

(6)事故赔偿相关材料;

(7)职业病危害事故调查报告及责任追究文件;

(8)其他应列入的资料。

9. **分类档案九:职业健康检查汇总及处置档案**

(1)本档案目录;

(2)职业健康检查结果汇总表(表2-15);

(3)用人单位职业健康检查处理、安置记录(表2-16);

(4)职业健康检查结果告知记录(表2-17);

(5)职业健康检查机构资质、委托协议;

(6)职业健康检查报告(个人职业健康检查报告、诊断结果存入劳动者职业健康监护档案);

(7)其他应列入的资料。

10. **分类档案十:建设项目职业卫生"三同时"档案**

(1)本档案目录;

(2)建设项目职业卫生"三同时"登记表(表2-18);

(3)建设项目审核(备案)、审查、验收许可意见书;

(4)建设项目职业病危害预评价报告、职业病防护设施设计专篇、建设项目职业病危害控制效果评价报告书、内审意见表、自验收报告;

(5)其他应列入的资料。

11. **分类档案十一:职业卫生安全许可证、职业病危害项目申报档案**

(1)本档案目录;

(2)职业卫生安全许可证申领登记表(表2-19);

(3)职业卫生安全许可/变更/延续证书副本;

(4)职业病危害项目申报登记表(表2-20);

(5)职业病危害项目申报/变更材料、申报/变更回执;
(6)其他应列入的资料。

12. 分类档案十二:职业卫生监督检查及其他管理档案
(1)本档案目录;
(2)职业卫生检查和整改一览表(表2-21);
(3)职业卫生监管部门职业卫生监督检查下达的执法文书及相关记录和资料;
(4)用人单位自查的现场检查记录、整改意见书、处罚决定书、隐患整改记录等;
(5)其他应列入的资料。

表2-1　　　　　　　　　用人单位基本情况汇总一览表

企业名称				组织机构代码		□□□□□□□□-□	
注册地址				工作场所地址			
法定代表人				联系电话			
所属行业		登记注册类型			企业规模		
从业人员数(人)		接触职业病 危害因素人数(人)			合同告知 职业病危害人数(人)		
女职工人数(人)		外协工人数(人)			农民工人数(人)		
建立职业健康 监护档案人数(人)		职业病危害 作业岗位数(个)			设置警示 标识岗位数(个)		
应进行职业卫生 培训人数(人)		实际职业卫生 培训人数(人)			专职职业卫生 管理人数(人)		
兼职职业卫生 管理人数(人)		应进行职业病危害 预评价项目数(个)			实际职业病危害 预评价项目数(个)		
应进行职业病危害控制 效果评价项目数(个)		实际职业病危害控制 效果评价项目数(个)			职业病危害申报		□已申报 □未申报
主要负责人 职业卫生培训	□已培训 □未培训	应进行职业健康检查人数(人)			实际进行职业健康检查人数(人)		
		岗前	在岗	离岗	岗前	在岗	离岗
		新发职业病病例数(人)			累计职业病病例数(人)		
合计	尘肺	职业 中毒	噪声聋	职业性 皮肤病	合计	尘肺	职业 中毒	噪声聋	职业性 皮肤病

附录2 《职业卫生档案》建立要求及格式

续表

职业病危害因素		接触人数(人)	检测点数(个)	达标点数(个)
1. 粉尘(小计)	FC			
（1）矽尘	FC1			
…	…			
2. 化学毒物(小计)	HX			
（1）铅	HX1			
…	…			
3. 物理因素(小计)	WL			
（1）高温	WL1			
…	…			
4. 生物因素(小计)	SW			
（1）炭疽杆菌	SW1			
…	…			

填表人：　　　　部门负责人：　　　　主要负责人：　　　　填表时间：　　年　月　日

注：（1）本表记录用人单位基本情况，每年1月份填写，所填内容为上一年度数据；

（2）所属行业按《国民经济行业分类》(GB/T 4754—2017)填写至小类；

（3）企业规模按国家统计局关于印发《统计上大中小微型企业划分办法(2017)》的通知填写；

（4）从业人员包括正式工、合同工、临时工和劳务派遣工；外协工是指通过劳务派遣或承包单位到本单位从事生产、检修、工程建设、服务等的作业人员；

（5）职业病危害因素检测和职业健康检查是指由取得国家认可资质的职业卫生技术服务机构进行的检测和检查；

（6）主要负责人是指董事长、经理、厂(矿)长(含实际控制人)、站长等。

附录2 《职业卫生档案》建立要求及格式

表2-2 职业卫生管理人员一览表

组成	姓名	性别	所在部门	职务	职称	专/兼职	是否经过安监部门职业卫生培训	电话	备注
主要负责人									
分管负责人									
部门负责人									
具体负责人									
管理人员									

填表时间：　　年　　月　　日

注：本表记录用人单位职业卫生管理人员基本情况，人员变化时本表应重新填写并同调整前表格一并存档。

311

附录2 《职业卫生档案》建立要求及格式

表2-3 职业卫生管理制度、操作规程一览表

序号	管理制度、操作规程名称	实施时间	实施部门	备注
一	职业病防治计划和实施方案			
二	职业卫生管理制度			
1	职业病危害警示与告知制度			
2	职业病危害项目申报制度			
3	职业病防治宣传教育培训制度			
4	职业病防护设施维护检修制度			
5	职业病防护用品管理制度			
6	职业病危害因素监测与评价管理制度			
7	建设项目职业卫生"三同时"管理制度			
8	劳动者职业健康监护及其档案管理制度			
9	职业病危害事故处置与报告制度			
10	职业病危害应急救援与管理制度			
11	其他职业卫生管理制度			
三	岗位职业卫生操作规程			
1	XXX岗位职业卫生操作规程			

注：(1) 本表记录用人单位职业卫生管理制度和操作规程，每年度的职业病防治计划和实施方案应及时归档；
(2) 岗位职业卫生操作规程可与其他操作规程合并，但内容必须有职业病防护设施、应急救援设施和个人防护用品操作的相关规定。

表2-4 职业病防治法律、法规、规范、标准、文件一览表

序号	来发文日期	职业卫生法律、法规、规章、规范、标准、文件名称	编号	实施时间	发布部门	备注

注：(1) 本表记录用人单位收集的职业病防治法律、法规、规范、标准和文件，文件包括上级机关发文和企业发文；
(2) 发布部门是指发文机关或企业发文部门。

附录2 《职业卫生档案》建立要求及格式

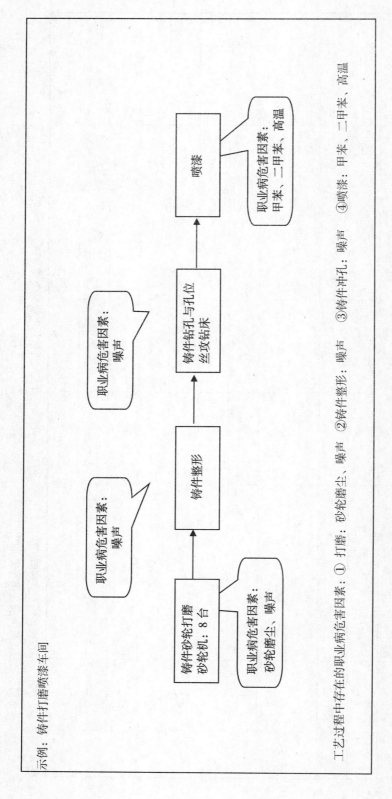

图2-1 生产工艺流程图

注：(1) 本图为生产工艺流程图示例。用人单位应根据本单位实际绘制工艺流程图，注明存在职业病危害因素的环节或部位；
(2) 生产工艺流程图按产品或车间流程绘制；
(3) 生产工艺流程用方框标明工艺，装置和设备的名称，用箭头标明工艺流程；
(4) 生产工艺发生变化时及时更新生产工艺流程图，并将变化前生产工艺流程图一并归档。

表 2-5 职业病危害因素清单、岗位分布及人员接触情况表

部门车间	岗位名称	序号	姓名	性别	粉尘名称及接触时间	化学毒物名称及接触时间	物理因素名称及接触时间	其他危害因素名称及接触时间
		1						
		2						
		…						
合计	岗位数：	人数：		—	种类数： 人数：	种类数： 人数：	种类数： 人数：	种类数： 人数：
		1						
		2						
		…						
合计	岗位数：	人数：		—	种类数： 人数：	种类数： 人数：	种类数： 人数：	种类数： 人数：
总计	岗位数：	总人数：		—	种类数： 人数：	种类数： 人数：	种类数： 人数：	种类数： 人数：

注：(1) 本表记录用人单位职业病危害因素及岗位分布、人员接触情况，每年1月份填写，内容为上年度数据；
(2) 接触时间是指每个班接触时间，以小时计；
(3) 合计是指一个部门或车间的汇总情况，总计是指用人单位汇总情况；
(4) 其他危害因素是指生物因素、放射性危害因素等；
(5) 岗位人员变动时，应及时将变动情况填入表 2-6。

填表人： 部门负责人：

表 2-6　　　　　　　　　　　　人员变动表

姓名	性别	部门/车间	现岗位	原岗位(单位)	调入/调出时间	备注

注：本表记录用人单位各岗位人员每年变动情况。本表应和表 2-5 一并存放归档。

表2-7 产生职业病危害的设备、材料及警示标识一览表

序号	设备、材料名称	生产或供货单位	用量/产量（吨/年）	主要成分	可能产生的职业病危害因素	使用的作业场所	用途	有无中文说明书	警示标识设置种类及数量

填表人：　　　　　　　　　　　　　　　　　　　　　　　　　　部门负责人：

注：(1) 本表记录用人单位产生职业病危害的设备、材料，材料是指各种原辅材料及产品、副产品和中间产品；
(2) 设备、材料名称按工艺流程顺序填写，先填设备，后填材料；
(3) 产量的单位可根据企业实际情况填写；
(4) 警示标识设置种类是指"图形标识""警示线""警示语句""告知卡"等，详见《工作场所职业病危害警示标识（GBZ 158—2016）》。

附录2 《职业卫生档案》建立要求及格式

表2-8 主要职业病防护设施、应急救援设施配置表

序号	设施名称	型号	固定资产原值（万元）	使用车间岗位	用途	生产厂家	启用时间	使用状态

填表人：　　　　　　　　　　　　　　　　　　　　　　　　部门负责人：

注：(1) 本表记录用人单位职业病防护设施、应急救援设施配置情况，按工艺流程顺序填写；
(2) 使用状态是指正常、异常、停用等状态；
(3) 如配置发生变化应重新填写，并与变化前配置表一并归档。

表2-9　职业病防护设施、应急救援设施检修/维护/更换汇总表

序号	检修/维护/更换部门	检修/维护/更换时间	设备、设施名称	所在车间岗位	检修/维护/更换负责人	备注

注：(1) 本表记录用人单位职业病危害防护设施、应急救援设施的检修、维护与更换汇总情况，备注栏注明"检修""维护"或"更换"和其他事项；
(2) 本表每半年汇总归档，其日常记录可由检修、维护、更换实施部门保存。

附录2 《职业卫生档案》建立要求及格式

职业病危害因素浓度(强度)日常监测记录表

表2-10   监测部门：

监测日期	车间/部门	岗位或工种	职业病危害因素	接触限值	监测结果	是否达标	监测人	备注

注：(1) 本表记录用人单位进行的职业病危害因素日常监测情况；
(2) 是否达标填写"达标"或"不达标"。

表 2-11　职业病危害因素检测/监测超标整改一览表

检测/监测日期	车间/部门	超标岗位或工种	职业病危害因素	接触限值	检测/监测结果	检测/监测机构/部门	整改措施	复查结论	复查时间	复查人

注：本表记录用人单位进行的日常监测和有资质的检测机构进行的定期检测超标整改情况。

附录2 《职业卫生档案》建立要求及格式

表2-12 职业病防护用品发放/更换/维护记录

序号	车间/岗位（工种）	品名	发放周期	数量	型号	防护类型	日期	签字	备注

注：（1）本表记录用人单位职业病防护用品发放、更换与维护情况，每半年整理汇总归档，备注栏注明"发放""更新"或"维护"和其他事项；
（2）发放周期以"月"为单位，随时发放的可标注"随时"；
（3）防护类型是指"头部防护""听力防护""呼吸防护""眼面部防护""手部防护""足部防护""躯体防护""坠落防护""劳动护肤""逃生防护"等，详见GB/T 12903—2008。

表 2-13　用人单位主要负责人、职业卫生管理人员及职业病危害严重岗位人员职业卫生培训证书登记表

序号	姓名	职务	培训时间	发证机构	证书编号	证书有效期	复训（换证）时间	备注

注：本表记录用人单位主要负责人、职业卫生管理人员、职业病危害严重岗位人员经安全监管部门职业卫生培训情况。

职业卫生日常培训一览表

表 2-14

序号	培训时间	培训范围	培训类别	参加人数	培训部门	培训内容	培训方式	授课人	备注

注：(1) 本表记录用人单位组织的职业卫生日常培训情况；
(2) 培训范围是指全员、中层、班组长、作业人员等；
(3) 培训类别是指岗前培训、转岗培训、在岗定期培训等；
(4) 培训方式是指理论培训或实际操作培训。

表 2-15

职业健康检查结果汇总表

检查日期	检查机构	体检种类	应检人数	实检人数	检查结果（人数）					备注
					未见异常	复查	疑似	禁忌证	其他疾患	

注：（1）本表记录用人单位接触职业病危害作业人员职业健康检查情况；
（2）检查机构是指具有卫生行政主管部门认定的有相应资质的职业健康体检、诊断机构；
（3）体检种类是指上岗前、在岗期间、离岗时、应急、离岗后医学随访等检查。

附录2 《职业卫生档案》建立要求及格式

表2-16 用人单位职业健康检查处理、安置记录

序号	姓名	性别	出生年月	部门车间	工种（岗位）	接害年限	检查时间	检查结果	复查时间	复查结果	诊断时间	诊断结果	处置情况	处置时间

注：(1) 本表记录用人单位职业健康检查结果处理安置情况；
(2) 处置情况是指调离、暂时脱离岗位、复查、医学观察、职业病诊断等处理和安置情况；
(3) 接害年限是指与造成职业损害有关的接触职业病危害因素的年限；
(4) 本记录包括用人单位设立以来所有职业病病例。

表 2-17

职业健康检查结果告知记录

职业健康检查机构：　　　　　　　　　　　　　　　　　　　　　　　　　　　　　检查时间：　　年　　月　　日

部门/车间	岗位	单位是否已书面告知健康检查结果（是/否）	劳动者本人签字	签字时间	备注

注：本表记录用人单位职业健康检查告知情况，应在告知劳动者职业健康检查结果时填写。

附录2 《职业卫生档案》建立要求及格式

表2-18 建设项目职业卫生"三同时"登记表

建设项目名称	类别	总投资（万元）	备案、许可意见书文号			
			预评价报告审核/备案	防护设施设计审查	防护设施竣工验收/备案	

注：(1) 本表记录用人单位建设项目职业卫生"三同时"执行情况；
（2）类别是指新建、改建、扩建、技术改造、技术引进。

表 2-19　职业卫生安全许可证申领登记表

序号	类别	有效期限	作业场所	许可范围	发证机关	证书编号

注：(1) 本表记录用人单位职业卫生安全许可证领取情况；
　　(2) 类别是指初次、变更或延续。

附录2 《职业卫生档案》建立要求及格式

表2-20   职业病危害项目申报登记表

序号	类别	职业病危害因素	变更原因	受理机关	回执单编号	回执时间

注：（1）本表记录用人单位职业病危害项目申报情况；
　　（2）类别是指初次或变更；
　　（3）变更原因仅在变更申报时填写。

表 2-21 职业卫生检查和整改一览表

检查时间	检查部门	检查人	发现问题	整改期限	整改验收时间	复查结果	复查人

注：本表记录职业卫生监督管理部门及用人单位进行的职业卫生监督检查和整改情况。

附录3 《职业健康监护档案》建立说明及格式

1. 档案管理要求

(1)用人单位应按照职业病防治相关法律法规及本通知的要求建立《职业健康监护档案》,由职业卫生管理部门综合管理,编制职业健康监护档案汇总表(附件1),制定查阅、复印、告知等登记管理制度并设专人管理。

(2)《职业健康监护档案》应一人一档,设专用的档案袋,放置在专用的档案柜中。其中胸片的存档可根据用人单位实际情况,既可放入一人一档的《职业健康监护档案》,也可集中保存,但集中保存时必须注明档案编号和姓名,并编制目录。档案袋封面格式见附件2。

(3)《职业健康监护档案》应在劳动者进入用人单位从事接触职业病危害作业(包括转岗到接触职业病危害作业岗位)和从事有特殊健康要求作业时设立。

(4)《职业健康监护档案》应及时存档,长期保存,妥善保管。任何单位和个人不得隐瞒、伪造、篡改、毁损、随意借阅、销毁、遗弃《职业健康监护档案》及其相关信息,要确保劳动者的职业健康隐私权、保密权。

(5)劳动者或者其近亲属、委托代理人、职业卫生监督检查人员查阅、复印本档案,用人单位不得拒绝,不得提供虚假档案材料,并做好借阅记录。

(6)劳动者离开用人单位时,有权索取本人职业健康监护档案复印件,用人单位应如实、无偿提供,并在所提供的复印件上签章。

(7)用人单位发生分立、合并、解散、破产等情形的,《职业健康监护档案》应按照国家档案管理的有关规定移交保管。

(8)《职业健康监护档案》管理人员调离时,必须办好交接手续,交接人双方必须签字。

(9)《职业健康监护档案》格式可根据工作实际做适当调整,并参照样表在相应表格后附加表格予以补充。

(10)本通知下发前用人单位已建立《职业健康监护档案》的,应按本通知要求重新完善,并分类归档保存。

2. 档案内容

(1)个人基本信息(表3-2-1)。
(2)工作场所职业病危害因素检测结果(表3-2-2)。
(3)历次职业健康检查结果及处理情况(表3-2-3)。
(4)职业健康体检报告、职业病诊疗等健康资料。
(5)其他需要存入职业健康监护档案的有关资料。

附件1 职业健康监护档案汇总表

表 3-1-1　　　　　　　　　　　　职业健康监护档案汇总表

部门/车间	档案编号	姓名	性别	建档时间	人员调离情况			备注
					调离时间	是否提供档案复印件	劳动者签字	

注：(1) 本台账记录用人单位为接触职业病危害人员建立职业健康监护档案的汇总情况；
　　(2) 人员调离情况栏仅在劳动者调离本单位时填写。

附件 2 档案袋封面格式

编号：

职业健康监护档案

内　容

1. 个人基本信息（表 3-2-1）；
2. 工作场所职业病危害因素检测结果（表 3-2-2）；
3. 历次职业健康检查结果及处理情况（表 3-2-3）；
4. 职业健康体检报告、职业病诊疗等资料；
5. 其他职业健康监护资料。

单　　位 _____
姓　　名 _____
性　　别 _____
建档时间 _____

内部资料　注意保密　专人保管

表 3-2-1　　　　　　　　　　　　个人基本信息

姓名		性别		出生年月		照片
曾用名						
籍贯		婚姻		文化程度		
嗜好				身份证号		

	用人单位名称	从事工种（或岗位）	工作起始时间	接触职业病危害因素名称	证明人
职业史、接触史			年　月至 年　月		
			年　月至 年　月		
			年　月至 年　月		
			年　月至 年　月		

	曾患病	诊断日期	诊断单位	治疗结果	备注
既往病史					

注：（1）本表记录用人单位接触职业病危害的作业人员基本信息；
　　（2）既往病史是指劳动者曾患病情况，包括职业病和其他疾病。

附录3 《职业健康监护档案》建立说明及格式

表 3-2-2　　　　　　　　　　　工作场所职业病危害因素检测结果

姓名：

岗位	检测时间	检测机构	危害因素名　　称	危害因素检测结果	防护措施	备注

注：(1)本表记录用人单位劳动者所在工作场所(岗位)历年由具有职业卫生检测资质的检测机构进行的职业病危害因素检测结果，包括放射工作人员个人剂量检测结果；
　　(2)防护措施是指劳动者所在工作场所设置的职业病防护设施和为劳动者配备的个人防护用品。

表 3-2-3　　　　　　　　　　**历次职业健康检查结果及处理情况**

检查日期	检查种类	检查结论	检查机构	岗位	人员处理情况	本人签字	现场处理情况

注：(1) 检查种类是指上岗前、在岗期间、离岗时、应急、离岗后医学随访、复查、医学观察、职业病诊断等；

(2) 检查结论是指未见异常、复查、疑似职业病、职业禁忌证、其他疾患、职业病等；

(3) 人员处理情况是指调离、暂时脱离工作岗位、复查、医学观察、职业病诊断结果等处理、安置情况及检查、诊断结果；检查结论为未见异常或其他疾患的画"—"；

(4) 现场处理情况是指造成职业损害的作业岗位，现场及个体防护用品整改达标情况，不需整改的可画"—"。

附录 4 职业接触生物限值

我国颁布的职业接触生物限值

序号	化合物	检测材料	检测指标	生物限值	采样时间
1	甲苯	尿	马尿酸	1 mol/mol 肌酐(1.5 g/g 肌酐)或 11 mmol/L(2.0 g/L)	工作班末(停止接触后)
		终末呼出气	甲苯	20 mg/m^3	工作班末(停止接触后)
				5 mg/m^3	工作班前
2	三硝基甲苯	血	4-氨基-2,6 二硝基甲苯-血红蛋白加合物	200 ng/g Hb	接触 4 个月后任意时间
3	苯乙烯	尿	苯乙醇酸加苯乙醛酸	295 mmol/mol 肌酐(400 mg/g 肌酐)	工作班末
				120 mmol/mol 肌酐(160 mg/g 肌酐)	下一个工作班前
4	三氯乙烯	尿	三氯乙酸	0.3 mmol/L(50 mg/L)	工作周末的班末尿
5	二硫化碳	尿	2-硫代噻唑烷-4-羧酸	1.5 mmol/mol 肌酐(2.2 g/g 肌酐)	工作班末或接触末
6	正己烷	尿	2,5-己二酮	35.0 μmol/L(4.0 mg/L)	工作班后
7	酚	尿	总酚	150 mmol/mol 肌酐(125 mg/g 肌酐)	工作周末的班末
8	五氯酚	尿	总五氯酚	0.54 mmol/mol 肌酐(1.5 mg/g 肌酐)	工作周末的班末
9	有机磷酸酯类农药	血	全血胆碱酯酶活性校正值	原基础值或参考值的 70%	接触起始后 3 个月内,任意时间
				原基础值或参考值的 50%	持续接触 3 个月以后,任意时间
10	氟及其无机化合物	尿	氟	42 mmol/mol 肌酐(7 mg/g 肌酐)	工作班后
				24 mmol/mol 肌酐(4 mg/g 肌酐)	工作班前
11	一氧化碳	血	碳氧血红蛋白(HbCO)	5% Hb	工作班末
12	铅及其化合物	血	铅	2.0 μmol/L(400 μg/L)	接触 3 周后的任意时间
13	镉及其化合物	血	镉	45 nmol/L(5 μg/L)	不作严格规定
		尿	镉	5 μmol/mol 肌酐(5 μg/g 肌酐)	不作严格规定
14	汞	尿	总汞	20 μmol/mol 肌酐(35 μg/g 肌酐)	接触 6 个月后工作班前
15	可溶性铬盐	尿	总铬	65 μmol/mol 肌酐(30 μg/g 肌酐)	接触 1 个月后工作周末的班末

参 考 文 献

[1] 孙贵范,邬堂春,牛侨. 职业卫生与职业医学[M]. 北京:人民卫生出版社,2013.
[2] 张文昌,李煌元. 职业卫生与职业医学实验[M]. 北京:科学出版社,2017.